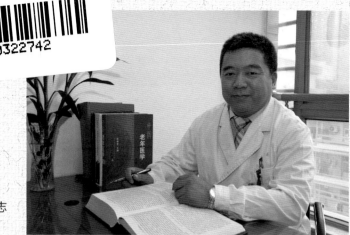

江淮名医张念志教授

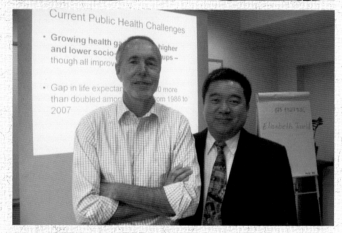

2011年，张念志教授访问瑞典，与卡罗林斯卡医学院专家合影

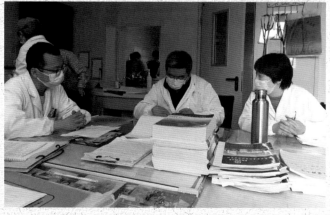

2020年，张念志教授在安徽医科大学第一附属医院会诊

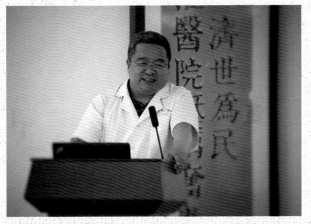

张念志教授应邀参加学术交流活动

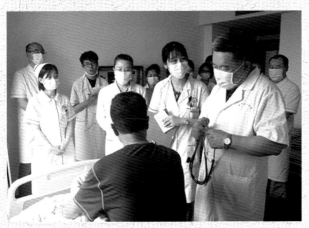

张念志教授查房和带教学生

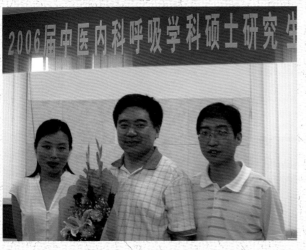

2006年，张念志教授第一届硕士研究生毕业

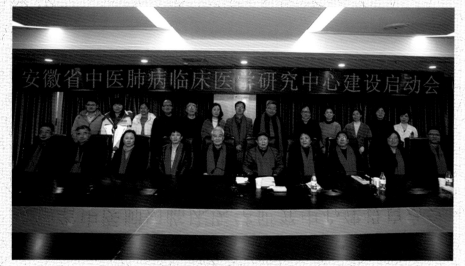

2021年，安徽省中医肺病临床医学研究中心建设启动会

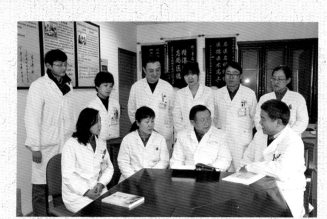

聆听国家级名老中医
韩明向教授讲课

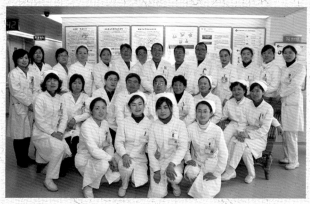

2013年，呼吸学科
团队合影

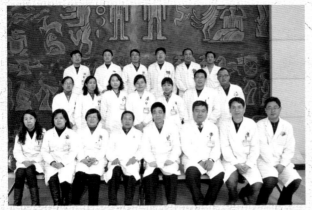

2012年，中医老年病学科团队合影

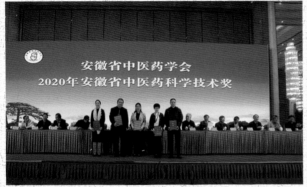

张念志教授荣获2020年安徽省中医药科学技术奖二等奖

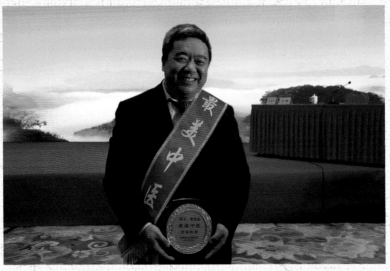

张念志教授荣获2020年安徽省中医药学会"最美中医"称号

张念志学术荟萃

◎ 张念志

陈晶晶 主编

时代出版传媒股份有限公司
安徽科学技术出版社

图书在版编目（CIP）数据

张念志学术荟萃 / 张念志，陈晶晶主编. --合肥：安徽科学技术出版社，2021.9
ISBN 978-7-5337-8293-1

Ⅰ.①张… Ⅱ.①张…②陈… Ⅲ.①中医临床-经验-中国-现代 Ⅳ.①R249.7

中国版本图书馆 CIP 数据核字(2020)188335 号

张念志学术荟萃   主编 张念志 陈晶晶

出 版 人：丁凌云   选题策划：杨 洋   责任编辑：杨 洋
责任校对：张 枫 李 茜   责任印制：梁东兵   装帧设计：冯 劲
出版发行：时代出版传媒股份有限公司 http://www.press-mart.com
　　　　　安徽科学技术出版社   http://www.ahstp.net
　　　　　(合肥市政务文化新区翡翠路 1118 号出版传媒广场，邮编：230071)
　　　　　电话：(0551)63533330
印　　制：合肥创新印务有限公司   电话：(0551)64321190
(如发现印装质量问题，影响阅读，请与印刷厂商联系调换)

开本：880×1230 1/32   印张：10.75 插页 2   字数：251 千
版次：2021 年 9 月第 1 版   2021 年 9 月第 1 次印刷

ISBN 978-7-5337-8293-1   定价：56.00 元

编　委　会

前　言

　　安徽中医药大学第一附属医院呼吸内科(以下简称呼吸内科)成立于 1995 年 10 月,科室目前有 2 个病区、90 张固定床位,是安徽省规模最大、设备最先进的以中医和中西医结合方式诊治呼吸系统疾病的专业科室。呼吸内科于 2002 年 3 月被确定为国家中医药管理局第 1 批重点学科建设单位,2009 年 12 月被确定为国家中医药管理局第 2 批重点学科建设单位,2012 年被评为国家临床重点专科。自 2012 年以来,团队承担各类课题 24 项,其中国家自然科学基金项目 7 项、安徽省厅级项目 12 项,获得科研成果、奖励及专利 18 项,发表高水平的临床研究论文 100 余篇。近 5 年团队获得国家自然基金面上项目 5 项、国家自然基金青年项目 2 项、安徽省自然基金项目 2 项和安徽省科技攻关项目 1 项,获得安徽省科技进步奖一等奖 1 项、二等奖 1 项、三等奖 2 项。每年培养硕士研究生、博士研究生 10 余人。同时,团队还研制了参七虫草胶囊、化痰降气胶囊等颇具特色的院内制剂。为反映近 10 年来呼吸内科的建设成就,总结团队在中医呼吸病研究与治疗方面的特色与优势,促进中医呼吸病学科的进一步发展以及更好地服务患者与社会,我们编写了本书。

　　本书共分上中下三篇六章,上篇第一章主要概述了呼吸病目前的研究情况,包括呼吸病的历史沿革、病因分析、病机特点、常见证候及治法、中医治疗手段和运用"整体观"、"活血化瘀"思想、"培土生金"思想及"治未病"理念防治呼吸病的研究以及呼吸病常用中药药对。中篇第二章至第四章详细论述了近年来本学科重点研究的优势病种(如慢性阻塞性肺疾病、支气管哮喘和间质性肺疾病)的流行病学、发病机制、中医认识、诊疗思路、中医特色疗法、预防和调摄以及自拟方。下篇第五章至第六章着重阐述了近年来本学科对呼吸病的现代研究及张念志教授相关论著选摘。全书内容丰富、形式独特、观点新颖,对指导本学科临床及科研均有重要的参考价值,期望能对广大呼吸病学科医师和学生起到集思广益、抛砖引玉的作用。由于编写时间仓促及编者水平有限,书中难免存在不足之处,敬请广大同道不吝赐教。本书在编写过程中,参考了众多同道的著作及文献,在此一并致以感谢!

编　者

2020 年 10 月

目　录

上篇　总　论

中篇　各　论

下篇　呼吸病的现代研究及相关论著选摘

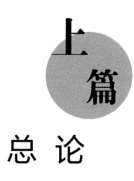

上篇

总 论

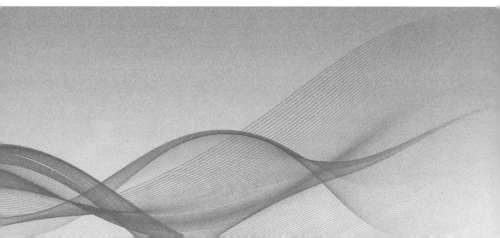

第一章

呼吸病的研究概述

呼吸系统疾病是临床常见病、多发病,发病部位主要为气管、支气管、肺脏及胸腔等。病情轻者以咳嗽、咯痰、气喘、胸痛、胸闷等为主要表现,病情重者可出现呼吸困难、缺氧甚至发生呼吸衰竭而死亡。

中医呼吸病是运用中医药理论阐述呼吸系统疾病的发生、发展、病因病机和证治规律的一门学科。它以脏腑、经络、气血津液等病理生理学说为指导,系统地反映了中医肺系病证辨证论治的特点,是中医内科学的重要组成部分,是内科理论体系研究的延续和深化。

第一节 呼吸病的历史沿革

中医对呼吸系统疾病的研究由来已久,积累了丰富的临床经验。早在战国时期,人们就对呼吸系统病症有了一定的认识。在中医典籍《黄帝内经》中就有关于"咳嗽""喘证""肺胀""肺痿"等的论述,如咳嗽专篇——《素问·咳论》。《黄帝内经》中的藏象学说、经络学说对呼吸系统疾病的病因病机、证候及治则均做了较详细的论述,《黄帝内经》标志着中医呼吸病基本理论体系的初步确立。东汉末年,张仲景《伤寒杂病论》更是在理、法、方、药等方面提出了麻黄汤、小青龙汤、麻杏石甘汤、射干麻黄汤。这些汤剂疗效显著,一直沿用至今,可见其对后世医家的影响非常深远。晋唐时期,《千金要方》《外台秘要》进一步完善了中医呼吸病的治疗手段。宋元时期,《圣济总录》《太平惠民和剂局方》明确了呼吸病的分型及方剂分类,提高了呼吸病的治疗效果。明清时期,《本草纲目》《医方集解》对呼吸病的治疗原则和辨证用药又做了进一步的总结和发展,使中医对呼吸病的研究逐渐成为一门具有完整理论体系的学科。近现代以来,中医在呼吸病的治疗上更提倡"未病先防"的思想,通过临床实践,不断丰富、发展和积累了许多治疗经验,总结出了诸多体现理、法、方、药完整性的辨证施治经验。

第二节　呼吸病的病因分析

一、六淫邪气

中医上,六淫是对风、寒、暑、湿、燥、火六种外感病邪的统称。正常情况下,它是指自然界六种不同的气候变化,统称"六气"。机体通过自身的调节,对六气有一定的适应能力,一般不会致病。当气候变化太过或不及而致机体不能适应时,可致疾病的产生;或当人体抵抗力下降时,六气致人体发生疾病,这种情况下的六气便称为"六淫"。《河间六书·咳嗽论》记载:"风、寒、暑、湿、燥、火六气,皆令人咳嗽。"《仁术便览》卷二云:"风寒咳嗽,肺气喘急。"《仁斋直指方·暑》曰:"暑气自口鼻而入。"《素问·阴阳应象大论》指出:"秋伤于湿,冬生咳嗽。"《素问·六元正纪大论》曰:"金郁之发……燥气以行……民病咳逆。"火为热之甚,有虚实之分,实火发于外感,六淫邪气皆可入里化火;虚火多起于内伤阴亏。火邪犯肺易动血分,症状可见咳血、痰中带血,一般病势较急。

二、七情所伤

七情是指由于情绪变化引起人体脏腑气血功能紊乱而致疾病发生的病因。喜怒忧思悲恐惊均可损伤五脏精血及人体气机。《素问·举痛论》记载："怒则气上，喜则气缓，悲则气消，恐则气下，惊则气乱，思则气结。"七情通于五脏，"喜通心，怒通肝，忧通肺，悲、思通脾，恐通肾，惊通心与肝"，故七情太过，则伤及五脏。七情在致病过程中，尤与肝肺的关系更为密切。肝主情志，肝失调畅，气郁化火，内火循经上逆犯肺，即"木火刑金"，可见咳嗽、咳痰、喘息、胸闷等肺系证候。悲为肺志，"悲则心系急，肺叶不举，而上焦不通"，上焦不通则肺气郁痹，气机宣降失职而致咳嗽等。

三、饮食失宜

饮食失宜为内伤疾病的主要致病因素之一，包括饥饱无度、饮食不洁、饮食偏嗜等。若嗜食肥甘厚腻及生冷饮食或暴饮暴食，皆可使脾胃受损，中焦失却健运，痰浊内生，上扰于肺，肺失宣降而致咳、痰、喘等肺系疾病。《素问·咳论》指出："其寒饮食入胃，从肺脉上至于肺，则肺寒，肺寒则外内合邪，因而客之，则为肺咳"，强调了饮食与脾胃、咳嗽的关系较为密切。《素问·经脉别论》曰："饮入于胃，游溢精气，上输于脾，脾气散精，上归于肺，通调水道，下输膀胱"，指出饮食入胃可化生水谷精微及输布人体的过程，这即成为后世"培土生金"治法的理论根源。

四、劳逸失度

劳逸适度强调人应合理调节劳动与休息,这是保证人体健康的必要条件。若劳逸失度,如长时间过于劳累或过于安逸,都可致脏腑经络及精气血等的失常而致疾病的发生。劳逸失度,耗伤气血,肺脏失养,气机失调,肺失宣降,可致出现咳、痰、喘等肺系证候。《黄帝内经》云:"正气存内,邪不可干,邪之所凑,其气必虚。"张景岳亦云:"人之多痰悉由中虚而然……或以忧思酒色致成劳损非风卒厥者,亦虚痰也。"由此可见,劳逸适度对维持人体健康亦有着重要的意义。

五、痨虫侵袭

痨虫是肺痨发病的基础,现代医学认为肺结核是结核杆菌引起的一种慢性肺部传染性疾病。痨虫侵袭肺脏与人体正气虚弱互为因果,可致患者出现咳嗽、咯血、潮热、盗汗及身体逐渐消瘦等症状。如《明医杂著》记载:"睡中盗汗,午后发热……咳嗽,倦怠无力,饮食少进,甚则痰涎带血,咯吐出血,或咳血、吐血、衄血,身热,脉沉数,肌肉消瘦,此名痨瘵。"现代医学之肺结核以及肺外结核与本病表现相同者,皆可称之痨瘵。

六、疫气流行

疫气是一类具有强烈传染性和致病性的外感病邪。在中医文献记载中,有"疬气""疫毒""戾气""异气""毒气""乖戾之气"等名称。疫气可通过空气、接触等途径,经口鼻、皮肤侵入人体而致病,如虫兽叮咬、皮肤接触、性传播等均可成为感染疫气的途径。由疫气引起的疾病称为"疫病""瘟病""瘟疫病"。疫气引起的疾病种类很多,如大头瘟、虾蟆瘟、白喉、烂喉丹痧、斑疹伤寒、回归热等,实际上涵盖了现代医学的许多传染病。疫气具有传染性强、发病急骤、症状相似等致病特点,多与气候、环境和饮食卫生、预防隔离措施以及社会因素关系密切。

七、特异之邪

近年来,随着人们对呼吸病认识的逐渐深入,有医家提出了呼吸病的"特异之邪",即现代医学认为的过敏原。特异之邪譬如花粉、异味、尘螨、灰尘、烟雾等,属外感病邪的范畴,多从口鼻而入,具有季节性和地域性的特点。此类邪气多阻滞人体气机,易损伤肺脾功能;发病多突然,消失亦迅速,通常为阵发性发作、夜间发作,常诱发咳嗽、哮喘等症状加重;有时兼有局部或周身瘙痒的症状,相当于现代医学之变态反应性疾病(如支气管哮喘、过敏性鼻炎、咳嗽变异性哮喘等)。

第三节 呼吸病的病机特点

一、肺为华盖，外邪易侵

在生理状态下,肺主气,司呼吸,通调水道,朝百脉,主治节。肺主气,是指一身之气皆由肺所主;肺的宣发、肃降功能,对全身气机起调节作用。肺主气还体现在它参与宗气的生成,进而影响全身之气的生成。肺主通调水道,是指肺的宣发、肃降功能对水液的输布、运行、排泄起疏通和调节的作用。通过肺的宣发和肃降,将津液与水谷精微布散于全身,输布于皮毛,并通过宣发卫气而司腠理开阖,调节汗液排泄。肺朝百脉、主治节,是指全身血液都通过经脉会聚于肺,通过肺的呼吸,进行气体交换,然后再输布至全身。通过肺气宣发,血液通过百脉输送至全身;通过肺气肃降,全身血液通过百脉又回流至肺。肺司呼吸,影响气的生成与气机的调节;肺调控人体水液的代谢,对血液运行亦有推动与促进的作用。

在病理状态下,肺气的升降出入失常,通调水道的功能失常,调节血液运行的功能亦失常。肺气郁闭,宣降不利,常表现为咳嗽,甚则喘证、哮病。肺开窍于鼻,外合皮毛,肺为娇脏,不耐寒热,故人体感受外邪后,邪气首先犯肺,发为感冒等。肺气不降,通调水道的功能失常,可导致水液潴留,出现水肿和小便不利。肺朝百脉,主治节,助心管理和调节血液的运行;若肺气失调,可引起心之气血运行不利,表现为胸闷、胸痛、咯血或发为肺痈等。此外,肺与大肠相表里,肺气不降则大肠积滞不通而出现便秘。

二、肺乃娇脏,不耐寒热

肺是人体内外气体交换的场所,肺通过口鼻直接与外界相通。肺合皮毛,易受外邪侵袭,故在五脏病变中,仅肺脏受邪有表证。肺不但易受邪气侵袭,且又不耐寒热。肺脏娇嫩,不能容纳丝毫异物,否则就会出现咳嗽等。《医学源流论》记载:"肺为娇脏,寒热皆所不宜。太寒则邪气凝而不出,太热则火烁金而动血,太润则生痰饮,太燥则耗精液,太泄则汗出而阳虚,太湿则气闭而邪结。"由此可见,肺的功能正常与否,受到体内外各种致病因素的影响。如劳倦过度,宗气生成受阻,或其他脏腑病邪侵袭肺脏,致肺气消耗过度,均可出现肺虚证;而外感六淫邪气,或内生五邪上干于肺,均可导致热毒犯肺、痰热阻肺、肝火犯肺、痰饮内停等实证,故肺脏不耐寒热,且致病后证候易虚易实。

三、痰瘀互结,咳逆上气

咳逆上气、痰瘀互结导致的肺失宣肃是呼吸病的基本病理特点。肺气以降为顺,肺为阳中之阴脏,通于秋气,性收敛,顺则五脏六腑之气亦顺,故有"肺为脏之长"之说。肺气降,则一身气血津液上升至肺,必归于升已而降,与下焦肾气之降已而升遥相呼应,从而构成了气血津液升降相因的循行模式。若外邪犯肺、痰饮内伏、瘀血阻络均可导致肺气郁闭及肺失宣肃,继而出现咳逆上气、喘息、哮吼等复杂证候。另外,在常见的呼吸病中肺气不仅容易上逆,寒热虚实错杂互见,而且痰饮与瘀血常相互影响,可成痰瘀互结之证,如慢性阻塞性肺疾病、慢性肺源性心脏病、慢性支气管炎、肺癌等均存在痰瘀互结、咳逆上气的病理特点。

第四节 呼吸病的常见证候及治法

一、风寒束肺证

本证多因外感风寒,肺气被束,肺卫失宣所致。临床表现为咳嗽,咯痰质稀色白,微恶寒,轻度发热,无汗,鼻塞,流清涕,舌苔白,脉浮紧;治以疏风散寒、宣肺止咳之剂。方选金沸草散、止嗽散加减,中药常用金沸草、前胡、荆芥、细辛、生姜、半夏、麻黄、杏仁、紫菀、百部、款冬花等。

二、风热犯肺证

本证多因外感风热之邪或风寒郁久化热,侵犯肺卫,肺气失宣所致。临床表现为发热恶风,咳嗽痰稠色黄,鼻塞流黄浊涕,口干咽痛,舌尖红,苔薄黄,脉浮数;治以疏风清热、肃肺化痰之剂。方选桑菊饮、银翘散等,中药常用桑叶、菊花、金银花、连翘、薄荷、桔梗、杏仁、芦根、甘草、前胡、牛蒡子等。

三、风燥伤肺证

本证多因风邪、燥邪侵袭人体,肺失清润,肺气上逆所致。临床表现为喉痒干咳,无痰或痰少而粘连成丝,或痰中带有血丝,咽喉干痛,唇鼻干燥,口干,常伴鼻塞、头痛、微寒、身热等表证,舌质红且干而少津,苔薄白或薄黄,脉浮;治以疏风清肺、润燥止咳之剂。方选桑杏汤、杏苏散等,中药常用桑叶、象贝、香豉、枳皮、梨皮、杏仁、沙参、紫苏叶等。

四、痰浊阻肺证

本证多因外感六淫外邪,或过食生冷、肥甘之品,或因嗜酒伤中致脾失健运,水谷不归正化,聚湿生痰,痰浊阻肺,肺失宣降所致。临床表现为咳嗽,痰多黏腻色白,咯吐不利,喘而胸满闷塞,甚则胸盈仰息,兼有呕恶,食少,口黏不渴,舌苔白腻,脉象滑或濡;治以祛痰降逆、宣肺平喘之剂。方选二陈汤、三子养亲汤等,中药常用法半夏、陈皮、茯苓、苏子、白芥子、莱菔子、杏仁、紫菀、金沸草等。

五、痰热壅肺证

本证多因痰热互结,壅闭于肺,使肺失宣降所致。临床表现为发热,咳嗽,胸膈满闷,喘促,痰鸣,咳痰色黄、稠黏量多或痰中带血,胸胁作痛,舌红,苔黄腻,脉滑数等;治以清热化痰、下气止咳之剂。方选清气化痰丸、小陷胸汤、千金苇茎汤等,中药常用黄芩、瓜蒌仁、黄连、半夏、陈皮、芦根、冬瓜子、桃仁、苦杏仁等。

六、寒饮伏肺证

本证多因受寒饮冷,久咳不愈,气不布津,阳虚不运,饮邪留伏所致。临床表现为咳嗽频而剧烈,气急,痰黏白而量多,苔白滑,脉浮紧等;治以发散风寒、温化寒饮之剂。方选小青龙汤等,中药常用麻黄、桂枝、杏仁、甘草、白芍、干姜、细辛、五味子、半夏等。

七、痰瘀阻肺证

本证多因瘀血、痰浊蕴阻于肺,肺失宣降所致。临床表现为咳嗽气喘,胸闷刺痛,吐痰多或痰中带血,舌淡紫,苔腻,脉弦滑或弦涩等;治以宣肺化痰、活血化瘀之剂。方选二陈汤、桃红四物汤等,中药常用半夏、陈皮、茯苓、桃仁、红花、熟地黄、赤芍、川芎、当归、炙甘草等。

八、肝火犯肺证

本证多因肝经气火上逆犯肺而使肺失清肃所致。临床表现为咳嗽阵作,气逆,咳痰黄稠,甚则咳吐鲜血,头晕目赤,胸胁痛,性急易怒,心烦口苦,大便干结,小便短赤,舌边红,苔薄黄,脉弦数等;治以清肝泻火、宁肺止咳之剂。方选黛蛤散、泻白散等,中药常用青黛、蛤壳、桑白皮、地骨皮、甘草等。

九、肺气虚证

本证多因肺气虚损不足、肺失清肃所致。临床表现为咳喘无力,气少不足以息,动后喘息加重,痰液清稀,自汗,恶风,易感冒等;治以补益肺气之剂。方选补肺汤、玉屏风散等,中药常用党参、黄芪、熟地黄、五味子、紫菀、桑白皮、白术、防风等。

十、肺阴虚证

本证多因肺阴不足,虚热内生所致。临床表现为干咳无痰或痰少而黏,消瘦,五心烦热,或痰中带血,声音嘶哑,盗汗,颧红,口咽干燥,舌红少津,脉细数等;治以养阴润肺之剂。方选养阴清肺汤、百合固金汤等,中药常用北沙参、麦冬、天冬、玉竹、百合、百部、玄参、生甘草、薄荷、贝母、丹皮、白芍、生地黄、熟地黄、当归等。

十一、肺气阴两虚证

本证多因肺气虚弱,阴液亏虚所致。临床表现为干咳无力,气短而喘,声低或音哑,五心烦热,脉细无力等;治以益气养阴之剂。方选生脉散、补肺汤等,中药常用党参、麦冬、五味子、黄芪、熟地、紫菀、桑白皮等。

十二、肺脾气虚证

本证多因肺脾气虚并见所致。临床表现为食欲不振,食少腹胀,便溏,久咳不止,气短而喘,咯痰清稀,面部虚浮,下肢微肿,面白无华,声低懒言,神疲乏力,舌淡,苔白滑,脉弱等;治以补益肺脾之剂。方选六君子汤、异功散等,中药常用党参、白术、茯苓、甘草、半夏、陈皮等。

十三、肺肾气虚证

本证多因久病咳喘,耗伤肺气,病久及肾所致。临床表现为胸部满闷,心悸咳嗽,咳吐清稀白泡沫痰,面色晦暗,夜尿频数,唇青面紫,自汗,舌淡苔白,脉沉细等;治以补益肺肾之剂。方选参蛤散、人参胡桃汤、补虚汤等;中药常用人参、蛤蚧、胡桃、黄芪、白术、当归、川芎、补骨脂、鹿角霜等。

十四、肺肾阴虚证

本证多因燥热伤肺,或久病咳喘,损伤肺阴,病久及肾所致。临床表现为咳嗽痰少,或痰中带血,或声音嘶哑,腰膝酸软,形体消瘦,骨蒸潮热,盗汗,颧红,男子遗精,女子经少,口燥咽干,舌红少苔,脉细数等;治以滋阴增液、补益肺肾之剂。方选麦味地黄丸、大补阴丸,中药常用麦冬、生地、茯苓、五味子、郁金、白芍、丹皮、泽泻、山萸肉、山药等。

十五、阴阳两虚证

本证多因肺脾肾阴阳俱虚所致。临床表现为咳逆喘息,少气、咯痰、色白有沫或夹血丝、血色暗淡,潮热,声嘶或失音,面浮肢肿,自汗,盗汗,心慌,唇紫,肢冷,形寒,或见五更泄泻,口舌生糜,大肉尽脱,男子遗精阳痿,女子经闭,舌质光淡隐紫,少津,苔黄而剥,脉微细而数或虚大无力;治以阴阳双补之剂。方选补天大造丸、地黄饮子,中药常用紫河车、熟地黄、巴戟天、山茱萸、石斛、肉苁蓉、炙附子、五味子、肉桂、茯苓、麦冬、杜仲、牛膝、当归、枸杞子、五味子、陈皮、干姜等。

第五节　呼吸病的中医治疗手段

呼吸系统疾病是严重危害人们身心健康的常见疾病。患者发病往往以咳、痰、喘为特点,常伴有不同程度的心脑血管疾病或糖代谢异常、肝肾功能损害,单纯应用西药治疗,疗效常不够理想。如何运用中医药治疗手段来提高临床疗效,加快床位周转,体现中医特色已成为近年研究的热点。近年来,传统中医药在治疗呼吸系统疾病方面取得了积极的进展,特别是通过多靶点、多途径、多环节治疗,能够较好地控制呼吸病的病情进展。呼吸系统疾病大多属于慢性疾病,常需要多种手段进行综合治疗。临床上除了口服汤药外,还可通过膏方治疗、穴位贴敷、中药离子导入、雾化吸入、穴位注射、艾灸、耳穴压豆及穴位埋线等方法对患者进行综合治疗,可有效地提高临床疗效。

一、膏方治疗

膏方又称膏剂,以其剂型为名,属于中医丸、散、膏、丹、酒、露、汤、锭八种剂型之一。膏方是在大型复方汤剂的基础上,根据人的不同体质和疾病的不同临床表现而确立不同处方,经浓煎后掺入某些辅料而制成的一种稠厚状半流质或冻状剂型。膏方具有剂量较小、便于久服、服用适口、生物利用度较高等优点。秦伯未曾曰:"膏方非单纯补剂,乃包含救偏却病之义",意即膏方不仅有滋补养生的作用,还具有调理脏腑、气血、阴阳等作用。膏方被广泛用于临床各科室。

对于体虚反复感冒,膏方可益气固表,提高患者机体免疫力;对慢性阻塞性肺疾病、间质性肺疾病、慢性支气管炎等,膏方可通过补益肺气、健脾化痰、补肾定喘来达到控制症状急性发作、改善肺功能和延缓疾病进展的目的;对支气管哮喘、咳嗽变异性哮喘、变态反应性鼻炎等,膏方还可以通过扶正固本等来补益肺脾肾;对支气管扩张伴反复感染,膏方可通过清肺化痰、健脾补肺、凉血止血来提高人体免疫力,减少咳嗽、咯痰、咯血等症状;对慢性咽炎,膏方可通过滋阴补肺、清肝泻火、利咽润喉来减少局部症状的发作;对其他慢性呼吸道疑难病,膏方可通过益气活血、化痰通络来进行综合调治,防止肺纤维化及肺癌的发生。

张念志教授团队在长期的临床中,运用膏方治疗慢性支气管炎等肺系疾病,疗效确切。张教授认为:"冬季,肺气通于肾,肾为先天之本,主藏精……精者,身之本也。"这种观点充分体现了"治未病"及"天人合一"的理念。张念志教授的用药具有"用药平和、口感醇正,调补有道、兼顾脾肾,配伍精简、熟用药对和攻补兼施、动静结合"的特点。在组方思路方面,他以经方为主进行辨证加减；兼顾三因制宜，补之有道；注重整体调养，以阴阳调和为纲；其中充分体现了《伤寒直格·泛论》的"凡治病之道，以调六气阴阳，使无偏倾，各守其常，平和而已"的思想。"阴阳平秘"是保持人体健康的关键，"阴阳和之"是防治疾病的基本原则；膏方为"救偏却病"之方，最终治疗目的都是为了达到维持人体阴阳的动态平衡，以平为期，以和为贵。

二、中药穴位贴敷疗法

中药穴位贴敷疗法是在中医基础理论上形成的一种中医外治法。它运用一定的技术将药末制成糊状，再在局部穴位贴敷。药性通过对穴位、经络、皮肤等局部刺激起到扶正祛邪、调和气血、平衡阴阳的作用。冬病夏治穴位贴敷疗法强调贴敷时机的选择，通常根据"春夏养阳、秋冬养阴"的理论，借助自然界阳气的升发之势来推动、鼓舞人体阳气，使气血畅行、阴阳调和，起到治未病的效果。本疗法使用方便，在治疗呼吸系统疾病上疗效显著，具有避免口服药物刺激胃肠道、操作简单、患者易于接受、临床应用广、价格低廉等诸多优势。

《张氏医通》记载："冷哮灸肺俞、膏肓、天突，有应有不应，夏日三伏中用白芥子涂法，往往获效。方用白芥子净末一两，延胡一两，甘遂、细辛各半两，共为细末，入麝香半钱，杵匀，以姜汁调涂肺俞、膏肓、百劳等穴，涂后麻蜇疼痛，切勿便去，候三炷香，方可去之。十日后涂一次，如此三次。"书中详细记述了贴敷疗法的适应证、药物组成、选穴、贴敷时间等，为后世冬病夏治穴位贴敷疗法奠定了基础。有文献报道称，中药穴位贴敷疗法可以降低血清 IgE、IL-4 和嗜酸性粒细胞等相关指标，能降低支气管哮喘的发病率，从而达到未病先防的目的。还有临床研究称，冬病夏治中药穴位贴敷法治疗小儿咳嗽变异性哮喘的临床疗效确切,将40例咳嗽变异性哮喘患儿随机分为两组,治疗组22例在三伏天采用穴位贴敷疗法,对照组12例采用常规西药治疗。结果显示,治疗组显效6例,好转14例,无效2例,总有效率为90.9%;对照组显效2例,好转9例,无效1例,总有效率为61.1%,两组比较差异有统计学意义($P<0.05$);说明冬病夏治穴位贴敷疗法是治疗小儿咳嗽变异性哮喘的有效方法。徐升对280例肺系疾病(哮喘、过敏性鼻炎、慢性阻塞性肺疾病、慢性咳嗽)患者进行了临床研究,采用中药"夏治咳喘宁"穴位贴敷治疗,于每年的初伏、中伏、末伏的第1天各1次,共3次,连贴3年。结果显示,总有效率为93.57%;说明冬病夏治穴位贴敷疗法对治疗慢性肺系疾病具有良好的效果,且此法操作简单、无毒副作用,值得临床推广应用。王文章将179例慢性阻塞性肺疾病患者作为研究对象,将他们随机分为两组,均以卡介苗素肌注作为基础治疗,治疗组加用穴位贴敷疗法,3个疗程后结果显示,治疗组总有效率为91.11%,对照组为70.79%,两组疗效差异显著,治疗组治疗后肺功能与治疗前比较差异亦显著,而与对照组治疗前后比较无显著性差异,说明穴位贴敷疗法治疗慢性阻塞性肺疾病可获得一定的临床疗效。郑彩霞将60例慢性阻塞性肺疾病患者随机分为治疗组和对照组各30例,对照组采用西药常规治疗,治疗组加用冬令宁肺膏和夏令贴治疗。结果显示,治疗组总有效率为96.67%,对照组总有效率为70%;两组均能提高患者的肺功能水平,且治疗组较对照组改善显著($P<0.05$),治疗组能显著降低患者住院率。这说明冬令宁肺膏和夏令贴联合治疗可以改善慢性阻塞性肺疾病患者的临床症状,减少疾病复发和住院次数,改善患者的肺功能,以及提高机体的免疫力。

三、中药离子导入疗法

1958 年我国首创中药离子导入疗法,它是中医经皮给药的一种方式。其原理是在电流作用下,通过固定电极板将中药液中的分子电离为离子,并使其经皮肤或黏膜进入组织或体液循环而发挥治疗作用。中药离子导入法疗效确切且操作简便,可避免注射给药带来的不适及经口给药患者出现的胃肠不良反应和肝肾损害等,提高了病变局部的药物浓度,延长了药物作用的时间,明显地提高了临床药效和患者(尤其是儿童)治疗的依从性。

中医认为,"外治之药,即内治之药;外治之理,即内治之理"。中药外治于患处,可以通过经穴-内脏途径,作用于体内各个系统,从而起到多系统、多器官、多环节的调整作用。张教授团队曾将 32 例特发性肺纤维化患者随机分为治疗组和对照组各 16 例。对照组予西医常规治疗,加小剂量糖皮质激素治疗;治疗组在西医常规治疗的基础上加用肺痿方(药物组成有虎杖、当归、红花、桃仁、南沙参、北沙参、生地黄、熟地黄、麦冬、白术、冬瓜仁、鱼腥草、甘草等)离子导入法,14 日为一个疗程,每月一个疗程,共三个疗程,同时避免使用糖皮质激素、免疫抑制剂和中药活血化瘀制剂。结果显示,治疗组和对照组治疗后证候积分均较前减低,治疗组中医证候积分改善优于对照组,疗效评价有效率有大于对照组的趋势,且患者均无不良反应。这说明肺痿方离子导入法对特发性肺纤维化的症状改善有一定的优势,后期可进行相关研究。吕园园对 40 例特发性肺间质纤维化患者进行临床观察,将患者随机分为 2 组,治疗组 20 例给予中药内服联合中药离子导入法并配合西药治疗,对照组 20 例单纯给予西药治疗，14日为一个疗程。结果显示，治疗组的总体疗效及患者症状、体征、肺功能改善均优于对照组，用药期间未见患者有明显不良反应。这说明中西医结合治疗可改善特发性肺间质纤维化患者的气喘、胸闷症状，可促进患者肺部炎症的吸收，并能提高患者的生存质量。

四、灸法治疗

《春秋》记载："丘，无病自灸。"《孟子》载有："七年之病，求三年之艾。"《内经》云："藏寒生满病，其治灸艾。"艾灸体表穴位，可激活人体抗病能力和自愈潜能，能分泌生物活性物质，达到"有病治病、无病保健"的作用。

（一）督脉灸

督脉行于脊背正中，为全身阳气汇聚之处，是传输精气的重要通道，能敷布命门之火，温煦脏腑。人体肺肾功能与督脉关系密切。因此，调理督脉可平衡人体阴阳、疏通气血和补益肺肾，可延缓病情的进展，改善和保护肺功能。《黄帝内经》记载："病生于脉，治之以灸。"《神灸经纶·说原》云："灸者，温暖经络，宣通气血，使逆者得顺，滞者得行。"

火龙灸是中医灸法中一种独具特色的疗法，其作用面积大，作用效力大且广泛，热力深透且持续作用时间长，治疗范围广，疗效及安全性较高且操作简便。督脉是阳脉之海，总督一身之阳气。督脉灸可强壮真元、温通气血、调和阴阳、活血化瘀，临床适应证广，治疗阳虚证疗效明显。董梅将48例痰浊蕴肺证肺胀患者随机分为治疗组和对照组各24例，治疗组采用温肺化痰方及督脉火龙灸,隔日1次;对照组采用温肺化痰方每日1剂,分2次服用;疗程共2周。结果证实,2组患者经过治疗后中医症状评分较治疗前均有显著降低,且治疗组较对照组评分降低得尤为显著;在显效率方面,治疗组显著高于对照组。这充分说明温肺化痰方及督脉火龙灸可有效治疗肺胀之痰浊蕴肺证。

(二)脐灸

脐灸是指在肚脐上隔药灸,利用肚脐周围皮肤薄、敏感度高、吸收药物快的特点,发挥中药、艾灸及药物的三重作用。脐灸属于隔物灸法,中医将肚脐归为"神阙"范畴,此穴与全身经络相通,内联五脏六腑,是经络系统的重要穴位。人体肚脐下有丰富的血管网,在肚脐上施以隔药灸,药物很容易渗透到达脐下,且艾火的纯阳热力渗透脐下可以疏通经络、调和人体气血,达到治疗的目的。李彬将116例肺脾气虚型特发性肺间质纤维化合并胃食管反流的患者作为研究样本进行临床观察,将他们随机分为对照组和观察组各58例。对照组采用常规治疗,观察组在对照组常规治疗的基础上给予脐灸治疗,每周2次,每次2小时,治疗12周,治疗后随访12周。比较治疗前后两组的复合生理指标(CPI)、中医证候评分、圣乔治呼吸问卷(SGRQ)评分及6分钟步行试验(6MWT)。结果提示,在中医证候评分(咳嗽、活动后气促、倦怠乏力、烧心、反酸)、CPI评分、6MWT方面,观察组改善情况优于对照组($P<0.05$),两组治疗后SGRQ评分差异无统计学意义($P>0.05$);治疗结束后12周发现,两组CPI评分及中医证候(咳嗽、倦怠乏力)评分比较差异无统计学意义(均$P>0.05$),6MWT、SGRQ情况及中医证候(活动后气促、反酸、烧心)评分观察组优于对照组(均$P<0.05$)。这说明脐灸治疗可以改善肺脾气虚型特发性肺间质纤维化合并胃食管反流患

者肺的通气及弥散功能,减轻其临床症状,提高患者的生存质量,具有一定的长期疗效。

五、其他特色疗法

中医药在治疗呼吸病等方面具有多途径、多靶点的特色和优势。在临床上,除了运用中药穴位贴敷疗法、膏方治疗、中药离子导入法、灸法治疗外,还可通过雾化吸入、穴位注射、穴位埋线、耳穴压豆、静脉注射等途径予患者综合治疗,有助于提高临床疗效。陈君容将 82 例 COPD 患者随机分为对照组与试验组各 41 例,对照组给予常规西药治疗,试验组在对照组的基础上加用中药(药物组成有生石膏、白果、紫苏子、苦杏仁、紫草、厚朴、蝉蜕、僵蚕等)雾化吸入治疗。结果显示,试验组 1 秒用力呼气容积(FEV_1)、最大呼气流量(PEF)、FEV_1/用力肺活量(FVC)均大于对照组,差异有统计学意义($P<0.05$),说明慢性阻塞性肺疾病患者应用中药雾化吸入疗法的临床疗效确切。有学者将黄芪注射液穴位注射结合中药穴位贴敷治疗支气管哮喘,发现这种疗法在改善患者免疫指标、炎症因子等方面均明显优于对照组($P<0.05$),它可通过抑制 p38MAPK 表达水平来调节人体免疫功能,改善支气管哮喘患者的炎症反应,提高临床疗效。亦有学者运用穴位埋线治疗 39 例变应性咳嗽患者,其中治愈 32 例,显效 6 例,有效 1 例,总有效率为 100%。还有临床研究报道称,在西药抗结核治疗基础上予耳穴压豆和中药疏肝解毒方治疗肺结核,临床疗效显著。此外,中成药制剂静脉给药作为临床治疗疾病的重要手段亦有良好的疗效,如血塞通注射液、川芎嗪注射液、红花注射液、疏血通注射液和黄芪注射液等均可有效降低慢性阻塞性肺疾病患者的肺动脉高压症状。

此外,对慢性阻塞性肺疾病、间质性肺疾病及支气管哮喘等,临床常在中医辨证治疗的基础上,运用中药离子导入法、益肺灸、脐灸、穴位埋线、呼吸导引及肺康复技术等综合治疗,能有效减少激素的使用剂量,减轻患者肺部的反复感染,缓解患者咳、痰、喘等症状,进而提高患者的生活质量。

第六节　运用"整体观"治疗呼吸病的研究

中医整体观是中医学对人体本身的完整性、统一性及人体与自然界相互关系的学说。它是中国古代唯物主义和辨证思想在中医学的思想体现。中医整体观是贯穿中医学的主要指导思想。中医认为,人体是一个有机的整体,构成人体的五脏六腑不仅在结构上不可分割,在功能上相互协调、互为补充,而且在病理上也是相互影响的。

一、肺脾相关

肺主气,脾益气;肺为水之上源,脾主运化水湿,所以肺与脾的关系主要表现在:肺为主气之枢,脾为生气之源;肺主气,脾益气,两者相互促进,形成后天之气。脾为气血生化之源,但脾运化所生的水谷之气须有赖肺气的宣降,方能输布全身。而肺所需的津气来源于脾运化的水谷精微,故脾能助肺益气。肺为贮痰之器,脾为生痰之源;脾运化水湿,肺通调水道。人体津液由脾上输于肺,再通过肺的宣发和肃降而布散至周身,并下输膀胱。脾运化水湿有赖肺气的宣降,而肺的宣降又依靠于脾的运化,两者相互协作,参与体内水液代谢。如果脾失健运,则水液停聚,就会酿湿生痰,甚至聚水为饮为肿,若上逆犯肺则为喘证,所以有"肺为贮痰之器,脾为生痰之源"的说法。

若肺气久虚,精气不布,必致脾气亏虚;脾气亏虚,气血生化失其源头,可出现营养障碍而致人体免疫力下降,进而形成肺脾俱虚的恶性循环。在临床上,患者可出现食少、便溏、消瘦、面色苍白、懒言、咳嗽等症状。临床对某些肺系疾病采用补脾法治疗,如对肺气不足患者采用补脾益气的方法。《慎斋遗书》中记载:"扶脾即所以保肺,土能生金也。"又如慢性支气管炎存在由肺及脾、由脾及肾的致病特点,当慢性支气管炎由肺虚发展到脾虚时,常采取健脾法获效。田永春对 130 例慢性支气管炎急性发作期患者进行临床观察,将其随机分为观察组与对照组各 65 例,对照组给予西药治疗,观察组在对照组用药的基础上加用培土利金宣肺方治疗。结果显示,治疗后 2 组患者 CD_3^+ 细胞、CD_4^+ 细胞、CD_4^+/CD_8^+ 比值均高于治疗前,CD_8^+ 细胞水平低于治疗前,且观察组的疗效优于对照组($P<0.05$);2 组患者治疗后 IgM、IgG、IgA 水平均高于治疗前,且观察组高于对照组($P<0.05$)。这说明培土生金法具有提高老年慢性支气管炎患者 T 淋巴细胞亚群及体液免疫球蛋白水平的作用,值得在临床上予以推广。

二、肺肾相关

肺为水之上源,肺主一身之气,体内水液只有经过肺气的宣发和肃降,才能到达全身各组织器官,并下输膀胱,故称"肺为水之上源"。肾为主水之脏,肾阳为人体诸阳之本,其气化作用有升降水液的功能,故肺肾相互协作,可共同完成人体水液的正常代谢。在调节水液代谢中,肾主水液的功能居于重要地位,所以有"其本在肾,其标在肺"之说。肺为气之主,肾为气之根;肺司呼吸,肾主纳气,呼吸虽为肺主,但亦需要肾主纳气的功能协助。只有肾中精气充沛,吸入之气才能经过肺的肃降,下归于肾。

若肺失宣肃,则不能通调水道;若肾不主水,则水邪泛滥,肺肾相互影响,可致人体水液代谢出现障碍。《素问·水热穴论》云:"水病下为月付肿大腹,上为喘呼,不得卧者,标本俱病。""其本在肾,其末在肺",可见水液代谢障碍虽与肺有关,但其根本病因仍在肾。肾气不足,摄纳无权,故气浮于上;肺气久虚,伤及肾气而致肾失摄纳,两者均可出现气短喘促、呼多吸少、动则尤甚等,肺痨患者、咳喘患者,病久不愈均可出现肺肾两虚之候,故临床常从肾论治肺脏疾病。国医大师周仲英认为,临床肺系疾病多见肾不纳气、肺肾气虚、肾阳虚、肺肾阴虚、肾阴虚、(肺肾)气阴两虚、上(肺)盛下(肾)虚等证候,故提出"从肾论治肺病,可提高疗效、减少疾病的急性发作次数"的观点。

三、肺肝相关

肝主升发,肺主肃降,肝升肺降则气机调畅,气血上下贯通,所以两者的关系主要表现在气血的升降运行上。肺居膈上,其位最高,为五脏六腑之华盖,其气以清肃、下降为顺;肝位其下,主疏泄,可调畅气机,助脾气升清,且可贮藏血液,调节血量,疏泄于心脉,其经脉由下而上,贯膈注于肺,其气升发而上。如是,肝升肺降,两脏共同调节人体气机的升降运动。

若肝气郁结,气郁化火,循经上行,可灼肺伤津,影响肺之宣肃,形成"肝火犯肺"(又称"木火刑金")之证而出现咳嗽、咽干、咳引胁痛、甚或咯血等症状。反之,肺失清肃,燥热下行可灼伤肝肾之阴,使肝失调达,疏泄不利,在出现咳嗽症状的同时,还出现胸胁引痛、胀满、头晕、头痛、面红、目赤等。陈小丽对 48 例支气管扩张之肝火犯肺证患者进行临床观察,将其随机分为观察组和对照组各 24 例,其中对照组予口服裸花紫珠分散片治疗,观察组予口服清肝泻肺方汤剂治疗。结果显示,观察组在临床综合疗效、平均止血时间及中医症状积分上均优于对照组,差异均有统计学意义($P<0.05$)。这说明清肝泻肺方治疗支气管扩张之肝火犯肺证有较好的临床疗效。

四、肺心相关

心肺两脏同居膈上胸中清阳之地,位置相邻,经络相连,如《灵枢·经脉》曰:"心手少阴之脉,起于心中,出属心系……复从心系却上肺。"由此可见,心肺之间的功能必然是密切相关的。《素问·灵兰秘典论》曰:"心者,君主之官也,神明出焉。肺者,相傅之官,治节出焉",说明心肺之间的"君相"关系,即心与人的精神活动相关,可调节人体五脏六腑。肺调节周身之气,辅助心调节周身气血。《素问·经脉别论》曰:"食气入胃,浊气归心,淫精于脉。脉气流经,经气归于肺,肺朝百脉,输精于毛皮。毛脉合精,行气于府,府精神明,留于四藏",论述了心肺在血脉上是相通的,肺朝百脉而调节血液运行,即肺吸入清气,通过毛脉合精而弥散入脉中,与血液和合,输送至五脏六腑、四肢百骸,起到濡养全身的作用。

心肺在病理上亦相互影响,如《灵枢·病传》曰:"大气入脏……病先发于心,一日而之肺",说明心病可传于肺。《素问·咳论》曰:"心咳之状,咳则心痛,喉中介介如梗状",说明心病可影响到肺脏而出现咳嗽等,如心脏病晚期,患者心力衰竭时必然会出现咳嗽、呼吸困难等肺系症状。《素问·气厥论》曰："心移寒于肺，肺消，肺消者饮一溲二，死不治……心移热于肺，传为鬲消"，论述了心中寒热之邪可传于肺而成肺消之证，如心神过用可致心火移肺而为消渴。《素问·痹论》曰："心痹者，脉不通，烦则心下鼓暴，上气而喘"，可见心痹可影响肺气宣降，出现喘息、上气等症状，这与风湿性心脏病出现急性左心衰的症状极为相似。《金匮要略·痰饮咳嗽病脉证并治》记载："咳逆倚息，短气不得卧，其形如肿，谓之支饮"，并以木防己汤治疗"膈间支饮，其人喘满，心下痞坚，面色黧黑，其脉沉紧"。国医大师李士懋教授认为，"心肺同治"理论在临床诊疗痰饮咳喘疾病中具有重要的参考价值。此外，有报道称木防己汤寒热相配、补利兼施，治疗癌性胸腔积液疗效较好。

五、肺与六腑相关

肺不仅与脾、肾、心、肝关系密切，而且与胃、胆、大肠、膀胱、三焦等关系紧密。《素问·咳论》云："黄帝问曰：肺之令人咳，何也？岐伯对曰：五脏六腑皆令人咳，非独肺也……帝曰：六腑之咳奈何？安所受病？岐伯曰：五脏之久咳，乃移于六腑。"《黄帝内经》很早就提出：肺系咳嗽当从五脏六腑的角度论治。《素问·咳论》中详细地记载了胃咳、胆咳、大肠咳、膀胱咳、三焦咳的特征，如"脾咳不已，则胃受之，胃咳之状，咳而呕，呕甚则长虫出""肝咳不已，则胆受之，胆咳之状，咳呕胆汁""肺咳不已，则大肠受之，大肠咳状，咳而遗失""肾咳不已，则膀胱受之，膀胱咳状，咳而遗溺""久咳不已，则三焦受之，三焦咳状，咳而腹满，不欲食饮"，等等。张明利在临床中运用整体观，从六腑论治咳嗽，同时注重辨证使用甘草泻心汤、大柴胡汤、桃花汤、五苓散、香砂六君子汤等经方论治,疗效皆佳。

综上所述,中医强调人体自身以及人与自然都是统一的整体,并中医善以整体观来论治疾病,这是中医与西医治疗观点的最大区别之处,也是中医防治呼吸病的关键所在。如果患者体内某一局部发生病理变化,往往与全身脏腑、气血、阴阳的盛衰均密切相关。因此,脏腑、组织和器官在生理、病理上的相互联系和相互影响,决定了临床医生可以通过面色、形体、舌象、脉象等外在的变化来了解和判断患者内在的病因,进而有助于临床医生做出正确的诊断,做出恰当的治疗。

第七节 运用"活血化瘀"思想治疗呼吸病的研究

呼吸系统疾病涵盖慢性阻塞性肺疾病、支气管哮喘、间质性肺疾病、肺肿瘤、肺栓塞、感染性疾病等多个病种,这些疾病可归属中医"咳嗽""喘证""哮证""痰饮""肺胀"等范畴。通过中医理论分析发现,在这些疾病的发生发展过程中,"瘀血"始终贯穿其中,故活血化瘀疗法是肺系疾病的常用治法之一。近年来,关于活血化瘀疗法的研究已广泛地引起国内外的重视,不但在理论上有新的突破,而且在临床应用上也显示了明显的优势。

一、血瘀证的内涵及历史沿革

血瘀证是指瘀血阻于体内,以疼痛、肿块、出血、舌紫、脉涩等为主要表现的证候。凡离开经脉的血液,若未能及时排出或消散,而停留于某一处;或血液运行受阻,壅积于经脉或器官之内而失去生理功能者,均属瘀血范畴。血瘀乃多数慢性疾病的主要证候,故活血化瘀法是临床广泛应用的重要治法。瘀血的产生与肺的生理特点及病理变化相关,瘀血是许多肺系疾病重要的致病因素。因此,在治疗肺系疾病时,应注意活血药的灵活应用。传统医学对于血瘀证及活血化瘀疗法的研究源远流长。早在《黄帝内经》中就有"血脉凝泣""恶血""衃血"等相关论述。对于"瘀"的记载,首见于《楚辞·九辩》中"形销铄而瘀伤"。许慎在《说文解字》中解释"瘀,积血也"。而"瘀血"病名的正式确立是在张仲景所著的《金匮要略·惊悸吐衄下血胸满瘀血病脉证治第十六》中。书中言"病人胸满,唇痿舌青,口燥,但欲漱水不欲咽,无寒热,脉微大来迟,腹不满,其人言我满,为有瘀血""病者如热状,烦满,口干燥而渴,其脉反无热,此为阴伏,是瘀血也,当下之"。由此可以看出,两汉时期是血瘀证及活血化瘀概念正式确立的时期。此后,《备急千金要方》《外台秘要》丰富和发展了血瘀证及活血化瘀治法。清代王清任在《医林改错》中创制了通窍活血汤、血府逐瘀汤、少腹逐瘀汤、膈下逐瘀汤、通经逐瘀汤等活血化瘀方。唐容川在《血证论》中更是大大拓展了活血化瘀疗法的应用范围。

二、瘀血与肺相关

肺主气,司呼吸,主行水,朝百脉,主治节,能敷布津液,通调水道,助心行血。肺的生理功能正常,则机体可吸清呼浊,一身之气可贯注心脉,气血津液散布全身;肺的生理功能异常,则可出现呼吸功能的异常和气的生成及水液代谢障碍,也可导致血液的运行失常。

(一)肺主气与瘀血

肺主气,首见于《黄帝内经》,即指肺主呼吸之气和一身之气。气与血都由饮食精微所化。相对而言,气属阳,血属阴,气与血具有互根互用的关系。气有推动、激发、固摄等作用;血有营养、滋润机体等作用。《难经·二十二难》说:"气主煦之,血主濡之。"气是血液生成和运行的动力,血是气的化生基础和载体,因而有"气为血之帅、血为气之母"的说法。全身的血液均统属于心,心气是血液循环运动的基本动力。而血液的运行又赖于肺气的推动和调节,即肺气具有助心行血的作用。肺通过呼吸运动,调节全身气机,促进血液运行。同时,肺吸入的自然界清气与脾胃运化而来的水谷之精所化的谷气相结合,生成宗气。宗气有"贯心脉"以推动血液运行的作用。肺气充沛,则宗气旺盛;人体气机调畅,则血运正常。若肺气虚弱或堵塞,不能助心行血,则可导致心血运行不畅,甚至瘀滞。另外,肺气亏虚者,不能敷布津液,津凝为痰,痰阻血道,亦可引起瘀血。痰、瘀的产生及致病与人的阳气又有密切的关系。阳气充足,则气化有力,血液循行正常;阳气亏虚,则气机循行体内易发生阻滞,易生痰湿、血瘀。

(二)肺主治节与瘀血

《素问·灵兰秘典论》曰:"心者,君主之官,神明出焉。肺者,相傅之官,治节出焉。"肺主治节,是指肺通过主呼吸及宣发、肃降的作用来治理和调节气、血、津液运行及脏腑的功能活动。肺调节全身之气、血、津液的作用表现在四个方面:调节呼吸运动,调理全身气机,调节血液运行,调节津液代谢。若肺主治节功能正常,则气机调畅,血液正常运行。且津血同源,津液代谢正常,又利于血液的运行。若肺主治节功能失常,气机阻滞,则致血液运行不畅、津液代谢失常而内生瘀血、痰湿。

(三)肺朝百脉与瘀血

肺朝百脉,不仅是指"肺受百脉之朝会",而且涵有肺推动血液运行及肺使气血"似潮汐节律"运行之意。肺朝百脉,是指全身的血液都通过百脉流经于肺,经肺的呼吸来进行体内外清浊之气的交换,然后再通过肺气的宣降作用,将含有清气的血液通过百脉输送到全身。张景岳在《类经·藏象类》中云:"精淫于脉,脉流于经;经脉流通,必由于气;气主肺,故为百脉之朝会。"血在脉中运行,除有赖于心气的推动外,还与肺的关系密切。

(四)痰饮与瘀血

中医认为,痰饮是机体津液代谢失常的病理产物。痰饮与瘀血同为病理产物,同属阴邪,可相互影响、相互制约。唐容川在《血证论》中指出:"内有瘀血则阻碍气道,不得升降。气塑则水塑,水塑为痰饮……血积日久,亦能化为痰水,反之痰水停聚日久,气机不利,血流亦不畅或滋出脉外,也可形成新的瘀血。"由此可见,痰饮、瘀血互结在一起,共同阻碍肺之宣肃,引起肺气郁闭,气结于胸,滞留于肺而致肺体胀满,宣降失司,从而出现咳嗽、咳痰、胸闷、胸痛、呼吸困难等症状。《丹溪心法·咳嗽》云:"肺胀而咳,或左或右,不得眠,此痰挟瘀血碍气而病。"唐容川在《血证论》中云:"须知痰水之壅,由瘀血使然……血积既久,亦能化为痰水",进一步明确了痰浊、水饮与瘀血互为因果的病理特点。

在临床上,历代医家都十分重视活血药在肺系疾病中的运用。朱丹溪虽以治痰闻名,但却非常重视解郁散结,在治疗时常兼加顺气和血之药物。张仲景在《金匮要略》中治疗脓血夹杂的肺痈时,多用治痰化脓的千金苇茎汤;治疗胸阳痹阻、痰凝血瘀的胸痹时,常取化瘀兼行血的瓜蒌薤白白酒汤。在临床上,痰瘀常常相互为患,故在治疗上也应相互兼顾。治痰勿忘治瘀,治瘀勿忘治痰。临证有时虽出现痰或瘀的特征,但根据其同源关系,运用痰瘀同治法可使肺络疏通,瘀消痰化,血和气顺,肺之肃降逐渐回复,比单纯化痰或活血更有事半功倍的效果。

三、肺部瘀血的辨证论治

瘀血乃指血液滞塞于机体,包括血瘀不循常道而溢于经脉之外的病理状态、血液运行受阻而滞留于经脉以及瘀滞于脏腑内的产物。现代研究表明,多数慢性肺系疾病患者体内具有肺部瘀血的病理特征,可见肺支气管黏膜肥厚、充血、渗出、水肿、萎缩、增生、上皮细胞变性坏死等;显微镜下可见红细胞流动速度缓慢,血液呈浓黏、凝聚状态。临床采用活血化瘀法可以有效地改善肺脏的微循环,使血黏度下降、肺血流量增加以及肺泡通气功能提高。肺部瘀血常分阴虚血瘀、气虚血瘀、痰瘀互结、气滞血瘀、寒凝血瘀等证型。

(一)阴虚血瘀型

临床患者表现为顽固性咳喘,痰中带血,胸闷胀痛,五心烦热(多为低热),盗汗(此汗特点为睡时汗出,天亮汗止,用补气固表、滋阴降火法治疗无效),口燥咽干,局部刺痛,或出血夹块,舌有瘀斑及舌下静脉迂曲,脉细涩。此为肺阴不足,瘀血阻于肺络之表现。临床常见于支气管扩张、肺结核、肺癌等病;治以滋阴活血、理肺降气之法。常用方剂有沙参麦冬汤、桃红四物汤等;常用中药有北沙参、麦冬、黄精、百合、丹参、赤芍、三七粉、浙贝母、蛤壳、白茅根、紫菀、款冬花等。

(二)气虚血瘀型

临床患者表现为反复咳、痰、喘,伴胸闷、心悸、气短,每遇节气变化或气候变化,症状发作或加重(如王清任云:"无论何病,交节病乃是瘀血"),偶尔面肿,舌暗有痕,苔白厚或黄厚,脉弦缓或弦滑。临床常见于慢性支气管炎、慢性阻塞性肺疾病、间质性肺疾病等;治以益气活血、理肺通络之法。常用方剂有补肺汤、异功散、补中益气汤、六君子汤、桃红四物汤加减;常用中药有黄芪、党参、白术、茯苓、陈皮、姜半夏、厚朴、紫苏、丝瓜络、干姜、生姜、熟地黄、当归、赤芍、桃仁、炙甘草等。

(三)痰瘀互结型

临床患者表现为肺之局部有积块,刺痛,胸闷多痰或痰中夹紫暗血块,舌紫暗或有瘀点,苔腻,脉弦涩。临床常见于肺癌、肺结核、肺痿、慢阻肺等;治以化痰行瘀、软坚散结之法。常用方剂有二陈汤、消瘰丸、鳖甲煎丸、桃红四物汤加减;常用中药有姜半夏、陈皮、茯苓、生甘草、牡蛎、浙贝母、夏枯草、山慈姑、半枝莲、白花蛇舌草、三棱、莪术、乳香、没药、醋鳖甲、赤芍、当归、地龙、红花、三七粉、海蛤壳等。

（四）气滞血瘀型

临床患者表现为间断性咳嗽、气喘、伴胸胁胀闷、胸痛、急躁易怒，每遇情志不舒时发作或症状加重，舌质紫暗或见瘀斑，脉弦涩。临床常见于慢性咳嗽以及肝火肺热导致的肺痿等；治以疏肝解郁、理气活血之法。常用方剂有青黛蛤散、泻白散、逍遥散、血府逐瘀汤等加减；常用中药有青黛、蛤壳、桑白皮、地骨皮、当归、赤芍、柴胡、茯苓、郁金、木香、香附、合欢皮、紫菀、款冬花等。

（五）寒凝血瘀型

临床患者表现为咳嗽、痰涎清稀量多，气喘，恶寒身痛，皮肤紫暗不泽，四肢逆冷，痛得温稍减，舌苔白滑，脉沉涩。临床常见于感冒、社区获得性肺炎、慢阻肺等；治以温经散寒、活血化瘀之法。常用方剂有小青龙汤、当归四逆汤、桃红四物汤等加减；常用中药有炙麻黄、炙附子、细辛、干姜、当归、白芍、桂枝、细辛、通草、桃仁、丹参、炙甘草等。

四、从瘀论治呼吸病的研究

（一）从瘀论治慢性阻塞性肺疾病的研究

慢性阻塞性肺疾病（简称"慢阻肺"）属中医"咳嗽""肺胀""痰饮"范畴。慢阻肺之瘀血是由多种因素影响血液的正常运行而使血液壅塞、阻滞于脉道之中,或离经溢于脉道之外,停积而成。瘀血既是某些疾病形成的病理产物,又是导致慢阻肺病情加重和产生并发症的病因。成因虽多,但不外乎邪实与正虚两个方面。瘀血虽属有形实邪,但其本质又有正虚,且与患者不同阶段的证候特点又有着内在的联系。

1. 慢阻肺早期阶段

早期阶段患者主要表现为咳嗽、咯痰、气短或呼吸困难等,此乃肺失宣肃、肺之气机升降失常致肺、脾、肾三脏功能失调之故。此时瘀血症状虽未显,但微循环障碍已出现,这是瘀血程度尚浅或血黏滞度已高而瘀血将成之征象,故此期应以预防为主,同时应重视活血化瘀法的使用。对治疗后症状难有改善者,本着久病入络、未病先防的原则,在辨证施治和整体观的思想基础上,兼顾活血化瘀,适当地加用活血化瘀药(如丹参、桃仁、赤芍等),以防止瘀血症状的进一步加重。

2. 慢阻肺兼有明显瘀血征象阶段

随着病情的进展,痰浊阻塞、痰气搏结、气滞血瘀等诱因引起瘀血内阻的现象逐渐加重。此期慢阻肺患者在早期症状的基础上,会出现舌质暗红或有瘀斑或舌下静脉迂曲及胸闷胸痛、疼痛固定不移、入夜尤甚、或痰中带血、或痰中有紫血块等症状,但尚无明显的并发症。此时应在辨证施治的基础上,重用活血化瘀药(如虎杖、当归、赤芍、郁金、川芎、泽兰、丹参、红花、大黄等)。

3. 慢阻肺出现明显并发症阶段

随着病程的迁延,病情进一步进展,患者可合并多种并发症,如肺动脉高压,慢性肺源性心脏病,呼吸衰竭及电解质、酸碱平衡紊乱等。此期病情一般较凶险而复杂,患者常有明显的相应部位的瘀血表现(如胸闷刺痛、心悸怔忡、口唇发绀、面色晦暗、唇青舌黯有瘀斑、甲床紫黯或出现杵状指、肌肤甲错、颈静脉怒张、舌紫暗有瘀点、舌下脉络紫暗或怒张、脉细涩等)。此期患者以并发症为主要表现,病机核心为瘀血。治疗以活血祛瘀为主线,同时结合并发症的具体临床表现和舌脉进行整体治疗,以治疗并发症为主,兼顾改善病理变化。用药多以"血肉有情之品"(如蝉蜕、地龙、水蛭、全蝎、蜈蚣、僵蚕等)来加强活血化瘀之药力。

近年众多学者将活血化瘀作为研究慢阻肺治疗的切入点,进行了大量的基础研究,取得了积极的进展。有学者研究活血化瘀法对 COPD 模型大鼠气道重塑的干预作用,结果证实血府逐瘀汤、云南白药对 COPD 模型大鼠血清中 TGF-β_1、VEGF 均有抑制作用;与云南白药比较,血府逐瘀汤对 COPD 模型大鼠血清中 TGF-β_1 的抑制作用更大,活血化瘀法可以延缓或改善 COPD 气道重塑的进程,以及能够降低气道阻力、改善患者生活质量。有研究证实,活血化瘀法可以有效改善 COPD 患者的血液流变学异常,对降低患者血液黏度、缓解缺氧和高碳酸血症有积极的临床意义。亦有研究证实,活血化瘀法可以改善局部微循环及毛细血管通透性,减少渗出及炎症反应,及发挥抗炎作用。

(二)从瘀论治支气管哮喘的研究

血瘀是哮喘的基本病机之一。唐容川在《血证论》中云:"盖人身气道,不可有塞滞,内有瘀血,气道阻塞,不得升降而喘。"唐氏明确了"瘀可致哮"的理论。经方大师胡希恕认为,人体存在诸如食水瘀血等病理性因素,他创新性地提出哮喘的"宿根"是痰饮与瘀血。诸多实验研究和临床研究也证实,哮喘发病过程存在瘀血,且活血化瘀中药(如川芎、当归、虎杖、丹参、地龙、蜈蚣、水蛭等)可以改善哮喘患者的肺功能及微循环,降低气道高反应性。有学者选取 90 例哮喘病患者作为研究对象,将其随机分为观察组和对照组,每组 45 例,观察组患者实施活血化瘀疗法,对照组患者实施西药治疗,结果显示观察组患者的治疗总有效率为 93.33%,显著高于对照组 57.78%。治疗后,观察组气道反应异常率为 64.4%,显著低于对照组的 73.3%。与观察组治疗前比较,采用活血化瘀法治疗后患者的痰嗜酸性粒细胞数、呼出气 NO(FeNO)浓度、变应原、胸部 X 线检查、肺功能检查等指标均有改善。

(三)从瘀论治间质性肺疾病的研究

间质性肺疾病(interstitial lung disease,ILD)是多种弥漫性肺间质疾病的最终转归,在疾病晚期多引起患者心肺衰竭而死亡。迄今为止,本病尚缺乏有效的治疗方法。古代中医文献中并无肺纤维化的病名,临床医家根据患者的临床表现及治疗经验将其归为"肺痿""肺痹"等范畴。近年来,中医药治疗间质性肺疾病的研究逐渐增多,并已在实践中取得了一定的进展。研究表明,肺纤维化患者在早期即有小动脉和微血管的特征性改变,病理主要表现为动脉内膜胶原和基质增殖甚至动脉管腔严重狭窄且甲皱微循环检查发现毛细血管袢扩大、扭曲并夹杂毛细血管袢的缺失,血流缓慢;血液流变学表现为血液黏度增高、小动脉血栓形成等,这些均说明血液呈多瘀倾向,而川芎、当归、丹参、桃仁等活血化瘀药可明显降低肺泡炎症及肺纤维化的程度。因此,在临床上应辨证使用这些药物。有学者选取肺间质纤维化患者 60 例进行临床研究,将患者随机分为两组,对照组予常规西医治疗,观察组采用中医补肺活血化瘀治疗,比较两组疗效。结果显示,观察组患者症状评分低于对照组,差异显著($P<0.05$);观察组治疗的总有效率显著高于对照组,差异显著($P<0.05$)。

(四)从瘀论治其他肺系疾病的研究

1. 慢性肺源性心脏病

慢性肺源性心脏病(简称"肺心病")是由肺组织、肺动脉血管或胸廓的慢性病变引起肺组织结构和功能的异常而致肺血管阻力增加、肺动脉压力增高,进而使右心扩张、肥大,伴或不伴有右心衰竭的心脏病。中医认为,本病属"肺胀、喘证"范畴,累及部位为肺和心脏。气虚血瘀是本病的关键病机。从血液流变学角度来看,慢性肺心病患者普遍存在"浓、黏、聚"的改变,与中医血瘀证类似。慢性肺源性心脏病急性发作期患者缺氧,血液处于高凝状态。长期低氧血症刺激骨髓,导致红细胞增多,促使全血黏度增高,导致肺微循环发生瘀滞,致使肺动脉高压而引起右心衰竭及多器官衰竭。有学者将 100 例慢性肺源性心脏病急性发作期患者作为研究对象,随机分为对照组和观察组各 50 例。对照组患者给予常规西药治疗,观察组患者在常规西药治疗的基础上给予益气活血汤治疗。结果显示,与对照组相比,观察组患者治疗后 pH、PaO_2 明显升高,$PaCO_2$、呼吸频率和心率明显降低,差异均有统计学意义,且观察组患者治疗后 LVEDD、LVESD、LVEDV、LVESV 水平均较对照组明显降低($P<0.05$)。

2. 肺部感染

肺部感染是临床上最常见的感染之一,也被称为呼吸道感染,主要与微生物及寄生虫感染有关。近年来,中医药在肺部感染疾病治疗中显示出了一定的优势,能够标本兼治、减毒增效。《寿世新编》曰:"肺主一身之气,肺气和则血脉利,肺气病则血脉瘀,血脉瘀则肺病益甚。"老年人由于年老体衰,五脏皆虚,多伴有慢性支气管炎、冠心病、高血压病、糖尿病、脑梗死等疾病,往往易致血液高凝状态。因此,在治疗老年人肺部感染时,应以活血为主要治法。有临床研究证实,活血化瘀中药可以显著改善患者的中医症状积分以及 WBC 计数、PCT、CRP 等实验室指标,能够提升整体疗效,减轻患者临床症状,促进炎症控制。张秀媛将 68 例肺部感染患者纳入研究对象,随机分为两组。A 组采用抗生素治疗,B 组在抗生素治疗的基础上运用活血化瘀法治疗。结果证实,B 组总有效率明显高于 A 组,差异具有统计学意义($P < 0.05$)。对比两组患者不良反应发生率发现,组间差异无统计学意义。这表明在肺部感染的治疗中,运用活血化瘀法并联合抗生素治疗,不仅疗效确切而且不良反应轻。

3. 结核性胸膜炎

结核性胸膜炎是临床常见的多发性疾病,通常因结核杆菌和代谢产物进入胸膜腔内,导致炎性反应而产生胸腔积液。恢复期,患者可出现胸膜粘连、胸膜肥厚,有的患者可有长期患侧胸痛、痛点固定、呼吸时疼痛加重的特点,有时伴双颧赤丝血缕等络脉瘀阻的症状。结核性胸膜炎属中医"悬饮"范畴,主要病机为饮郁日久,化热伤阴,遂致阴虚火旺,血络灼伤,进而出现潮热和咳嗽等症状。有学者将 148 例结核性胸膜炎患者作为研究对象,随机将其分为对照组和研究组各 74 例,两组均予以胸腔穿刺抽液术联合抗结核药物治疗,其中研究组加用活血化瘀汤加减以辅助治疗。结果证实,研究组总有效率高于对照组($P<0.05$);治疗后第 1 秒用力呼气容积(FEV_1)、用力肺活量(FVC)和 FEV_1/FVC 等肺功能指标比较中,研究组优于对照组($P<0.05$),胸腔积液消失时间研究组短于对照组($P<0.05$),胸腔积液引流量、胸膜厚度和胸腔积液纤维蛋白含量研究组均低于对照组($P<0.05$),治疗 2 个月后研究组的免疫球蛋白（IgG、IgA、IgM）和 T 淋巴细胞亚群（CD_3^+、CD_4^+），转化生长因子-β_1（$TGF-\beta_1$），白细胞介素-6（$IL-6$），白细胞介素-8（$IL-8$）及肿瘤坏死因子-α（$TNF-\alpha$）的表达均优于对照组（$P<0.05$）。结果表明,活血化瘀汤加减辅治结核性胸膜炎疗效较好,能明显改善肺功能,抑制胸膜肥厚改变及减轻机体炎症反应。

4. 慢性咽炎

慢性咽炎是十分常见的一种疾病,属中医"慢喉痹"范畴。《诸病源候论》记载:"脏腑之间冷热不调,上下气结搏梗滞于喉间,不利吞吐,非塞即痛或兼而有之,谓之曰喉咽不利。"咽喉为一身之气上下的通道,若因冷热不调而气机逆乱,即发于咽喉。现代西方医学认为,慢性咽炎发生在咽黏膜、黏膜以下以及咽部淋巴组织部位。病变表现为咽黏膜、黏膜下组织从充血到增厚,淋巴组织从浸润到融合成团;黏液腺分泌从亢进到闭锁,无一不与血管、淋巴相关。有研究证实,行气活血中药(如桃仁、红花、乳香、没药等)可以改善慢性咽炎患者的证候积分,提高治疗有效率,改善患者的生活质量。

5. 过敏性鼻炎

过敏性鼻炎,又称变应性鼻炎,是由 IgE 介导的 I 型变态反应性鼻炎,属中医"鼻鼽"范畴。临床主要表现为鼻塞、鼻痒、流清涕和喷嚏等。过敏性鼻炎患者大多病程较长，中医学素有"久病多瘀""久病入络"之说，病程日久，易致气滞血瘀。瘀血阻于鼻内肌膜，故有鼻塞、鼻甲肿胀；瘀血阻络致鼻腔脉络不利，津液代谢不循常道，故见大量清水鼻涕；瘀阻鼻窍，致鼻窍不利，故有鼻痒和喷嚏。现代医学认为，过敏性鼻炎患者鼻黏膜在致敏源的作用下，引起以组胺释放为主的变应性改变，致鼻黏膜肿胀、毛细血管通透性增高、腺体分泌量增加。大量渗出液在组织内存留，引起微循环障碍，导致黏膜水肿、色淡。过敏症状长期发作，可导致鼻黏膜肥厚及息肉样改变，这些与中医学所说的瘀血阻滞表现有相似之处。有学者将 33 例过敏性鼻炎患者作为研究对象，分两组治疗，以观察活血化瘀法的临床疗效。结果显示，加用活血化瘀疗法组疗效明显优于对照组。

6. 支气管扩张

支气管扩张是一种常见的慢性呼吸道疾病，病程长且反复发作，病变不可逆，为临床难治性疾病。中医治疗支气管扩张症多参照"肺痈""血证""咳嗽"等辨证论治。若病情进展，患者出现喘促等表现时，参照"喘证"进行辨证论治。《诸病源候论·肺痈候》曰："肺痈者……寒乘虚伤肺，寒搏于血，蕴结成痈，热又加之，积热不散，血败为脓。"基本病机为感受外邪，内犯于肺，或痰热素盛，蒸灼肺脏，久之热壅血瘀，蕴酿成痈，血败肉腐化脓遂发病。有临床研究报道，清肺活血中药可有效缓解支气管扩张急性加重期临床症状、体征，改善患者肺部通气功能，提高其日常生活质量，调节气道 MMP‐9 和 TIMP‐1 等指标。

7. 肺癌

肺癌是起源于支气管黏膜和肺泡细胞的恶性肿瘤，目前该病发病呈渐增趋势，特别是在大中型工业城市，由于受环境因素的影响,其发病率逐年提升。根据中医文献对肺癌的相关描述,中医将其归属为"肺岩""肺积""喘证"等范畴。由于脏腑亏虚,气血失调且毒瘀互结而致本病的发生,气滞血瘀是其主要病机。有学者运用活血化瘀方联合顺铂治疗晚期非小细胞肺癌气滞血瘀证。结果显示,治疗 4 周后联合组有效率为 51.52%,化疗组有效率为 18.18%($P<0.05$)。治疗后联合组患者自然杀伤(NK)细胞活性和 CD_3^+、CD_4^+、CD_4^+/CD_8^+ 均显著高于化疗组。联合组治疗后,恶心呕吐、腹泻及感染等不良反应发生率显著低于化疗组。

8. 矽肺

矽肺是由于患者在职业活动中长期吸入生产性粉尘并致其在肺内潴留而引起的以肺组织弥漫性纤维化为主的全身性疾病。临床表现以呼吸系统症状(如咳嗽、咯痰、胸痛和呼吸困难)为主。矽肺在中医学上属"肺痿、石瘅、肺痹"等范围。粉尘被吸入肺,沉积于肺内,因燥伤肺津使肺气受损,故可见呼吸不利而出现咳嗽、胸闷、气急等症状。临床以痰瘀阻肺型较多见。有学者选取痰瘀阻肺型矽肺Ⅰ期患者 74 例,随机分为对照组和观察组,每组 37 例。对照组予沙美特罗替卡松粉吸入剂(50μg : 250μg)治疗,每次 1 吸,bid。观察组予穴位天灸联合补肺活血胶囊治疗。结果显示,观察组生活质量显著优于对照组,观察组半年内感冒次数明显少于对照组,观察组在改善患者咳嗽、咯痰、胸闷、胸痛、乏力、易感冒等症状方面明显优于对照组。

9. 儿童肺炎支原体肺炎合并肺不张

儿童肺炎支原体肺炎合并肺不张属中医"肺炎喘嗽"范畴。小儿外感热病,耗气伤阴,使娇脏受损,卫气不固,脾失健运,致痰热瘀阻而发病。本病主要病机为痰瘀阻肺、气阴两虚,临床运用清热化痰、活血化瘀中药可以达到激素减量、促进肺叶复张、改善患儿肺发育受损的治疗效果。

综上所述,活血化瘀法已广泛用于肺系疾病中的治疗中。不论是治疗 COPD 的益气活血化痰法,还是治疗哮喘的化痰逐瘀法,或是治疗支气管扩张的解毒化瘀法,或是咽喉痹治疗中的化瘀行气法等,都显示了活血化瘀疗法的优势。目前,临床对活血化瘀机理的研究及应用仍须进一步深入地探讨。

第八节　运用"培土生金"思想治疗呼吸病的研究

如何有效地治疗肺系疾病已成为医学界关注的问题。现代医学治疗肺系疾病存在副作用明显、病情易反复及细菌易耐药等问题。中医认为,脾与肺关系密切,临床上从脾论治屡获奇效,这就是"培土生金"思想的体现。现将临床对"培土生金"思想的具体运用简单介绍如下。

一、"培土生金"思想的内涵

"培土生金"思想多体现在治疗方法上,即培土生金法。培土生金法又叫补脾益肺法,为临床治疗呼吸系统疾病的常用治法之一。培土生金法是根据中医五行相生理论及脏腑学说而形成的一种治疗肺脾亏虚病证的方法,属间接治肺法,即通过调补脾胃来强健后天之本,益其生化之源,使气血得充,以治肺气不足的方法。肺系疾病有邪实和正虚之分,治疗方法有直接治肺法与间接治肺法。培土生金法用于治疗虚证,属间接治肺法。

五行学说中土生金,即脾为肺之母脏。脾虚可影响到肺,反过来肺虚也可影响到脾。当土(脾)病不能生金(肺),或金(肺)病致土(脾)虚时,可用补脾土的方法治疗,借调补中州来益气生血、充实后天,于是中气足,气血旺,从而使肺脏受益。《医宗必读》中有关"虽喘嗽不宁,但以补脾为急……脾有生肺之能……土旺而金生"的论述,也是运用培土生金法来达到治疗肺脏的体现。

培土生金法的应用范围很广,适用于肺脾同病,如多用于咳喘日久、肺脾两脏俱损所致的慢性支气管炎、慢性阻塞性肺疾病、肺结核、肺间质纤维化、尘肺、支气管扩张、哮喘及肺肿瘤等病的治疗。

培土生金法分甘温、甘凉两法,临床上需视证候而灵活选用。其中,甘温培土生金法适用于肺病日久之肺脾气虚证,其证候特点是咳而无力,喉中痰鸣,面色无华,神疲气短,体弱多汗,动则尤甚,纳呆食少,舌淡体胖而润,脉多细弱;治以益气健脾为主,方用参苓白术散、六君子汤、黄芪建中汤、异功散等加减,药用人参、白术、茯苓、山药、莲子肉、党参、黄芪、黄精、山药、薏苡仁、甘草、陈皮、半夏等。甘凉培土生金法适用于肺病迁延不愈且病程较长或阴虚邪恋之肺阴不足证。证候特点为长期反复咳嗽,低热,夜晚咳甚,痰少难咯,口干咽红,食少,舌光红少苔,脉细数;治以健脾养阴润肺,常用麦门冬汤、沙参麦冬汤、清燥救肺汤等,药用麦冬、粳米、沙参、五味子、玉竹、谷芽、麦芽、石膏、川贝、炒杏仁、甘草等。

二、肺脾关系探讨

（一）肺脾经脉相连

《灵枢·经脉》云："肺手太阴之脉，起于中焦，下络大肠，还循胃口，上膈属肺"，表明肺之精气源于其母脏脾。肺脾两经同属太阴之脉，两经脉主行人之胸腹阴位，其位阴气最多。两经密切相接，经气相通，气血相贯，在功能上相互影响，彼此制约。

（二）肺脾生理相关

肺与脾在生理联系方面主要体现在气的生成以及水液代谢方面。肺主气，司呼吸；脾主运化，可化生谷气。同时，肺主行水而脾主运化水液。脾化生的水谷精微物质，需依赖于肺气的宣发、肃降而输布全身。而肺用来维持生理活动所需要的水谷精微等物质需依赖于脾运化水谷的作用才得以生成。只有肺脾相互协调，才能促进一身之气以及宗气的生成。故有"肺为主气之枢，脾为生气之源"一说。在水液代谢方面，《素问·经脉别论》云："饮入于胃，游溢精气，上输于脾，脾气散精，上归于肺，通调水道，下输膀胱，水精四布，五经并行"，阐述了人体津液可通过脾胃的运化功能上输至肺，再依靠肺之宣发、肃降以布散全身，并下输于肾与膀胱，最后排出体外。

(三)肺脾病理相关

在病理关系上,子病及母,子盗母气,肺气不足必定会累及脾脏。脾气受损,脾失健运,母病亦会及子。脾为生痰之源,肺为贮痰之器。脾气受损时,脾气失于健运,水湿不化,湿邪阻滞于内而生痰、生饮,饮邪伏于肺内,影响肺之宣降功能,从而加重咳、痰、喘等症。清代医家李潆在《身经通考》中记载有"若脾气虚冷,无从相生,肺脏不足而易感受风邪,故患肺病恶寒者,多因脾虚得之"。肺脾不调时,宗气无力运行,气机升降失调,气血运行失于统摄,进而影响人体气血和津液的输布,使虚损愈重,并可产生痰、瘀等病理产物,日久全身脏腑的功能活动减退,可见神疲、乏力等症状。脾胃虚弱,脾土不能培补肺金,导致肺气虚损,津伤气耗,又加重了肺部症状。《金匮要略》亦记载有"肺痿吐涎沫而不咳者,其人不渴,必遗尿,小便数,因上虚不能制下故也。此为肺中冷,多涎唾,必眩,甘草干姜汤以温之"。因此,培土生金法对临床治疗肺脾之病具有重要的现实意义。

三、培土生金法治疗呼吸病的研究

(一)培土生金法治疗慢性阻塞性肺疾病的研究

慢性阻塞性肺疾病是呼吸系统常见的一种以持续呼吸症状和气流受限为特征的慢性疾病,主要症状包括呼吸困难、慢性咳嗽、慢性咯痰,急性期症状加重。缓解期治疗的根本目的在于预防急性发作,改善患者的日常活动能力,防治或减缓心肺功能的恶化。中医认为,本病缓解期的基本病机是本虚标实,正虚邪实存在于疾病发展的全过程,治疗上宜扶正祛邪。本病经肺气虚、脾气虚、肾气虚、阴阳两虚而逐渐加重。脾为后天之本、气血生化之源。若肺虚导致脾虚(即"子盗母气"),可出现少气懒言、肌肉消瘦;脾失健运,水湿内聚生痰,上阻气道,则咳、痰、喘的症状又会进一步加重。

近年来,诸多医家运用中西医结合的方法治疗本病,从肺脾关系入手,研究培土生金法对 COPD 患者的临床症状、急性发作次数、生存质量、肺功能、血气分析、呼吸肌功能、营养状况、免疫功能及预后等方面治疗的作用。何迎春等采用前瞻性随机对照设计,将 98 例 COPD 缓解期患者随机分为治疗组与对照组,治疗组给予中药补中益气汤加减方颗粒剂(由人参、生黄芪、白术、茯苓、当归、沙参等组成),对照组给予安慰剂,治疗 6 个月。结果显示,治疗组在中医疗效、肺功能、急性发作次数等方面明显优于对照组($P<0.05$)。孔祥文等将 68 例 COPD 稳定期患者作为研究对象,随机分为 2 组,对照组 36 例给予常规治疗,治疗组 32 例在对照组的基础上加用培土生金汤(由生黄芪、防风、党参、白术、茯苓、山药、法半夏、陈皮等组成),治疗 3 个月。结果显示,治疗组的临床疗效、中医证候积分、患者生存质量、T 淋巴细胞亚群、免疫球蛋白、感冒次数、急性发作次数上均优于对照组,差异有统计学意义($P<0.05$)。可见,培土生金汤治疗慢性阻塞性肺疾病稳定期患者,可明显改善其症状,提高其生活质量并增强其免疫力。陈明以 60 例 COPD 稳定期患者作为研究对象,对照组 30 例给予茶碱缓释片 0.2 g,po,q12 h;治疗组 30 例在对照组的基础上,予加味补中益气汤(由生黄芪、党参、炒白术、炙甘草、陈皮、升麻、柴胡等组成)口服,治疗 2 个月。结果发现,治疗组在临床疗效、肺功能改善、呼吸肌肌力指标、血气分析等方面均明显优于对照组($P<0.05$)。COPD 患者常因长期缺

氧、蛋白质分解加快、应激炎症等原因出现胃肠功能紊乱,从而引起营养不良,患者常呈现较低的体质量指数。林琳通过对COPD稳定期胃肠功能紊乱患者采用健脾补肺中药(由党参、白术、黄芪、云苓、炙甘草等组成)加穴位注射及艾灸综合治疗。结果发现,患者食欲、进食均有明显改善,总有效率达90%,同时,患者治疗后肺功能亦有明显的改善。这表明培土生金法可通过健脾来改善患者的胃肠消化吸收功能,从而改善其营养状况,同时对改善其肺功能也有益处,故有利于稳定期患者的康复治疗。单丽囡临床观察,加用有培土生金功效的中药(如党参、茯苓、白术、淮山药、五味子、鸡内金、甘草等)对慢性COPD稳定期患者预后指标(BODE)的影响。发现中药治疗6个月后,治疗组BODE总积分及等级均较治疗前有显著改善($P<0.05$);治疗后组间比较,差异均有显著性意义($P<0.05$),提示治疗组的治疗方案在改善BODE方面优于对照组。采用具有培土生金功效的中药配合西药的治疗方案能较好地改善COPD稳定期患者的预后指标。

(二)培土生金法治疗支气管哮喘的研究

支气管哮喘是由多种炎症细胞浸润和激活的慢性呼吸道炎性疾病,呼吸道局部炎症细胞产生的活性氧及其代谢产物在哮喘中起重要的作用。朱丹溪首创哮喘之名,并提出"哮喘专主于痰"。此后历代医家认为,哮喘多因痰饮留伏体内,因外邪诱发而致。正如《症因脉治·哮病》所言:"哮病之因,痰饮留伏,结成窠臼,潜于内,偶有七情之犯,饮食之伤,或外有时令之风寒束其肌表,则哮喘之症作矣。"临床上,常常遇到肺脾两虚的患者,如短气不足以息,咳痰稀薄,乏力,自汗畏风,面色苍白,语言无力,倦怠食少,脘痞,大便不实,或进食油腻食物易腹泻,饮食失当易引起哮喘发作,且伴舌淡、苔白腻、脉濡弱等。此时当突出中医药治疗的优势,运用培土生金法进行个体化治疗。

脾虚为哮喘发病的重要病机,无论是哮喘急性发作期还是缓解期的治疗,只要患者有脾虚的症状,均可运用培土生金法进行治疗。培土生金法是临床治疗哮喘的基本方法。苗兰英等通过建立大鼠哮喘的脾气虚病证结合模型,观察培土生金法对脾虚哮喘模型大鼠 TNF-α/NF-κB 信号通路变化的影响来探讨培土生金法干预哮喘气道炎症和黏液高分泌的信号转导机制。她将健康雄性 Wistar 大鼠 50 只随机分成 5 组,即对照组、脾虚哮喘组、哮喘组、脾虚哮喘治疗组和哮喘治疗组。采用 ELISA 试剂盒法测定各组血清中和支气管 BALF 中 TNF-α 的含量,采用免疫组化法测定大鼠肺组织 NF-κBp65 的表达和入核率。结果提示,脾虚哮喘治疗组血清和支气管 BALF 中的 TNF-α 含量及肺组织 NF-κBp65 入核率显著降低($P < 0.01$)。这证实了培土生金法能够降低脾虚哮喘和哮喘大鼠血清和支气管 BALF 中的 TNF-α 的含量和肺组织 NF-κBp65 入核率。陈海华将 138 例哮喘缓解期肺脾气虚证患儿作为研究样本,随机分为治疗组和对照组各 69 例。对照组予西药常规治疗,治疗组予自拟益脾固肺汤(由太子参、黄芪、白术、防风、枳壳、茯苓等组成)治疗,治疗 3 个月。结果显示,治疗组总有效率为 82.6%,对照组为 66.7%。治疗后 2 组患者的 TNF-α、EOS 及 IgE 水平均较同组治疗前明显下降($P < 0.05$),且治疗组下降更显著($P < 0.05$)。治疗后 2 组患者的 FEV_1、PEF 水平均较同组治疗前明显升高($P < 0.05$),且治疗组肺功能改善情况明显优于对照组($P < 0.05$)。这证实了培土生金法不仅可以明显缓解小儿哮喘缓解期肺脾气虚证的临床症状,还能改善患儿呼吸道的通气功能,明显抑制呼吸道炎症反应,提高患儿的自身免疫力,起到既病防变的效果。刘自力等通过临床研究来观察培土生金法治疗支气管

哮喘(缓解期)的疗效,将 65 例患者随机分为治疗组 35 例,对照组 30 例。其中,治疗组以益气定喘汤(由党参、黄芪、白术、柴胡、升麻、防风、陈皮、当归、炙甘草组成)治疗,对照组用氨茶碱治疗。结果显示,治疗组总有效率为 82.8%,明显高于对照组($P<0.05$)。治疗组在肺功能及 EOS 的改善方面亦优于对照组($P<0.05$)。培土生金法治疗哮喘不但可以改善患者的症状,还可以明显改善患者的肺功能等指标。咳嗽变异型哮喘(CVA)属哮喘特殊类型,表现为持续性或反复发作性咳嗽,伴气道高反应性。莫珊等将 80 例脾虚挟痰型 CVA 患儿作为研究样本进行研究,对照组采用常规西医治疗,治疗组加用培土生金穴位贴敷治疗,治疗 6 周。结果发现,两组患儿在面色萎黄、喉间痰鸣、多汗、纳呆、大便稀薄方面的症状积分均降低,治疗组症状积分降低幅度均高于对照组($P<0.05$);治疗组治疗总有效率明显高于对照组($P<0.05$);治疗组 IgA、IgG、CD_4^+、CD_4^+/CD_8^+ 比值高于对照组,IgE、CD_8^+ 低于对照组($P<0.05$)。这证实了在儿童咳嗽变异型哮喘的临床治疗中,采用培土生金穴位贴敷法疗效肯定。此法可显著改善患儿的临床症状,降低 IgE 水平,提升患儿细胞免疫及体液免疫功能。朴嘉真将 60 例支气管哮喘受试者作为研究对象进行临床观察,对照组受试者 30 例按需吸入硫酸沙丁胺醇气雾剂(患者自觉气喘加重无法耐受时可吸入),1 喷/次,每日使用不超过 4 次,治疗 12 周。治疗组在对照组的基础上,运用培土生金法针刺干预,发现治疗后 1 个月及治疗后 3 个月,两组患者之间的 AQLQ 评分较治疗结束时均有所上升;试验组与对照组相比,AQLQ 差异性具有统计学意义($P<0.05$),试验组能明显提高支气管哮喘患者的生存质量。这证实了培土生金法能改善支气管哮喘患者的肺通气功能,提高支气管哮喘患者的生存质量。

（三）培土生金法治疗间质性肺疾病的研究

间质性肺疾病又称弥漫性实质性肺疾病，是一组病变主要在肺间质和肺泡腔进行的以弥漫性的肺泡-毛细血管功能单位受损为特点的肺脏疾病。临床上，患者主要表现为进行性加重的呼吸困难并常在活动后加重、胸闷、气喘、干咳、乏力，双肺听诊有 velcro 啰音，肺功能表现为限制性通气功能障碍伴弥散功能降低、低氧血症，影像学表现为双肺磨玻璃、网格状、蜂窝状等阴影，可最终发展为弥漫性肺纤维化和蜂窝肺，进而导致 I 型呼吸衰竭甚至死亡，晚期患者可出现多种并发症如缺氧、发绀、肺动脉高压、心功能衰竭等。

近年来，中医对间质性肺疾病的认识逐步深入，各种临床报道也指出中医药治疗本病具有明显的疗效。临床根据中医基础理论并结合望闻问切四诊进行辨证论治，以阴阳学说和五行学说与天人一体观为理论依据，在治疗上取得了重大进展。培土生金法依据中医理论，从培补脾胃出发论治肺系疾病，为中医治疗肺系疾病提供了新的思路。沈湘妹等运用培土生金法（方药由党参、黄芪、白术、茯苓、杏仁、桔梗、防风、当归、桃仁、甘草组成）治疗 48 例小儿间质性肺炎患者，痰多加半夏、陈皮，咳甚加百部、白前，汗多重用黄芪、加五味子，每日 1 剂，水煎服，5 日为1 个疗程，治疗 3 个疗程。结果显示，总有效率为 83%。王英等从中医"治痿独取阳明"理论出发，通过培土生金法补益脾胃，可以改善弥漫性肺间质疾病患者机体的营养状况，增强了机体免疫力，可提高患者的生存质量并延缓病情进展。章九红对 20 例免疫抑制盲区间质性肺疾病患者进行临床观察，予其口服益气养阴类中药（如黄芪、太子参、西洋参、生甘草、炙甘草、当归、生地黄、熟地黄、麦冬等）4 个月。结果显示，治疗组临床症状、用力肺活量均有改善,免疫球蛋白及血液流变学指标均有改善,这进一步证实了培土生金法结合养阴通络之剂对免疫抑制盲区间质性肺疾病有较好的治疗作用。

(四)培土生金法治疗其他肺系疾病的研究

1. 感染后咳嗽

感染后咳嗽是指当患者呼吸道感染急性期症状消失后,咳嗽症状仍然迁延不愈,属"亚急性咳嗽"范畴。目前现代医学针对感染后咳嗽多采用抗生素、抗组胺药、镇咳药、糖皮质激素等对症治疗为主,短期疗效尚可,一旦停药则症状容易复发。本病对患者的生活产生了较大的影响,更造成了其繁重的经济负担。中医对本病的治疗手段颇多,主要有中医药方、针灸、推拿等。这些方法临床疗效显著,副作用少。有学者从《黄帝内经》中"聚于胃,关于肺"的理论出发,在临床诊治中运用培土生金法和加味理中汤(理中汤合二陈汤加味)来治疗本病,取得了不错的疗效。正如《景岳全书》所云:"加味理中汤,治脾肺俱虚,咳嗽不已""肺属金,为清虚之脏,凡金被火刑则为嗽,金寒水冷亦为嗽,此咳嗽所当治肺也。然内伤之嗽,则不独在肺……其有元阳下亏,生气不布,以致脾困于中,肺困于上,而为喘促,为痞满,为痰涎呕恶,为泄泻畏寒,凡脉见细弱,证见虚寒,而咳嗽不已者,此等症候皆不必治咳嗽,但补其阳而嗽自止"。

2. 肺部多重耐药菌感染

多重耐药菌是指对临床使用3类或3类以上抗菌药物同时呈现耐药的细菌。随着现代医学的不断发展,细菌耐药如耐甲氧西林金黄色葡萄球菌、耐万古霉素肠球菌及"超级细菌"菌株的出现成为新的挑战。目前,研究虽针对耐药菌耐药机制提出了多种监控及防治方案,但在实际临床中仍无显著性的突破。根据中医整体观辨证论治,应用中西医结合方法攻补兼施,提高机体免疫力、恢复抗生素的敏感性已成为现代医学应对多重耐药菌感染的重要方法。胡秋利等对 60 例肺部感染(MDRO)患者进行临床研究,随机将其分为治疗组和对照组各 30 例。对照组给予西医常规治疗,治疗组加用中医培土生金方(由红景天、党参、茯苓、陈皮、半夏、紫菀、麦冬、桔梗、甘草等组成)治疗。结果显示,治疗组在临床证候、细菌学疗效、白细胞计数及降钙素原平均值方面均优于对照组。这证实了中医培土生金法能有效改善肺部感染患者的临床症状,提高细菌清除率。此法是应对肺部感染的安全、有效的方法。

3. 肺癌

肺癌是肺部最常见的原发恶性肿瘤,又称支气管肺癌。近年我国肺癌死亡率和发病率的上升趋势明显。肺癌早期可无明显症状,大多数患者一经发现即为中晚期。高危人群定期体检为早期发现肺癌的有效方法。治疗上西医以早期手术和放疗、化疗为主,放疗、化疗虽能在一定程度上控制病情,但对机体攻伐较甚,多有严重的毒副作用及不良反应,对患者后续的治疗和生存质量的改善多有不良影响。中医药治疗是肺癌综合治疗的重要内容,在促进患者术后恢复、减轻放疗及化疗毒副作用等方面有显著的优势。王祥麒认为,中晚期肺癌患者多有肺脾两虚表现,症状寒热虚实夹杂,伴见有病灶转移,临证治疗应以培土生金法为基础,并灵活把握甘平、甘凉、甘温之法的不同。对肺癌之肺脾气虚者,宜采用甘平培土生金法,方选参苓白术散加减,药用生黄芪、党参、白术、桔梗、茯苓、陈皮、薏苡仁、白扁豆、山药、焦三仙、甘草等;对肺癌之气阴不足、肺胃津伤者,当采用甘凉培土生金法,方选麦冬汤或沙参麦冬汤加减,药用太子参、北沙参、麦冬、百合、山药、玉竹、石斛、粳米、大枣、甘草等;对肺癌之肺脾虚寒者,当采用甘温培土生金法,方选黄芪建中汤或附子理中汤加减,药用黄芪、白术、茯苓、干姜、陈皮、半夏、生薏苡仁等。

4. 艾滋病肺部感染

艾滋病的肺部致病原包括原虫、细菌、结核杆菌、病毒等,常为一种或多种病原菌同时存在。肺部感染的相关临床症状是机体免疫缺陷后的首发表现,是患者死亡的主要原因。目前,越来越多的临床医生认识到中医药在艾滋病的治疗中具有重要作用,中医药可以通过调理人体脏腑、气血、津液等来改善艾滋病肺部感染患者的体质,缓解或消除其咳、痰、喘症状。韩迎东等从培土生金法入手探讨治疗艾滋病的肺部感染。他认为,培土生金法可促使艾滋病肺部感染患者肺组织的修复,增强患者的免疫防御功能,固护呼吸肌的呼吸功能,减少或避免肺部感染的反复发生,防止病情的进一步发展,为临床治疗艾滋病提供了新的思路。

5. 支气管扩张

支气管扩张(简称"支扩")是指因支气管及其周围肺组织的慢性炎症而导致的支气管壁组织的破坏,管腔形成不可逆的扩张、变性,它是临床常见的呼吸系统疾病之一。反复感染是引起支扩病情加重的主要原因。病情加重时,可发生肺纤维化、阻塞性肺气肿等,也可并发气胸、胸膜炎及肺脓肿等,严重威胁患者的健康。西医治疗支气管扩张,患者的近期疗效相对明显,但稳定期的疗效欠佳,且长期采用西药治疗有一定的副作用。同时纤维支气管镜、支气管动脉栓塞术等方法因有创伤性及适应证的局限性,也会导致大部分患者难以接受。中医治疗本病具有悠久的历史。中医认为,支气管扩张患者症状的反复发作与其肺脾气虚关系密切。对肺脾气虚型患者应采用培土生金法。陈剑锋将 60 例支气管扩张稳定期(肺脾气虚型)患者作为研究对象,随机分为治疗组和对照组各 30 例。对照组予口服阿奇霉素片、茶碱缓释片、盐酸氨溴索片,治疗组在此基础上加用自拟健脾补肺方。治疗 12 周后发现,治疗组能显著改善患者咳嗽、咳痰、气短等症状($P < 0.01$),治疗组临床疗效总有效率为 83.3%,对照组总有效率为 56.7%,治疗组疗效明显优于对照组。

综上所述,基于肺脾两脏在生理及病理上的紧密联系,临床在中医整体观念和辨证论治思想的指导下,运用培土生金法对于防治呼吸系统疾病具有重要的参考价值。

第九节　运用"治未病"理念防治呼吸病的研究

世界卫生组织 1996 年在《迎接 21 世纪的挑战》的报告中指出:21 世纪的医学将从"疾病医学"向"健康医学"发展,从重治疗向重预防发展,从针对病源的对抗治疗向整体治疗发展。人类要主动掌控健康状态,而非被动地接受疾病。张伯礼院士提出,医学发展经历了从救死扶伤到防病治病再到维护健康的过程,应当以发现和发展人的自我健康能力、维护健康为出发点和最高宗旨。"治未病"是中医学的健康观,是中医奉献给人类的健康医学模式。其核心思想与现代医学提出的预防思想如出一辙,即在疾病发生之前,采取相应措施来防止疾病的传变、发展及复发,体现了中医学"防重于治"的观点。

一、"治未病"理念的内涵

"治未病"的理念源于《黄帝内经》《难经》,是中医理论体系的重要组成部分,也是中医独具特色的内容之一。早在《黄帝内经》之前,"治未病"理念已有萌芽。如《管子·牧民》曰:"城郭沟渠不足以固守,兵甲强力不足以应敌,博地多财不足以有众,惟有道者,能备患于无形也,故祸不萌",体现了兵家"有备无患"的战略思想。《淮南子·人间训》云:"是故人皆轻小害,易微事,以多悔。患至而后忧之,是犹病者已倦而索良医也,虽有扁鹊、俞附之巧,犹不能生也",虽是以医学比喻从政处事,但其中蕴含的未病先防、既病防变的"治未病"理念亦启迪了后人。《周易》云:"水在火上,既济。君子以思患而预防之"体现了防患于未然的预防思想。《老子》七十一章云:"以其病病,是以不病",在《素问》中被直接引申为"病已成而后药之,乱已成而后治之,譬犹渴而穿井,斗而铸锥,不亦晚乎"。

《黄帝内经》中首次记载"治未病"一词,《素问·四气调神大论》云:"是故圣人不治已病治未病,不治已乱治未乱,此之谓也。"《素问·阴阳应象大论》云:"故善治者治皮毛,其次治肌肤,其次治经脉,其次治六腑,其次治五脏。治五脏者,半死半生也",体现了防微杜渐的精神。《难经·七十七难》在此基础上,进一步指出"既病防变"的思想:"所谓治未病者,见肝之病,则知肝当传之于脾,故先实其脾气,无令得受肝之邪,故曰治未病焉。"后唐代孙思邈提出"上工治未病,中工治欲病,下工治已病",将疾病分为"未病""欲病""已病"三个层次。清代温病大家叶天士提出"务在先安未受邪之地",强调在疾病面前,应采取主动措施,极大地充实了"治未病"理论的内涵。经过后世医家的不断丰富与完善,治未病的理论体系逐步得到完善,其主要内容有"未病先防、已病防变、瘥后防复",即一是未病先防,防病于未然,重视调摄养生,预防疾病的发生;二是既病防变,指既病之后应预防其进一步传变,强调早期诊断和早期治疗,及时控制疾病的发展和演变;三是瘥后防复,即病情稳定后应防止疾病的复发及治疗后遗症。

二、"治未病"理念与肺

(一)肺合皮毛,开窍于鼻

肺主气,司呼吸,它是人体与外界环境进行气体交换的主要场所。人体通过肺,吸入自然界的清气,呼出体内的浊气,不断实现体内外气体的交换,故《素问·阴阳应象大论》曰:"天气通于肺。""肺合皮毛,开窍于鼻"是中医学的精髓理论之一。肺者,其华在毛。由于肺具有宣发卫气、输送精津于皮毛而对其发挥温养和润泽的作用,皮肤(玄府)又有散气以调节呼吸的作用,故称"肺主身之皮毛"。《素问·生气通天论》称玄府为"气门",即此为此意。皮毛是人体抵御外邪的第一道屏障,鼻是外邪侵袭内脏的第一道关卡。现代医学研究证实,呼吸道黏膜和皮肤均具有免疫屏障的共性。皮肤有多种免疫相关细胞分泌多种免疫因子,参与机体的各种免疫反应,发挥免疫监视及机械屏障的作用。肺及气道的免疫防御机制与皮肤组织的免疫作用都属于免疫系统,在机体抵御病原的过程中两者都起到至关重要的作用。可以说,皮毛与鼻是机体防御系统与免疫功能正常发挥的重要器官,共同构成机体的防护屏障。肺为娇脏,易感邪气。在常见致病因素风、寒、暑、湿、燥、火"六淫"中,风寒之邪是最易通过口鼻、皮毛侵袭肺脏,尤其在肺气虚弱、卫外不固之时,风寒之邪更易乘虚而入,伤及肺脏及其他脏器。沈金鳌在《杂病源流犀烛·感冒源流》提出:"风邪侵入,不论何处感受,必内归于肺。"因此,在气候寒冷及季节交替之时,添衣保暖、避风起居对预防肺系疾病的发生都有重要的意义。

(二)肺通于秋气

《素问·六节藏象论》提出:"肺者,气之本,魄之处也;其华在毛,其充在皮,为阳中之太阴,通于秋气。"秋季,人体若正气虚弱,体表卫外不固,故津血亏少;加之秋季清凉多风,气候干燥,燥邪易伤津液,耗损肺之阴津,使肺失宣降,故易出现口鼻干燥、皮肤干燥、干咳无痰或少痰,痰黏难以咯出,呼吸不利,气喘胸痛,面色苍白;若燥邪损伤肺络,可见鼻衄、咯血或痰中带血等症状。动物实验研究证实,秋季大鼠脾脏指数、胸腺指数、肺脏巨噬细胞吞噬率都存在秋低冬高的季节性节律。流行病学调查发现,在低温低湿季节,流行性感冒、百日咳等病的发病率显著增高,哮喘、支气管炎的发作次数也明显增加。归其原因是温度过低、空气干燥,使流感病毒和致病力很强的革兰阳性菌繁殖速度加快,并随粉尘扩散进而引起疾病流行。干燥的空气使鼻腔、气管、支气管黏膜脱水,弹性降低,黏液分泌减少,纤毛运动减弱,抵抗力降低,使吸入的尘埃、细菌不能很快被清除出去,容易诱发和加重呼吸系统疾病。因此,秋季肺的肃降作用增强,宣发卫气的功能减弱,免疫力亦相对降低,在外界气候变化的影响下,极易"外内合因",发生呼吸系统疾病。故慢性支气管炎、哮喘等遇冷易发疾病的人群在秋季养生中尤应顾护肺阴,补养肺气,避寒保暖,增强机体非特异性免疫力。阴虚之患者,在秋季除应注意避风受凉外，还应常服银耳、沙参、梨、百合之类滋阴润肺之品以治未病，以防燥邪伤及已虚之肺，使肺失润降而发为咳嗽。

三、"治未病"理念防治呼吸病的研究

（一）未病先防，扶正气

慢性肺系疾病为临床上常见病、多发病，主要以外感病为主为先，易多发、群发、传变和反复发作，病情逐渐进展，缠绵难愈。肺系疾病的高发不仅与吸烟、大气污染等因素有关，更与人们是否注意养生防病有关。易感人群应在未病之前，及时采取措施，做好预防工作，内调体质，外避诱因，内外兼顾，劳逸结合，顺应自然，养性调神，锻炼形体，调摄饮食，并适当进行推拿保健等以增强体质，提高人体正气。

《黄帝内经》云："正气存内，邪不可干。"若邪气入侵，机体发病与否与人体正气强弱及卫气调节功能有密切的关系。体质强壮，则不感邪；体质虚弱，则卫表不和，肺失宣肃则出现肺系症状。故对肺气亏虚、卫外不固者在冬春之际未病之时，应服用玉屏风散以益气固表。未病先防应首先遵循"天人合一"的整体观，重视不同气候对人体的影响。肺系疾病如感冒、咳嗽、哮喘等发病与季节有一定的关系。不同的季节有不同的邪气，易侵犯不同体质的人群而引起病变。如感冒是感触风邪或时行疫毒而引起肺卫功能失调的一种最常见的外感病。感冒四季均有，尤以冬春季节常见。春季风邪主令，风邪易从口鼻皮毛而入。肺开窍于鼻，主皮毛，易受风邪。支气管哮喘、慢性阻塞性肺疾病等的气道慢性炎症受冬季气候寒冷的影响易急性发作，出现

咳、痰、喘症状。中医认为,哮有宿根,遇风寒引触,痰随气升,气因痰阻,痰气闭阻,肺失肃降则发;而久咳、喘证的产生也多因久病阳虚,水失运化,痰阻气道,肺失肃降而成。冬季寒邪主令,易犯阳虚之体而使宿疾复发。根据经络循行的特点,现代医家提出"三伏天"中药贴敷疗法治疗呼吸系统疾病,通过采用温阳类中药贴敷相应穴位来治疗慢性支气管炎、支气管哮喘等,调整人体的阴阳平衡,增强机体免疫力,从而减少冬季疾病的发病次数,最终达到治愈疾病的目的。

"三伏天"是一年中天气最炎热之时,亦是人体阳气最隆盛、"脾土主令"之时。此时脾气健运,"阳气易于迅发",体内痰湿、水饮最易消弭,湿气消弭则阳气得以伸展,脾胃气机"升降之枢"通利,气化功能旺盛,脏腑协调,病邪就会"遁踪消形"。因此,它是"冬病夏治"的最佳时机。冬病夏治穴位贴敷疗法,具体以不同的药物熬制成膏药或做成药饼,贴敷于大椎、肺俞、身柱、膏肓俞、膻中、膈俞等穴位。肺与皮毛相生相合,两者通过经脉相互联系。络脉由经脉别出,主持着不同的皮部,反映在皮肤的敏感点即穴位上,因此,可以通过刺激不同的穴位以达到治疗肺病的目的。除穴位贴敷外,"治未病"方法还包括针刺法、艾灸法、拔火罐和穴位注射法等。大量临床实践已证明,"三伏治""三伏灸"能减少慢性虚寒病冬季发作的次数与减轻临床症状。其理论依据是《黄帝内经》的"夏至一阳始生",即抓住阳气生发之时给予温灸温补以助人体阳气生发,就能在冬季到来之前,减少因感寒犯肺而引发宿疾,进而使人体阳气旺盛而痰饮渐消,以及使症状减轻,故"冬病夏治"当属"治未病"的范畴。

(二)既病防变,治痰瘀

"百病皆由痰作祟",痰作为一种病理产物及致病要素贯穿于呼吸病发展的全过程。防止痰的发病,抑制痰的生成,控制痰病的进展,对呼吸病的早期预防具有重要的意义及研究价值。在呼吸病萌芽阶段,及时消除痰浊,避免邪恋正虚及病情迁延不愈而变为他病。偏寒痰者,可用干姜、细辛、五味子等温肺化痰,偏热痰者常予黄芩、桑白皮、鱼腥草清肺热,燥证之有痰者常予南沙参、天花粉、百合养阴润燥。呼吸病多数传变与瘀血内结的关系密切。慢性呼吸病久病成瘀,瘀血迁延日久,久病及气,气虚不能运血,血瘀不能生气而致气虚血瘀,从而形成呼吸病虚实夹杂及痰瘀互结的复杂证候。因此,对慢性呼吸病的防治,临床应注意化痰祛瘀类中药的使用,以防疾病进一步恶化。

《医学源流论》提出:"病之始生浅,则易治;久而深入,则难治。"若表证失治误治,则传变于肺,或内犯脏腑。如太阳表证,病初多在肌表,为卫分证,病变发展则易入里,发展为肺热里证。如无症状及体征的孤立性肺部小结节,存在着一定的恶性概率,要尽早明确诊断,以便确定进一步治疗方案。肺系慢性病常见咳、痰、喘症状,尤以晨咳、咯痰为主。早期症状并无明显加剧,仅见活动后气喘加重,如不及时就诊可发展为意识模糊、昏睡,甚至危及生命。故应尽早就医,以防传变。早治对疾病的预后有重要意义。肺系慢性疾病的患者多为老年人,临床往往多采用中西医结合治疗,西医多予广谱抗生素两联同用,对病情较重的患者,若治疗后出现咳、痰、喘渐渐好转,但纳食无好转,甚至较前更差,需考虑为抗生素引起的胃肠道反应。因此,使用抗生素时,应有"防其传变"的观念,可加用健脾和胃化痰之党参、白术、姜半夏等,以减轻胃肠道反应。脾胃为后天之本,有胃气则生,无胃气则死,故胃纳正常是疾病康复的重要保证。除根据致病菌合理使用抗生素外,还应针对老年人的病情特点,在辨证施治的基础上酌加扶正益气及化痰祛瘀之品以提高其机体的抗病能力,从而防止疾病的传变。

(三)瘥后防止复发,须补脾肾

《景岳全书》云:"五脏之病虽俱能生痰,然无不由脾肾。"明代医家王节斋云:"痰之本,水也,原动于肾;痰之动,湿也,主于脾",指出脾肾两脏在痰的生成方面有重要的作用。故缓解期必须补益脾肾,祛除宿痰才能防止复发。哮喘缓解期应以补益脾肾之气为中心,根据临床辨证着重补益虚损之脏,同时应兼顾肺脾肾三脏,使机体先天、后天之本都得以补养,不易受外邪侵袭,才可防止呼吸病的发作。卫气不固导致的反复气虚感冒者,经治好转或痊愈后,需防其复发。在疾病初愈时期,机体正气尚未完全恢复、邪气未尽时,应避寒热、顺四时、畅情志、和五味、排浊气,方能巩固治疗效果,防止疾病复发。

肺系疾病中如支气管哮喘、慢性阻塞性肺疾病、支气管扩张,病情多是反复发作,渐进发展,每一次急性发作后须继续坚持培补脏腑、扶助正气并佐以化痰祛邪的方法。这些治疗主要是为了减少疾病的急性发作次数,延长缓解期,进而保护患者的肺功能,延长其生存期。哮喘发病的根本原因是脾肾亏虚。脾肾亏虚,气化失常,水液凝结为痰,发作时痰阻气闭才产生喘。慢性阻塞性肺疾病以咳、痰、喘为主症,支气管扩张以咳痰且量多为特点,此两病的病理均以痰浊为主。故治疗上应健脾化痰,杜绝痰之来源。日久伤及肾者,应脾肾兼补,或佐以温化寒痰,或佐以清热化痰,持之以恒,就能"瘥后防复",提高患者的免疫功能,改善气道的通气功能障碍,减少急性发作的次数,改善患者的生活质量。

"肺在志为忧",慢性肺疾病患者久病多有焦虑、抑郁表现,故治疗时应及时对其进行心理疏导,鼓励患者积极生活,提高其生活质量。肺病日久可致脾失健运,水谷不化精微,气血生化乏源,机体失养,易增加疾病复发率,故加强患者营养尤为重要。此外,患者可适当增加运动(如体育锻炼和呼吸肌锻炼),提高心肺携氧能力,增强呼吸肌肌力,改善肺通气功能。

综上所述,"治未病"重点突出以预防为主要手段来提升肺系疾病患者的正气,使疾病的发病率大大下降,进而延缓疾病的进展。

第十节　呼吸病常用中药药对

临床应用药对的历史源远流长,最早见于春秋战国《雷公药对》。药对既不同于方,也不同于药,它既具备了药物本身的"个性专长",又兼具了方的"合群妙用"。中药药对是历代医家在长期的临床实践中总结出的宝贵经验,是医生在辨证论治和辨病用药的指导下,将两种药物进行配伍,通过药物之间的相互作用,使之产生更稳定、更有效、更安全的临床效果。肺系疾病兼夹之症较多,用药不可见一症加一药,而应精与专,如此用则药效更集中。

一、补益肺气,以固其本

《黄帝内经》言:"正气存内,邪不可干""邪之所凑,其气必虚"。肺气不足,致卫外不固,加之六淫等外邪侵袭,易引发肺系疾患。因此在治疗时,补益肺气尤为重要。金元四大家之一的张子和谓:"大凡用补,最忌呆补、滞补,故用补之时应补中有通,补而不滞,务使阴阳气血流畅为要。"因补益药大多味甘,药性滞涩厚腻,守而不行,不易消化,而气虚多兼气滞,故在应用补气药的同时配伍行气药,目的在于防止补气药阻碍气机,使补气与行气并行,补中寓通,通而不伤正。

人参、黄芪:二者皆为补气要药,人参甘、微苦而性平,能补气而兼养阴,守而不走;黄芪味甘、性温,补气而兼能扶阳,走而不守。二药配对,具有强大的补气助元作用,通补无泄,可补肺虚以使卫外守固,六淫不侵。

人参、蛤蚧:二者皆为补虚强壮之品,人参补肺益气之力最雄;《本草纲目》载"蛤蚧补肺气,定喘咳,功同人参"。虚喘之证,多责之于肺虚,肺为气之主而司呼吸。二药相配,一以补气,一以纳气,可补肺气之虚,助肺纳气。

黄芪、陈皮:黄芪,补药之长,其药性平、缓,味甘,微温无毒,其气薄而味厚,可升可降,为阳中之阳,补气之功最优。陈皮味苦、辛,性温,归脾肺两经,具有理气健脾、燥湿化痰的功效。黄芪补益肺气,配以适量陈皮理气和中,以防黄芪滋腻碍胃,涩滞气机,使补中寓消、补中寓通、补中寓运,使补益肺气的作用达到事半功倍的效果。

南沙参、太子参:南沙参甘、微寒,可清肺养阴,益胃生津,其特点是体质轻清,气味俱薄,善入上焦而养肺阴、清肺热、润肺燥,兼具化痰之功,为清肺养阴之要药。太子参甘,药性平和,入脾肺两经,能益气生津,补脾润肺。《本草从新》谓其"治气虚肺燥"。南沙参与太子参相伍,不但与肺脏气阴易伤的病理特点相符,而且南沙参养肺阴而清余热,能补阴以制阳;太子参补脾肺元气而补阳生阴,两者配伍有阴阳既济之妙。两者组成药对,使肺之气阴更易恢复。

二、顾护脏腑，以和周身

肺为华盖，居胸中，其位最高，其气贯百脉而通他脏。肺虚津液不能布散，水液内停为饮；脾虚不能运化水谷精微，诸脏得不到濡养，致功能受损，津液不能运行；肝气疏泄失常，津液布散失调；肾虚不能纳气，水谷不能蒸腾，津液聚而为痰。肺脾肾三脏虚损，则津液停而为饮，气机运行不畅。因此临床上在治疗肺系疾病时，应常顾护肝脾肾，以和周身。

人参、茯苓：是临床最常用的补气健脾药对。人参甘、温，最善健脾益气；茯苓甘、淡而平，利水渗湿效佳，并有和缓的健脾助运之力。二药相须为用，可加强健脾益气之功效。

黄芪、白术：黄芪能补肺气，益气固表以止汗，如《本草汇言》曰："黄芪，补肺健脾，实卫敛汗，驱风运毒之药也。"白术具有健脾益气止汗之功，《本草衍义》称其"有汗则止，无汗则发，与黄芪同功"。二药合用，可补肺气，益卫气，使肺气充足，营卫调和，卫外得固，津液循常道而不致外泄，达到固表止汗之效，且黄芪与白术相须为用，同入脾胃经，可实现益卫固表、消除水肿、补中气、健脾胃的功效。临床常用于肺脾气虚、卫表不固、表虚自汗、易感风邪、神疲食少的患者，意在培土生金，扶脾保肺。

苍术、白术：脾为生痰之源，肺为贮痰之器。脾喜燥恶湿，脾气健运，则痰饮渐消。苍术与白术配伍可健脾化痰，实是杜绝痰源之治。白术苦、甘而温，功偏于补气健脾，主入脾经，为治脾虚证之要药。苍术辛、苦而温，功偏燥湿健脾，为治疗中焦湿困之要药。黄元御认为："白术守而不走，苍术走而不守，故白术善补，苍术善行。"两药组成药对，可补脾健脾，燥湿化痰，且走守兼备，补而不滞，使脾气渐旺，痰湿渐消。《得配本草》认为，妄用白术可"令中气愈滞,胃中愈闭,肺金绝其元";若配苍术,则可防白术"闭胃气",并可"绝金元"之虑。而苍术辛散,过用则有耗气之弊,配白术可补气守中,能顾其耗气之虑。如此组成药对,还有互相制约之意。

肺系疾病多为慢性反复发作性疾病,病程长,患者多中西药联用,其中不乏应用大量抗生素及激素以及苦寒败胃之中药,日久致脾虚湿困。久病可致气机失调,肝失疏泄,出现肝郁脾虚的表现。治疗上应以抑木扶土、调气化湿之法达肝脾平衡、肺气宣肃通利之目的。

柴胡、青皮:二药一升一降,是为相反相成。柴胡香气馥郁,体质轻清,主升,善疏上焦之郁结;青皮味苦降泄,可破肝经气结,善疏下焦之郁结。二者合用,升降相宜,上下窜通,使气郁可疏、气滞可行、气结可散。

川楝子、延胡索:为相反相成药对,川楝子苦、寒,主降,善入肝经,可疏肝经之郁;延胡索味辛而温,主升,辛以入气,可温助气行。二者配合使用,可助肝之疏泄,共奏疏肝行气之效。临床还常选用长于破积导滞、疏泄肝气之青皮,与偏于理气健脾、燥湿化痰之陈皮配伍,使补中有泻、泻中有补、补不助湿、燥不伤津。

《类证治裁》提出"肺为气之主,肾为气之根"。咳喘虽属肺之所主,然其根本在肾。多数慢性肺系疾病为本虚标实,在疾病缓解期应培补正气,补肾乃其中之关键环节。原因在于肺病多咳喘日久,母病及子,多损及肾阳,导致肾阳虚衰;再者肾为先天之本、五脏之根基,肾气充足,则肾阳温煦,五脏乃和。

淫羊藿、巴戟天:《神农本草经》谓淫羊藿能"治阴痿绝伤,益气力,利小便,强志",巴戟天能"安五脏,补中增志,益气"。两者结合在一起可补肾阳,助肾气,益精血。在肺系疾病需要补肾益肺治疗时,淫羊藿和巴戟天常为首选之药对。

淫羊藿、仙茅：二者皆具补肾壮阳之功。淫羊藿性温不热，除能补命门、助肾阳外，兼有祛邪的作用；仙茅补火助阳力胜。二药配对，相辅相成，能温肾助阳。

桑椹、女贞子：《本草经疏》曰："桑之精华也……甘寒益血而除热……凉血补血益阴之药。"桑椹入心肾肝三经，而重点在肝经。《神农本草经》记载女贞子可"主补中，安五脏，养精神，除百病。"其补养肝肾，重点在肾。且桑椹、女贞子均为养阴之品，对于阴虚火旺、咳嗽痰少、干咳或无痰，或口干咽干更为适用。临床常用于支气管扩张或肺结核之反复少量咯血及间质性肺疾病患者。

熟地黄、鹿角胶：此药对源自《外科证治全生集》之阳和汤，主治阳虚血少、寒痰凝滞之阴疽证。熟地黄味甘而厚，可滋阴养血，填精益髓。《本草纲目》谓其可"填骨髓，长肌肉，生精血，补五脏内伤不足，通血脉，利耳目，黑须发，男子五劳七伤，女子伤中胞漏，经候不调，胎产百病。"鹿角胶甘温补阳，甘咸滋肾，禀纯阳之性，具生发之气，可壮肾阳，益精血。《本草纲目》曰："生精补髓，养血益阳，强筋健骨。"熟地黄可温补营血。治疗中，临床常恐草木之品补力不足，加用血肉有形之品鹿角胶以生精补髓、养血助阳，强壮筋骨。二药相伍，于大补阴血中求阳，使阳气生化有充足的物质基础。

三、驱散外邪，以治其标

1. 疏风解表

风邪为百病之长，为外邪致病的主因，易与他邪相合，每与时令之气相合伤人，表现为不同证候，如风邪与湿邪相合为风湿之邪,风邪与寒邪相合为风寒之邪等,故《素问·骨空论》云:"风为百病之始。"《素问·风论》云:"风者,百病之长也。"古人亦有将风邪当作外感致病因素的。风性轻扬,易于侵犯人体的上部和肌表,故临床常见头痛、感冒等病证。

辛夷花、苍耳子、白芷:辛夷花味辛,性温,入肺、胃经,善散肺部风邪而宣通鼻窍,为治鼻渊头痛、鼻塞流涕的要药,亦为治疗鼻病之圣药;苍耳子味辛、苦,性温,有毒,入肺经,有发散风寒、宣通鼻窍、祛风除湿、止痛的功效;白芷味香、辛,性温,入肺、胃、大肠经,有解表散寒、祛风止痛、通利鼻窍、燥湿止带、消肿排脓的功效。三者相伍能引肺系之邪走上从鼻窍而出,达到宣肺通窍止浊、肺鼻同治的目的。《难经·四十难》有"鼻者肺之候""鼻者肺之窍"之说,又如《灵枢·本神》"肺藏气,气舍魄,肺气虚则鼻塞不利,少气,实则喘喝胸盈仰息",很多患者常因鼻病而致久咳不愈,常用此三味药来治疗各种鼻咽部疾病,其中以治疗鼻鼽(过敏性鼻炎)、伤风鼻塞(急性鼻炎)、鼻窒(慢性鼻炎)的疗效最显著,可使肺气宣畅而咳嗽自止。

荆芥、防风:荆芥,辛散气香,微温不烈,性较缓和,长于祛风解表,如《本草纲目》所言"散风热,清头目,利咽喉,消疮肿";防风,味辛,性微温,既善祛风解表,又能胜湿止痛,且质润,甘缓不峻,为风药中较为驯良之品,故外感风寒、风湿、风热表证均可配伍使用,如《药类法象》言:"治风通用。泻肺实,散头目中滞气,除上焦风邪。"《本草求真》曰:"用防风必兼荆芥者,以其能入肌肤宣散故耳。"荆芥芳香而散,气味轻扬,性温而不燥,以辛为用,以散为功,偏于发散上焦风寒;防风气味俱升,性温而润,善走上焦,以治上焦之风邪。又能走气分,偏于祛周身之风。二者相须为用,均属辛温解表药,是为祛风散寒之品,并走于上,发散风寒,使祛风之力得以增强。主要用于外感风邪盛,头痛身痛,恶风寒者。

2. 温肺散寒

寒为阴邪，易伤阳气。寒邪由外而入。寒邪伤于肌表，使毛窍收缩，腠理闭塞，从而出现恶寒、无汗、头痛等症。此即《素问·举痛论》所云"寒则气收"之象。

麻黄、细辛：均为辛温之药，麻黄质轻，为发汗解表第一药；细辛其性升浮，具散寒止痛之功，二者合而为用，取其功效相须配伍，可激发内外阳气，增强散寒止痛的作用，而细辛又具温肺化饮之功效，二者互用亦可治疗里证之寒饮凝结。

苏叶、生姜：苏叶为"风寒外感灵药"，其味辛，性温，味辛入气分，气薄能通，味薄助泄，可散邪而解表。生姜能行阳而散气，但辛温俱轻，又不专于发散之功，与紫苏相须而用，能助紫苏发汗药力，倍增发汗散寒之功，可用于恶寒、发热、头痛、无汗等症。

3. 滋阴润燥

燥为秋令主气，故燥邪之为病多发生于气候干燥、湿度较小的秋季。外感燥邪有温燥和凉燥之别。初秋有夏火之余气，燥邪与热邪相合，出现类似风热的症状，则为温燥；深秋有近冬之寒气，燥邪与寒邪相合，出现类似风寒的症状，则为凉燥。外感燥邪，既具有外感病临床表现的一般特征，又有燥邪上犯上焦肺经，耗伤津液的症状，正如《素问·阴阳应象大论》所云："燥胜则干。"

石膏、知母：此药对出自白虎汤。吴崑曰："石膏大寒，用之以清胃，知母味厚，用之以生津。"《本草汇言》载："知母乃滋阴济水之药也。养肾水，有滋阴之功；泻肾火，有生津之效，故主阴虚不足，发热自汗，腰酸背折，百节烦疼，咳嗽无痰，头眩昏倦，耳闭眼花，小便黄赤，是皆阴虚火动之证。"生石膏其性走而不守，善清肺胃实热，用于肺热实喘、里热重、津液未伤者，为治邪热入阳明气分之要药,偏于清。知母苦寒,质润多液,其性守而不走,用于肺热燥咳、阳明热重、津液已伤者,为滋阴降火之药,偏于滋。临床上常用其治疗肺部感染兼有高热者。石膏生用剂量要大,因其性大寒,故临床多配伍养胃护胃之品。

沙参、麦冬:此药对源自《温病条辨》之益胃汤,原用于阳明温病之胃阴损伤之证。方中麦冬味甘,性寒,可养阴清热、生津润燥,为润肺清心、益胃生津之上品。《珍珠囊》曰:"治肺中伏火。"沙参补五脏之阴,尤以补肺胃之阴为要,南沙参体较轻,质松,味苦,性寒,偏于祛痰。北沙参体重质坚,味甘,性凉,偏于养阴。《饮片新参》载其能"养肺胃阴,治劳嗽痰血"。临床上用于治疗肺结核、慢性支气管炎、支气管扩张伴咯血、慢性咽喉炎、自发性气胸、间质性肺疾病等肺阴虚者。

4. 清热解表

火为阳邪,发病急骤,变化较多,病势较重,表现为热证、实证,且最易耗伤阴津。外感之火由直接感受温热邪气所致,而风、寒、暑、湿、燥邪皆可入里皆化火,称为"五气化火",如四时感邪(如春伤风、夏伤暑、长夏伤湿、秋伤燥、冬伤寒),邪气蕴结于体内不解,均可化火,症状可见高热面赤、口渴引饮、烦躁不寐。

炙麻黄、生石膏:此药对见于《伤寒论》中麻黄杏仁甘草石膏汤。二者相伍使用,治疗邪热壅肺证。麻黄味苦、辛,性温,可宣肺平喘、解表散邪,其辛散作用既治表邪未尽,又利于肺中热邪外达;石膏味辛、甘,性大寒,入肺经,可清泄肺热以生津,辛散解肌以透邪。前者性温,后者性寒,二药共入肺经,麻黄以宣肺为主,石膏以清肺为主,且俱能透邪于外,合用则于相反之中寓相辅之意,既可消除致病之因,又能调理肺的宣发功能。麻黄得石膏,可宣肺平喘而不助热;石膏得麻黄,可清解肺热而不凉遏,两者共奏宣肺平喘、清泄肺热之功。临床常用于治疗上呼吸道感染、急性支气管炎、慢性支气管炎的急性发作。

金银花、连翘：金银花味甘，性寒，归心、肺、胃经，可清热解毒、疏散风热，常用于治疗风热表证、温病初起、痈肿疔疮、热毒血痢等。连翘味苦，性微寒，入心、肺、小肠经，有疏散风热、清热解毒、散结消肿的功效，可治疗疮疡肿毒、瘰疬痰核、风热外感、温病初起、热淋涩痛等。二者配伍，并走于上，轻清升浮宣散，既能透热达表，又能清里热而解毒凉血。对外感风热或温病初起、热毒疮疡等常相须为用，可增强解表清热之功。

射干、木蝴蝶：射干味苦，性寒，归肺经，有清肺泻火、利咽消肿之功，为治疗咽喉肿痛常用之品；木蝴蝶味苦、甘，性凉，归肺、肝、胃经，具有清肺热、利咽喉的功效，为治疗咽喉肿痛的常用药。二者都入肺经，射干可消痰利咽，木蝴蝶可清肺利咽，合用可治疗风热上攻之咽喉肿痛、咽痒、痰黏难以咳出者。不管是久咳所致的咽喉不利，还是风热上攻之咽喉肿痛、音哑、咽干咽痒、急性化脓性扁桃体炎、疱疹性咽峡炎等，二药相伍为用，均能收获良好的疗效。

四、通调气血，以助其功

1. 止咳平喘

白前、前胡：白前味辛、苦，性微温而不燥烈，长于祛痰，降肺气以平咳喘。《本草汇言》载"白前泄肺气，定喘咳之药，也为治咳之首剂……为降气之上品"。前胡味辛、苦，性微寒，可降气化痰、疏散风热，长于宣散肺气。两者均能降气化痰，但白前性温，故祛痰之力强。前胡性寒，兼能疏散风热。二药相伍为用，一降一散，气降则痰涎自消，风散则邪气自除，肺气宣肃功能正常，则咳嗽自止。常辨证治疗外感咳嗽初起，肺失宣降而致肺气上逆、咳嗽、咯痰不畅、咽痒、胸闷、气促等。无论属寒属热、外感内伤、新咳久咳，均可配伍用之，疗效佳。

紫菀、款冬花：紫菀味苦，甘润不燥，入肺经而善于疏利肺经气血，为润肺下气、化痰止咳之良药。凡咳嗽之证，无论外感内伤、病程长短、寒热虚实，皆可随证配伍应用。款冬花温而不热，辛而不燥，功善润肺下气，止咳化痰，兼有较弱的平喘作用，如《本草逢原》言："润肺消痰，治嗽定喘。"紫菀、款冬花为辛苦、温润之品，能温肺寒、润肺燥、补肺气、化痰浊。紫菀和款冬花同气相须，性味相同，功用相似，以降气药配伍宣肺平喘药，使气降则喘平。紫菀长于化痰，款冬花止咳作用较强，为临床化痰止咳的常用药对。《本草疏证》言："《千金要方》《外台秘要》，凡治咳逆久咳，并用紫菀、款冬花者十方有九。"款冬花长于下气止咳，紫菀长于化痰，二药相伍为用，可互补长短，化痰止咳平喘效果甚佳。款冬花、紫菀皆性温而不燥，均能温肺润燥、补肺止咳，临床上多用于治疗虚寒久咳，无论寒热皆宜；亦可用于治疗气逆咳嗽痰多及慢性支气管炎等。

桑叶、桑白皮：二者药源同而部位异，故功效有相通之处，相伍可起协同作用。桑叶味苦、甘，性寒，能散风热而清肺，善清燥肃肺，用于治咳嗽。《本草纲目》谓其能治"劳热咳嗽"。桑白皮味甘、辛，性寒，能泻肺平喘、利水消肿。其特点是性寒，降泄能泻肺热而平喘咳。两药相配，善治咳喘。因桑叶轻宣走上，可清肺止咳。桑白皮性寒，可泻肺平喘，二药相伍，可宣降同施，上下分消，祛邪利肺而平咳喘。此药对用于治疗肺系疾病之肺热咳嗽或痰热咳喘者。肺病咳喘，常遇外感而诱发，应用此药对，更为适宜。因桑叶轻清宣散，为疏散肺卫表邪之良药，配伍桑白皮，治里疏表，表里同治，疗效更佳，故临床见肺经有热、痰浊壅肺之咳逆气喘，无论病之急缓，是否伴有外感，皆可配伍应用，且多有佳效。

紫苏叶、紫苏子：二者是同一植物的不同部位，紫苏叶味辛，性温，入肺、脾、胃经；可解表散寒、行气和胃。《本草汇言》认为"紫苏，散寒气，清肺气，宽中气，安胎气，下结气，化痰气，乃治气之神药也……"紫苏子，味辛，性温，入肺、大肠经，可降气消痰、平喘润肠。《本经逢原》云："诸香皆燥，惟苏子独润，为虚劳咳嗽之专药。性能下气，故胸膈不利者宜之……"二药相伍，一散一降，共奏散寒降气、化痰平喘之功。常用于治疗外感风寒引起的咳嗽或哮病发作。

紫苏子、葶苈子：葶苈子味苦、辛，性大寒，归肺、膀胱经，具有泻肺平喘、利水消肿的作用。《药品化义》云："苏子主降，味辛气香主降而且散……以此下气定喘。"二药寒温配伍，辛散相佐，可降气化痰、泄肺平喘，常用于治疗肺气上逆、痰涎壅盛之哮喘。

麻黄、杏仁：此药对出自《太平惠民和剂局方》三拗汤，用于治疗风寒咳喘证。麻黄，味辛、微苦，性温；入肺经，中空而浮，长于升散，可宣通肺气、止咳定喘。杏仁，味苦，性温，入肺经，长于降气止咳。二药相伍为用，麻黄宣肺气，杏仁降肺气，一宣一降，相辅相成，符合肺主宣发、肃降的特性，更能加强定喘之功，故前人有"杏仁是麻黄之臂助"之说。此药广泛用于治疗慢性阻塞性肺疾病、支气管扩张、肺癌等肺系疾病。

麻黄、射干：麻黄宣肺平喘，射干降泄肺气，两者药性亦为升降相反，可调理肺气之升降出入，主治寒痰壅肺病证。其中麻黄性温，射干性寒，射干用量少于麻黄，佐之可制麻黄之辛温，使其性不至过于温燥。但若兼有郁热，则可适当加大射干用量以清郁热。二药合用，一宣一降，一温一寒，辛开苦降，临床常用于治疗哮病、喘病。

2. 温肺化饮

干姜、五味子:《伤寒论》《金匮要略》小青龙汤、射干麻黄汤、厚朴麻黄汤、苓甘五味姜辛汤等方药中,均含有干姜、五味子组合。《神农本草经》载有"干姜,味辛、性温,主胸满、咳逆上气,可温中、止血、出汗,逐风湿痹,肠澼下利";五味子"主益气、咳逆上气、劳伤羸瘦,可补不足,强阴,益男子精"。临床常用干姜、五味子药对治疗哮喘、痰饮咳喘。二药虽不是治咳喘要药,但干姜味辛,性热,具有温肺化饮、温中散寒之功,入肺经可散寒化饮以荡涤贮痰之器。五味子味酸而具收敛之效,酸以收之,摄气归元,主治虚劳久咳。二者合用,一动一静,一散一收,体现的是肺司开阖之机,既使干姜不致辛温太过而伤精,又防五味子收敛太过而留邪。干姜与五味子互用互制,则痰饮能化,精元可守,尤其适用于治疗寒饮郁肺诸证。在治疗咳嗽、咳痰、喘满时,不论表里、寒热、虚实,干姜、五味子常用于组方配伍中。热象明显者,还可加石膏或芩连佐制。

细辛、五味子:与上述药对有异曲同工之妙,细辛辛散开肺,五味子酸收敛肺,二者一开一合,一辛一酸,相互制约,相互为用,辛开无耗散肺气之弊,酸合无敛遏邪气之虞,故二药为开合理肺之妙剂,适用于外寒久喘之证。

桂枝、茯苓:桂枝性温,可温阳化气,气化则水饮;茯苓可利水渗湿,健脾止泻,二者合用,一利一温,既能温阳化气行水,又可利水渗湿。张念志教授在临证时,特别强调二药配伍的精妙之处——用量比例关系,如治疗肺胀全身水肿时,若患者为肺脾阳虚以致水饮内停,桂枝与茯苓二者可兼顾肺脾,然桂枝行水之力不及茯苓,故用量以茯苓为主,若桂枝量大于茯苓则温阳能力强,可治饮停中焦、阻遏阳气、四肢厥逆之饮厥证。简而言之,茯苓量多则偏于利水,桂枝量多则偏于温阳。临床常用五苓散、苓桂术甘汤皆为此例。

3. 清肺化痰

知母、浙贝母:二药可配伍组成二母散,是临床治疗痰涎壅盛的常用药对。知母苦泄甘润,既可清肺热,又可滋肺阴、润肺燥。《本草纲目》言:"知母之辛苦寒凉,下则润肾燥而滋阴,上则清肺金而泻火,乃二经气分药也。"浙贝母味苦,性寒,偏于苦泄,长于清热化痰、降泄肺气,故常用于治疗风热或痰热郁肺之咳嗽。《本草纲目》曰:"解毒利痰,开宣肺气,凡肺家夹风火有痰者宜此。"二母散来源于《急救仙方》:"治喘急倒头不得,痰涎塞盛,以知母、贝母各等分,研为细末,临睡以白汤调,温服,如喘急加苦葶苈末",此为治疗痰热壅肺的经典方剂。据有关文献分析,方中贝母为川贝母,但因川贝母药价较高,为减轻患者经济负担,临床常用浙贝母替换川贝母,川贝母味苦、甘,性寒,归肺、心经,具有清热润肺、化痰止咳、散结消痈的功效,而浙贝母味苦,性寒,具有清热止咳、化痰、消肿散结的功效,泄热力更强,主要用于治疗痰热咳嗽、感冒咳嗽,配清热滋阴之知母,可在清解肺部痰热的同时,滋养阴虚,两者共奏清肺润燥、化痰止咳之功。临床上,多用两者配伍来治疗肺热伤阴、肺阴亏虚所致的上呼吸道感染、支气管炎、支气管哮喘等。

半夏、陈皮:半夏性温而燥,善于温化寒痰、燥湿化痰,并有止咳作用,为治疗寒痰、温痰之要药。《医学启源》曰:"治寒痰及行寒饮冷伤肺而咳,大和胃气,除胃寒,进饮食。"陈皮既理脾肺气滞,又燥湿化痰,为治痰要药。《名医别录》曰:"下气,止呕咳。"《本草纲目》曰:"脾无留湿不生痰,脾为生痰之源。"半夏、陈皮辛香温燥,同入脾胃经,而半夏功专燥湿化痰,陈皮擅长行气燥湿醒脾,二药并用,半夏得陈皮之助,则气顺而痰自消,化痰湿之力尤胜;陈皮得半夏之辅,则痰除而气自下,理气和胃之功更著。两药相伍，共奏健脾燥湿、理气化痰之功，合乎"治痰先治气"之说，正如《证治准绳》中庞安常曰："善治痰者，不治痰而治气，气顺则一身津液亦随之而顺矣。"临床上常用于治疗脾虚运化失司，痰湿较重的咳嗽痰多之症。

陈皮、桔梗：《珍珠囊》称桔梗为"舟楫之剂"，指出桔梗具有升浮之性，如舟楫载药上行，达于上焦。本药辛散苦泄，可开宣肺气、祛痰利气、利咽排脓。陈皮味辛、苦，性温，归脾、肺经，有理气健脾、燥湿化痰的功效。《名医别录》云："下气，止呕咳。"两者相配，一升一降，可调畅上、中二焦，使得肺之宣降正常、脾胃安和。陈皮可燥脾湿，桔梗可宣肺排痰，故临床常以桔梗、陈皮联用，健脾以化痰，使痰除而气畅，临床常用于治疗咳嗽痰多、气喘痰鸣、胸胁满闷、胃纳欠佳、便溏舌淡者。

瓜蒌、薤白：二药相辅相成，瓜蒌味甘、苦，性寒，体滑而润，能降浊祛痰，清热宣肺。《本草思辨录》载："瓜蒌实之长，在导痰浊下行。"薤白味辛、苦，性温，体性滑利，能降痰浊以断泄痢。二者配对使用，相互辅佐，行气而不散气，清痰而无凝阴，通阳行气，上开胸痹，下通痰滞，共奏清肺化痰之功。

4. 祛风解痉

防风、乌梅：乌梅，味酸、涩，性平；入肝、脾、肺、大肠经；可敛肺止咳、涩肠止泻、安蛔止痛、生津止渴。乌梅不仅能清凉生津、润肤止痒，而且具有现代药理研究证实的抗过敏之妙用。防风，味辛、甘，性微温；入膀胱、肺、脾经；可祛风解表、胜湿止痛、解痉止痒。二药相伍为用，防风以升散祛风为主，乌梅以敛肺和胃为要。一散一收，相互制约，相互为用，使祛风抗过敏之力得以增强。临床常辨证用于治疗过敏性鼻炎和过敏性哮喘中咽痒、鼻痒、身痒等症状。

蜈蚣、全蝎：清代叶天士认为，"病久则邪风混处其间，草木不能见其效,当以虫蚁疏络逐邪。"虫性善行走窜,通达经络,搜风透骨,在治疗风性疾病上具有独特的治疗效果,非草木类药物所能及。临床根据"无风不作痒""风盛则挛急"的理论,应用质轻上浮的虫类药物祛风解痉止咳。蜈蚣、全蝎均为虫类搜剔之品。全蝎,《本草便读》谓之能"走脏腑,行经络"。蜈蚣,《医学衷中参西录》谓其"走窜之力最速……凡气血凝聚之处皆能开"。蜈蚣最早记录在《神农本草经》中,苏颂在《本草图经》中对《本经》中"疗鬼疰"作注解时说:"治尸疰、恶气、痰嗽诸方多用之。"临床认为,其确有祛风化痰逐瘀之功,为平喘咳之良药。全蝎,可熄风镇痉、散结通络;蜈蚣可搜风通络、熄风解痉。二者相配,其搜风解痉之力更强,可用于治疗痉挛性咳嗽、剧烈呛咳、喘逆较甚者。

蝉蜕、僵蚕:是临床常用的虫类药对。蝉蜕,味甘,性寒;入肺、肝经;功擅宣散风热、透疹利咽、退翳明目、祛风止痉。僵蚕,味咸、辛,性平;入肝、肺、胃经;功擅祛风止痉、化痰散结、解毒利咽。《本草发挥》云:"僵蚕气味俱薄,体轻浮而升,阳也。去皮肤诸风。"两药相配,功效协同,临床常用于治疗咳嗽之咽痛。因蝉衣质轻性凉,入肺经而疏散风热,可宣肺利咽,配僵蚕能利咽止痛,兼具化痰作用,《本草求真》谓其"治喉痹咽肿"。二药配伍,可使祛风止痒、解痉止咳之力得到增强。临床常用于治疗风痰作祟的咽痒咳嗽。

僵蚕、钩藤:僵蚕亦可配伍草木之品。《本草汇言》云:"钩藤,祛风化痰,定惊痫……攻痘之药也。"钩藤,善解痉止咳,擅治久病咳嗽。肺气受损,金不能制木,肝木逞强,侮其不胜,肝风内动,引发气管痉挛而致阵发性、刺激性、连续性痉咳,即所谓木火刑金、气逆呛咳之候。应用钩藤,可治久治不愈的咽痒咳嗽、夜间剧烈的干咳,甚至痉挛性咳嗽。僵蚕,味咸、辛,性平,归肝、肺二经,既能熄风止痉、祛风止痛,又能解毒散结、化痰软坚。二药功效有相似之处,又各有专攻。临证中可相须相使为用,皆能疏风清热、利咽解毒,可治疗感冒、咽喉炎、扁桃体炎等属风热上攻所致的发热、头痛、目赤、咽痛音哑等;二药祛风止痉作用强,既可祛外风,又能熄内风,合治适用于风邪袭肺或肝风内动、上扰犯肺引起的痉挛性咳嗽、咽干咽痒、遇风咳重等,对于过敏性鼻炎、支气管哮喘、咳嗽变异性哮喘等亦有明显的疗效。

5. 消痈排脓

鱼腥草、冬瓜子:鱼腥草味辛,性微寒,归肺经,以清解肺热见长,又具消痈排脓之效。《本草经疏》注其为:"治痰热壅肺,发为肺痈吐脓血之要药。"冬瓜子味甘,性微寒,归肺、脾、大肠经,长于清肺化痰,消痈排脓,除湿利水。鱼腥草以清解肺热见长,又具消痈排脓之效。冬瓜子可清肺化痰,解毒消痈。临床常用于治疗症见咳嗽、咯吐黄脓痰或腥臭痰、舌红苔黄腻、脉滑数等辨证属痰热郁肺证型的咳嗽或者支气管扩张患者。

半枝莲、白花蛇舌草:半枝莲味辛、微苦,性凉,归心、肝、肺、胃经,具有清热解毒、活血祛瘀、利水消肿的功效;白花蛇舌草味微苦、甘,性寒,归胃、大肠、小肠经,具有清热解毒、消痈、利湿通淋的功效,《本草拾遗》谓之能"疗痈肿疮瘘、瘰疬结核等"。白花蛇舌草与半枝莲两药相须为用,既能清热解毒,又能利湿消肿,可用于治疗肺热壅盛之咯黄脓痰者。临床常用于支气管扩张症的治疗。

败酱草、蒲公英:前者味苦、辛,性寒,可清热解毒、消痈排脓、活血化瘀;后者味甘、苦,性寒,善于清热解毒、消肿散结。二者合用,清热解毒、消痈排脓力强,并能活血化瘀、消肿散结。

6. 活血止血

薏苡仁、桃仁:肺系疾病多为慢性反复发作性疾病,病程较长,易发生"久病入络为瘀""久咳为瘀"的病理变化。《本草纲目》谓:"薏苡仁,阳明药也,能健脾益胃",指出薏苡仁归脾、胃经,其味淡、甘,既利水消肿,又健脾补中;其性凉,亦归肺经,兼可清肺肠炙热、排脓消痈。桃仁活血化瘀,入心、肝血分,善泄血滞,乃破血药;兼可降肺气、止咳平喘、润肠通便,同时又兼顾脾胃,使气血生化有源、水湿运化正常。肺受脾之益,则气益旺,能够调畅气机,阻滞有形之瘀的形成,防止痰瘀互结,病变入里。临床久病者或气虚血瘀者,可适当使用活血化瘀药,以促进疾病痊愈。

川芎、玄胡、丹参:三药相配也为临床常用药对,川芎味辛,性温,长于活血行气,为"血中气药";玄胡味辛、苦,性温,作用温和,能"行血中气滞、气中血滞";丹参味苦,性微寒,功擅活血祛瘀,作用平和,能祛瘀生新,尤其适用于瘀热互结。三药合用,理气活血化瘀力强,且不伤及人体正气。

侧柏叶、白茅根:前者味苦、涩,性寒,归肺、脾、肝经,长于清泄肺经和肝经之血热,并能化痰止咳;后者味甘、寒,归肺、肝、胃经,善于清泄肺肝胃热所致之出血,并能清热利尿。二者合用,凉血止血效果显著。

参 考 文 献

[1] 张念志.中医膏方实用手册[M].北京:北京科学技术出版社,2017:4-5.

[2] 王闪闪,张念志.张念志膏方治疗慢性支气管炎用药特点和规律浅析[J].中医药临床杂志,2018,30(2):259-263.

[3] 张念志,彭长林.中医冬病夏治实用手册.合肥:安徽科学技术出版社,2019:15-17.

[4] 郭淑娟,史利卿,季坤,等.冬病夏治穴位贴敷疗法治疗呼吸系统疾病的流行病学特点调查研究[J].辽宁中医药大学学报,2019,21(12):77-80.

[5] 张辉,张念志.冬病夏治穴位贴敷防治支气管哮喘[J].河南中医,
    2014,34(10):2027-2028.

[6] 潘中良,张念志,谢勤.穴位贴敷治疗小儿咳嗽变异性哮喘临床观
    察[J].山西中医,2014,30(1):32-33.

[7] 徐升,张念志,李国琳,等.冬病夏治穴位贴敷防治慢性肺系疾病280
    例[J].中医药临床杂志,2013,25(6):489-490.

[8] 郑彩霞,刘洋,师勇,等.冬令宁肺膏合穴位贴敷调治COPD稳定期临
    床研究[J].中医外治杂志,2015,24(6):9-11.

[9] 纪娟,张念志,许李娜,等.肺痿方离子导入治疗特发性肺纤维化临床
    观察[J].中国中医急症,2015,24(10):1845-1847.

[10] 吕园园,李国琳,张念志,等.中西医结合治疗特发性肺间质纤维化临
    床观察[J].中医药临床杂志,2013,25(1):18-20.

[11] 董梅,陈炜,张念志,等.温肺化痰方配合督脉火龙灸治疗痰浊蕴肺证
    肺胀24例临床研究[J].云南中医学院学报,2016,39(4):51-53.

[12] 李彬,张一,杨秦梅.脐灸治疗肺脾气虚型特发性肺间质纤维化合并
    胃食管反流疗效观察[J].中国针灸,2019,39(3):241-245.

[13] 陈君容.中药雾化吸入治疗慢性阻塞性肺疾病的临床效果及推广价
    值分析[J].中医临床研究,2019,11(5):28-29.

[14] 石春辉,张崇元.黄芪注射液穴位注射结合中药穴位敷贴治疗支气管
    哮喘临床研究[J].实用中医药杂志,2019,35(9):1046-1048.

[15] 杨艳艳,王新义,徐鹏,等.呼吸补泻穴位埋线法治疗变应性咳嗽39
    例[J].中国针灸,2019,39(7):755-756.

[16] 吕秀丽.疏肝解毒方、耳穴压豆联合西药治疗肺结核随机平行对照研
    究[J].实用中医内科杂志,2014,28(7):108-110.

[17] 唐兰兰,吴成云,王淑君,等.血塞通注射液降低COPD患者肺动脉高
    压的作用及其机制[J].中华中医药学刊,2012,30(9):2042-2045.

[18] 高汉华.川芎嗪对肺动脉高压影响的实验与临床研究[D].广州:南方
    医科大学,2014.

[19] 杨铁骊,张小方,潘胜军,等.红花注射液联合前列地尔和西地那非治
    疗慢性肺心病的肺动脉高压[J].中成药,2017,39(1):40-46.

[20] 黄世香,黄杰,莫与海,等.疏血通注射液对 COPD 患者急性加重期肺动脉高压影响的临床效果观察[J].中医临床研究,2015,7(15):96 - 97.

[21] 蔡梦婷,王权,韩冰,等.黄芪注射液对野百合碱诱导肺动脉高压大鼠的药效学研究[J].中药材,2015,38(4):803 - 806.

[22] 孙云辉.复方当归注射液联合西药治疗慢性阻塞性肺疾病急性加重期肺动脉高压临床研究[J].新中医,2014,46(9):52 - 53.

[23] 田永春,尹彩霞,李明霞,等.培土生金宣肺方对老年慢性支气管炎患者免疫功能的影响[J].临床合理用药杂志,2015,8(10):61 - 62.

[24] 梁国平.周仲瑛教授从肾论治肺系难治病经验研究[D].南京:南京中医药大学,2013.

[25] 陈小丽,杨小梅,罗莎,等.清肝泻肺方治疗支气管扩张肝火犯肺证24 例[J].江西中医药,2019,50(4):45 - 46.

[26] 白仲艳,耿静,韩晓清.国医大师李士懋教授运用木防己汤治疗痰喘的思路与经验[J].中华中医药杂志,2018,33(4):1385 - 1387.

[27] 叶霈智,冯利,秦子舒,等.木防己汤加减治疗癌性胸腔积液[J].中医杂志,2018,59(3):251 - 253.

[28] 张明利.六腑咳证治发微[J].新中医,2010,42(11):147 - 148.

[29] 杨金星,袁嘉丽,管翰粟,等.活血化瘀药对 COPD 模型大鼠气道重塑的干预作用[J].现代中西医结合杂志,2013,22(23):2524 - 2526.

[30] 邓翠娥.川芎嗪的药理作用及临床应用[J].时珍国医国药,2001,12(7):656.

[31] 张牧川.胡希恕经方医学思维研究[D].北京:北京中医药大学博士学位论文,2012.

[32] 陈海英.学习胡希恕运用经方治疗哮喘的经验[J].内蒙古中医药,2013,32(7):80 - 81.

[33] 贾建宏,薛仲会.活血化瘀法治疗急性哮喘发作的疗效观察[J].临床医学研究与实践,2017,2(8):115 - 116.

[34] 宋菊芯.观察益气补肺、活血祛瘀类中药配伍治疗肺间质纤维化的疗效[J].光明中医,2016,31(21):3125 - 3126.

[35] 魏旭群.益气活血汤配合西药治疗肺心病急性发作的疗效[J].中国

药物经济学,2017,12(7):35-37.

[36] 张守刚,张勇彬,张良梅,等.化痰活血中药在老年肺部感染患者中的治疗效果研究[J].中医临床研究,2019,11(24):69-71.

[37] 马峥.活血化瘀汤加减辅治结核性胸膜炎临床观察[J].实用中医药杂志,2019,35(5):580-582.

[38] 杨芬.行气活血治疗慢性咽炎的临床分析[J].系统医学,2018,3(4):156-158.

[39] 任应化.活血化瘀法治疗过敏性鼻炎临床观察[J].中医学报,2011,26(3):355-356.

[40] 李荣琳.清肺活血中药治疗支气管扩张急性加重期疗效及对MMP-9、TIMP-1水平的影响[J].现代中西医结合杂志,2017,26(35):3944-3946.

[41] 李京华,李全.活血化瘀方联合顺铂治疗晚期非小细胞肺癌临床研究[J].中医学报,2017,32(1):13-17.

[42] 孙世超,李文涛,林大伟,等.补肺活血胶囊配合穴位天灸治疗痰瘀阻肺型矽肺Ⅰ期的临床疗效观察[J].中国新药杂志,2019,28(9):1099-1103.

[43] 荣毅,王蕾,刘志国,等.益气养阴、清热活血法治疗小儿重症肺炎支原体肺炎合并肺不张[J].中医杂志,2018,59(16):1426-1428.

[44] 何迎春,陈海玲,张如富.培土生金法改善慢性阻塞性肺病稳定期患者生活质量的临床疗效观察[J].光明中医,2010,25(5):776-777.

[45] 孔祥文,刘洪伟.培土生金汤治疗慢性阻塞性肺病稳定期32例临床观察[J].浙江中医药大学学报,2011,35(6):862-865.

[46] 陈明.加味补中益气汤治疗慢性阻塞性肺疾病稳定期患者呼吸肌疲劳[J].药物流行病学杂志,2012,21(7):316-318.

[47] 单丽囡,刘小虹,钟亮环.中西医结合治疗对慢性阻塞性肺病稳定期患者预后指标的影响[J].广州中医药大学学报,2011,28(6):590-592.

[48] 苗兰英,郭隽馥,赵丹玉,等.培土生金法对脾虚哮喘模型大鼠NF-κB表达的影响[J].沈阳药科大学学报,2014,31(3):208-212.

[49] 陈海华.培土生金法治疗小儿哮喘缓解期肺脾气虚证69例临床观

察[J].中医儿科杂志,2018,14(1):29-32.

[50] 莫珊,黎家楼,黄卓红,等.培土生金穴位敷贴治疗对儿童咳嗽变异型哮喘的临床症状及 IgE 的影响[J].时珍国医国药,2018,29(4):907-909.

[51] 朴嘉真.培土生金法治疗支气管哮喘的临床研究[D].南京:南京中医药大学,2013.

[52] 沈湘妹.培土生金法治疗小儿间质性肺炎[J].湖北中医杂志,2000(11):29.

[53] 王英,孙宇鹏,张伟.从"治痿独取阳明"谈"培土生金法"在弥漫性肺间质疾病中应用[J].辽宁中医药大学学报,2016,18(10):113-115.

[54] 章九红.益气养阴通络方治疗免疫抑制盲区间质性肺病 20 例临床观察[J].北京中医药,2008(3):201-203.

[55] 李洁,徐伟,黄勇刚,等.吴智惠教授运用培土生金法治疗感染后咳嗽经验[J].临床医药文献电子杂志,2019,6(48):24-25.

[56] 胡秋利,崔磊,刘长伟.培土生金法干预肺部多重耐药菌感染的疗效观察[J].中国中医基础医学杂志,2017,23(12):1728-1730.

[57] 李佳,王祥麒.王祥麒培土生金法之甘平、甘凉、甘温治疗肺癌经验[J].中国中医药现代远程教育,2018,16(8):73-75.

[58] 韩迎东,徐立然,马秀霞,等.培土生金法治疗艾滋病肺部感染探析[J].国医论坛,2017,32(5):16-17.

[59] 陈剑锋.培土生金法对支气管扩张症稳定期肺脾气虚型患者的临床疗效观察[D].广州:广州中医药大学,2015.

[60] 张伯礼."治未病"与健康产业发展[J].环球中医药,2008,1(2):5-6.

[61] 赵强,李忱,徐伊晗.基于"肺主皮毛"理论的肺系疾病易感体质浅析[J].中医杂志,2015,56(16):1362-1365.

[62] 吴同玉,刘燕池,郭霞珍,等.肺应秋生理机制的免疫学研究[J].中国中医基础医学杂志,2005(4):285-287.

[63] 贺贤丽,陈华.陈华"治未病"思想在肺系疾病中的运用[J].湖北中医药大学学报,2012,14(5):63-64.

中篇

各 论

第二章

慢性阻塞性肺疾病

第一节　慢性阻塞性肺疾病的流行病学

慢性阻塞性肺疾病(简称"慢阻肺")是常见的可以预防和治疗的慢性呼吸系统疾病,其特征性表现为不完全可逆的、呈进行性发展的气流受限。其发病与环境污染、吸烟、职业粉尘暴露等因素对气管和肺部慢性炎症反应增强有关。该病患病率呈逐年增长的趋势,总体预后差,死亡率高,给家庭和社会带来巨大的经济负担。

一、慢性阻塞性肺疾病的流行病现状

慢阻肺(Chronic obstructive pulmonary disease,COPD)是全球范围内发病率和死亡率最高的疾病之一。COPD造成的疾病负担正在不断加重。2016年的全球疾病负担数据显示:在全球范围内,引起伤残调整健康生命年损失的前30种主要疾病中,COPD列第8位;在中等社会人口指数水平国家中,其列第7位,而在我国则更是上升到了第5位。

王辰院士发表的一项全国性多中心流行病学调查结果显示,2012年至2015年我国20岁及以上人群COPD的总体患病率为8.6%,其中40岁及以上人群患病率为13.7%,20—39岁人群患病率为2.1%,且在确诊的COPD患者中,仅有12%的患者曾进行过早期肺功能检测。根据近年来国内一些省份流行病学调查显示,慢阻肺男性的患病率要明显高于女性,可能与男性吸烟等不良生活方式和职业粉尘接触等有害因素接触更多有关。慢阻肺好发于40岁以上人群,且患病率随着年龄的增长而增加。农村居民患病率较城镇高,可能与农村居民仍有部分吸旱烟且不重视吸烟危害、农村厨房常使用煤炭或柴草等有机燃料等有关。

二、慢性阻塞性肺疾病的发病因素

引起慢性阻塞性肺疾病的发病因素主要有内外两个方面,即个体易感因素和环境因素。

(一)个体因素

慢阻肺是一种多基因疾病。目前认为与之相关性较大的基因有 α_1-抗胰蛋白酶基因、肿瘤坏死因子-α 基因、转化生长因子-β_1 基因、基质金属蛋白酶-9基因、谷胱甘肽 S 转移酶 P_1 基因、微粒体环氧化物水解酶基因和超氧化物歧化酶3基因。其中 α_1-抗胰蛋白酶是一种主要的血循环中蛋白酶的抑制剂。重度的 α_1-抗胰蛋白酶缺乏与非吸烟者的肺气肿形成有关。相关研究表明,慢阻肺有明显的家族性风险,患有严重的慢阻肺吸烟者的亲属对本病易感。因此,对这类人群提前进行干预可降低其发病。

(二)环境因素

1. 吸烟

吸烟被认为是本病最主要的危险因素。据 WHO 估计,每

年平均有 720 万人死于吸烟,发展成慢阻肺的患者占其中的
1/3,吸烟能诱导炎症并直接损害肺脏。吸烟者的肺功能异常率
较高,第一秒用力呼气容积(FEV_1)年下降率较快,吸烟者死于
慢阻肺的人数多于非吸烟者。被动吸烟也可能导致呼吸道症状
及慢阻肺的发生。孕妇吸烟可能会影响胎儿肺脏的生长及其在
子宫内的发育,并对胎儿的免疫系统功能有一定的影响。所幸
的是戒烟能减轻呼吸系统疾病的相关症状,对于慢阻肺的进展
及预后都能起到积极作用。

2. 空气污染

化学气体(如氯、氧化氮和二氧化硫等)对支气管黏膜有刺
激和细胞毒性的作用。当空气中的烟尘或二氧化硫明显增加
时,慢阻肺的急性发作次数有显著增加。其他粉尘也可刺激支
气管黏膜,使气道清除功能遭受损害,为细菌入侵创造了条件。
大气中 PM2.5 和 PM10 与慢阻肺的发生关系密切。

3. 职业性粉尘和化学物质

当职业性粉尘(如二氧化硅、煤尘、棉尘和蔗尘等)及化学物
质(如烟雾、过敏原、工业废气和室内空气污染等)的浓度过大或
接触时间过长时,均可导致慢阻肺的发生。接触某些特殊物质、
刺激性物质、有机粉尘及过敏原也可使气道反应性增加。

4. 生物燃料烟雾

生物燃料是指柴草、木头、木炭、庄稼杆和动物粪便等。其
烟雾中的主要有害成分包括碳氧化物、氮氧化物、硫氧化物和未
燃烧完全的碳氢化合物颗粒与多环有机化合物等。使用生物燃
料烹饪时产生的大量烟雾可能是不吸烟妇女发生慢阻肺的重要
原因。生物燃料所产生的室内空气污染与吸烟具有协同作用。

5. 社会经济地位

慢阻肺的发病与患者的社会经济地位有一定的相关性。有研究表明,社会经济水平与肺功能的下降及 COPD 的患病率和死亡率等有一定相关性。经济水平和受教育程度常被作为评价社会经济水平的指标。我国慢阻肺的患病率西部地区高于东部地区,经济水平的地区差异为其主要原因。个体的受教育程度与慢阻肺的发生有关。与低学历者相比,高学历者慢阻肺的患病率明显减少。关于经济水平提升可降低慢阻肺患病率的原因,可能与经济水平提升后人群文化程度的相应提高、健康意识的提升、居住环境的改善、社会支持与医疗保健的更加健全等因素有关。

6. 其他

体重指数(BMI)是 COPD 相关危险因素之一,高或低水平的 BMI 都对慢阻肺的发病有影响。哮喘、气象、身高等是有待进一步研究或证实的慢阻肺的危险因素。目前认为,呼吸道感染(细菌性或病毒性)是诱发慢阻肺急性加重的重要因素。在慢阻肺病情急性加重的患者中,可以观察到微生物感染的患病率及负荷明显增加,且病毒感染可能是后续细菌感染的诱发因素。另有学者提出气压、温湿度、日照等气象因素也可能与慢阻肺的发病、病情的急性加重及死亡等相关。

第二节 慢性阻塞性肺疾病的发病机制

一、现代医学发病机制

(一)炎症机制

慢性阻塞性肺疾病是一种慢性气道炎症性疾病。由于香烟烟雾、职业粉尘等刺激气道,使气道发生异常炎症反应。中性粒细胞是主要的炎症细胞。中性粒细胞释放的蛋白酶及氧化物与气道和肺实质的结构细胞相互作用,是引起炎症损伤和肺气肿的主要原因。

1. 炎症细胞

相关研究表明,中性粒细胞是慢阻肺气道腔内的主要炎症细胞,并呈现高度活化状态,在慢阻肺气道炎症及气道阻塞中发挥重要作用。此外,慢阻肺患者支气管黏膜活检及手术肺切除标本显示,慢阻肺患者气道确实存在黏膜充血水肿、黏液腺体增生、管壁纤维化及管壁炎症细胞浸润等病理改变。慢阻肺气道壁有明显的炎症细胞浸润,炎症细胞主要为 T 淋巴细胞,且 T 淋巴细胞浸润随着慢性支气管炎及慢阻肺病情的发展而加重。由于 T 淋巴细胞可通过释放多种淋巴因子参与炎症反应,所以 T 淋巴细胞浸润在慢阻肺气道炎症过程及气道阻塞中发挥了重要作用。

　　肺泡巨噬细胞也通过释放中性粒细胞趋化因子和蛋白分解酶在驱动慢阻肺炎症过程中起重要作用。国外认为,90%的慢阻肺由吸烟引起,巨噬细胞和上皮细胞的活化与烟雾吸入有直接关系。体外试验已证明:烟雾接触可增加肺泡巨噬细胞的氧合代谢,并可直接破坏上皮细胞的完整性。巨噬细胞释放 TNF-α 可能促进上皮细胞的活化。上皮细胞不仅是被动的靶细胞,而且是主动参与炎症过程的效应细胞,它可以促进白细胞的特异性聚集。研究证实,活化的上皮细胞产物 IL-8 和 GM-CSF 有利于中性粒细胞的黏附,并促进其在气道内的聚集。

2. 细胞因子和其他炎症介质

　　细胞因子是一类由免疫细胞(如淋巴细胞、单核巨噬细胞等)和相关细胞(如成纤维细胞、内皮细胞及上皮细胞)产生的调节细胞功能的高活性多功能低分子蛋白质。它在机体炎症反应过程中发挥极其重要的作用。实验证明:在烟雾等致病因素的刺激下,炎症细胞在管壁、气道内和肺泡内大量聚集,且这些炎症细胞趋化聚集至气管腔和炎症部位。香烟烟雾中的颗粒物质被巨噬细胞吞噬后,巨噬细胞产生 TNF-α、IL-1β 及 IL-8 等细胞因子,而 TNF-α、IL-1β 又可刺激气道上皮细胞、中性粒细胞、成纤维细胞、血管内皮细胞、单核细胞等释放 IL-8。IL-8 是选择性中性粒细胞趋化因子,是活化上皮细胞的一种主要产物,它在慢阻肺诱导痰中有较高的浓度,而在哮喘患者中则无明显增高,且 IL-8 浓度和诱导痰中的中性粒细胞有明显相关性。体外实验证实,IL-8 是中性粒细胞特异性刺激物,具有促进炎症的作用,并释放蛋白酶。

　　脂质介质 LTB₄ 也是气道中性粒细胞强趋化因子,在中性粒细胞活化过程中起重要作用。

3. 黏附分子

黏附分子在炎症过程中起重要作用。中性粒细胞在气道内的聚集,首先取决于通过血管内皮细胞的迁移。这一级联过程需要在流动状态下启动黏附的选择素,介导白细胞和内皮牢固黏附的整合素以及整合素细胞黏附分子。中性粒细胞一旦通过内皮屏障,化学驱动信号遂导致中性粒细胞在黏膜上皮细胞和气道管腔中聚集。已证实气道上皮细胞在适宜的刺激下,可释放大量细胞因子趋化中性粒细胞和嗜酸性粒细胞。且这些上皮细胞也表达黏附分子 ICAM-1(重要的中性粒细胞黏附配体),进而通过黏附机制在白细胞滞留和在中性粒细胞活化过程中起重要作用。因此,活化的上皮细胞表达的 ICAM-1 在指导迁移的中性粒细胞定位及炎症发生等方面起作用。

4. 其他促炎因素

在慢阻肺发病机制的研究过程中,人们发现尽管吸烟为主要发病因素,但只有 $10\%\sim20\%$ 的吸烟者发展成病情较重的慢阻肺患者,这使得人们在关注中性粒细胞炎症过程的同时,开始探讨发病机制是否涉及其他体内因素促进炎症的发展,即吸烟易感性或慢阻肺易感性的问题。关于易感因素,如 α_1-抗胰蛋白酶缺乏是已明确的内因,然而仅有 1% 的慢阻肺发病与之有关,而其他易感因素包括 α_1-抗糜蛋白酶、囊性纤维化跨膜调节子、血型抗原、维生素 D 结合蛋白等都认为与慢阻肺的易感性有关。然而,各自的重要性及与慢阻肺的相关性均有待于进一步的研究证实。

新近有人提出慢阻肺发病的第二机制,即小气道的细支气管周围炎和纤维化可引起气道重构,形成管腔结构狭窄,加重气流阻塞,从而导致慢性支气管炎患者发展成为严重的气道功能障碍患者,这可能与潜在的腺病毒感染有关,它可以放大炎症反应,促进这部分患者病情的进一步加重。自 20 世纪 90 年代起,医学界开始研究腺病毒与慢阻肺的相关性。普遍认为 41 种亚型可导致细支气管炎。

总之,慢阻肺气道炎症是由诸多因素参与引起的,且这些因素彼此形成复杂的网络关系。通过以上分析可以看出,慢阻肺气道炎症虽然与支气管哮喘气道炎症有某些共性,两者均是有明显的 T 淋巴细胞和 AM 浸润的慢性气道炎症,但两者还是有显著的区别,即两者的气道炎症本质不同,慢阻肺气道炎症较支气管哮喘气道炎症更复杂,这也是慢阻肺治疗困难的原因之一。从目前的研究资料来看,慢阻肺气道炎症是以管腔内中性粒细胞聚集为主,管壁以 T 淋巴细胞及 AM 浸润为主要特征。EOS 在慢阻肺气道炎症中的作用尚无定论,IL - 8、TNF - α 以及黏附分子等细胞因子作为主要的炎症介质参与了慢阻肺气道炎症的发生发展过程。

(二)氧化/抗氧化失衡机制

氧化机制和炎症机制在慢阻肺的发生和进展中起重要的作用。多项研究提示,吸烟和慢阻肺患者中的氧应激有增加。吸烟时,烟雾中含有大量的氧化物。此类氧化物包括多聚苯氧自由基、过氧化物、氮氧化物、H_2O_2 及 O_2^- 等。另外,吸烟者的吞噬细胞在一定的条件下,可释放更多的氧化物。吸烟者的肺泡巨噬细胞和中性粒细胞释放的 O_2^- 存在相关性,且在慢阻肺急性加重期,中性粒细胞 O_2^- 释放有增加。

有关氧化物在慢阻肺发病中的作用机制的研究已有不少报道。氧化物可以破坏多种细胞成分,其可氧化并破坏参与中间代谢的蛋白质、脂肪、DNA 碱基、酶及细胞外基质成分(包括胶原和透明质酸等)。慢阻肺加重期患者和健康吸烟者的血浆及肺泡灌洗液中的脂质过氧化物水平明显高于健康非吸烟组。血浆中 $F2$ -异前列腺素的浓度在吸烟者中增加,使血小板聚集能力下降和血管扩张能力降低。在氧应激时,暴露于氧化物的细胞可以发生凋亡或坏死。在内皮和上皮细胞中,氧化物造成的损伤尚可累及大分子屏障。最后,H_2O_2 及 O_2^- 可通过激活核因子 NF - κB 介导的整合素基因的转录来增加白细胞与内皮细胞的黏附及促进化学趋化因子(如 IL - 8)的生成。因此,对吸烟者来说,局部氧化物可以启动形成炎症反应的级联过程,最终导致慢阻肺发病时的组织破坏和器官功能障碍。另外,氧化物还可以增加黏液分泌和 NO 分泌。

　　氧化物负荷的增加导致肺功能下降及肺损伤的效应,部分取决于氧化物和抗氧化物之间的平衡。对吸烟者和慢阻肺中肺抗氧化系统的研究尚不太多。有研究提示,慢性吸烟者的支气管肺泡灌洗液中,谷胱甘肽与维生素 C 含量下降,维生素 E 含量上升。部分研究发现,吸烟者肺巨噬细胞中具有抗氧化物作用的酶增加,而另一些研究则结论相反。目前还不清楚某些吸烟者中抗氧化物成分的增加能否有效解决过度的氧负荷。总的来说,吸烟者的氧化物与抗氧化物失衡不仅增加了氧应激,而且在 COPD 的发病中起着重要的作用。

(三)蛋白酶-抗蛋白酶系统失衡机制

　　肺气肿是由蛋白酶-抗蛋白酶系统失衡引起的。蛋白酶可以消化弹性蛋白和肺泡壁上的其他蛋白结构,其中有中性粒细胞弹性酶(nutrophil elastase,NE)、组织蛋白酶、基质金属蛋白酶(matrix metalloproteinases,MMPs)、颗粒酶和穿透因子。弹性蛋白是肺实质结缔组织的主要成分,弹性蛋白的破坏是导致肺气肿的重要原因,而肺气肿是不可逆的。抗蛋白酶系统能对抗蛋白酶起作用,其中最重要的抗蛋白酶有 α_1-AT、分泌型白细胞蛋白酶抑制剂及 MMPs 组织抑制剂等。

NE 是一种中性丝氨酸蛋白酶,是肺内促弹性组织离解活动的主要成分。NE 可消化连接组织和蛋白聚糖,从而造成肺气肿的形成。NE 除能使肺组织基质分解外,还可造成气道扩张、纤毛上皮变形和黏液腺增生以及纤毛摆动消失。NE 也有潜在的刺激黏液分泌的功能,并能从上皮细胞内诱发释放 IL-8,促使气道炎症的发生,形成慢性支气管炎。在 α_1-AT 缺乏的患者中,NE 在调节弹性组织离解中起主要作用;但是在吸烟所致的慢阻肺患者中,NE 并不起主要的弹性组织离解酶作用。与吸烟相关的慢阻肺中,吸烟所产生的氧化剂则起了重要作用。吸烟可造成 AM 的激活和 N 的募集,同时释放出中性粒细胞趋化因子,产生更多的炎症介质,并分解弹性蛋白和胶原。此外,吸烟也通过 α_1-AT 的氧化失活与 NE 结合率的降低而造成肺组织的损伤。

蛋白酶 3 为另一种中性粒细胞中的中性丝氨酸蛋白酶,可能参与这些细胞的弹性组织离解活动。组织蛋白酶 G 为 N 的半胱氨酸蛋白酶,也参与弹性组织离解活动,组织蛋白酶 B、组织蛋白酶 L 和组织蛋白酶 S 由巨噬细胞释放。

MMPs 是一组 20 个相似的肽链内切酶,能降解肺实质所有细胞外基质成分,包括弹性蛋白、胶原、蛋白多糖和纤维结合素。

根据结构特点及对作用底物敏感性的不同,将 MMPs 分为两大型,即经典型和新型。经典型包括以下四类:①间质胶原酶:包括间质胶原酶(MMP-1)、多形核细胞胶原酶(MMP-8)、胶原酶 3 等成员。②间质溶解素:此类中包括间质容素 1、间质容素 2 等成员。其作用底物主要是层粘连蛋白(LN)、纤维粘连蛋白(FN)等。③明胶酶:包括明胶酶 A 和明胶酶 B 两个成员,其作用底物主要是Ⅳ/Ⅴ型胶原。④弹性蛋白酶:包括金属弹性蛋白酶一个成员,其作用底物主要是弹性纤维。新型包括分泌型和膜型两类:①分泌型:包括间质容素 3,其作用底物主要为 α_1-抗胰蛋白酶(α_1-AT)。②膜型:包括Ⅰ型、Ⅱ型、Ⅲ型、Ⅳ型。可见,众多的 MMP 成员可降解肺泡壁中的胶原纤维、弹性纤维、蛋白聚糖、LN、FN 等几乎所有的细胞外基质成分,从而参与肺气肿的发生与发展。

MMPs 是由中性粒细胞、AM 和气道上皮细胞生成。肺气肿时,支气管肺泡灌洗液中的胶原酶(MMP-1)和明胶酶(MMP-9)水平增加。在肺气肿患者支气管肺泡灌洗液中,巨噬细胞内 MMP-9 和 MMP-1 的表达也高于正常人。AM 也能表达特有的 MMP,即巨噬细胞金属-弹性酶。

对抗和平衡这些蛋白酶的物质是一组抗蛋白酶。其中较为重要的有 α_1-AT,它是一种肺实质内的主要抗蛋白酶,在肝内合成,再从血浆内分泌出去。遗传性的纯合子 α_1-AT 缺乏可能会产生严重的肺气肿,尤其是对吸烟者而言,但在 COPD 病例中这种基因性疾病发病率少于 1%。α_1-AT 是对抗 NE 的主要成分,但不是唯一的抗蛋白酶成分。此外,还有 α_1-抗糜蛋白酶,该酶主要存在于肺内,因纯合子个体水平较低,故患 COPD 的危险性会增加。分泌型白细胞蛋白酶抑制剂是气道中最重要的保护物质,来自气道上皮细胞,它能为气道提供局部防御机制。MMPs 组织抑制剂具有对抗 MMPs 的效应。

(四)感染机制

反复的细菌感染加重了 COPD 相关的肺损伤和 COPD 的症状。它作为最常见的死因增加了 COPD 的致死率。儿童下呼吸道感染是 COPD 的易感因素。流行病学统计显示:儿童期间经常发生急性下呼吸道感染,成年后如附加吸烟的因素,会极易导致 COPD。研究发现,肺炎衣原体慢性感染在 COPD 的发病中起重要作用,肺炎衣原体参与 COPD 的发病。应用肺炎衣原体感染的 4 项指标(血清抗体 TgG 和 IgA、痰液中抗体、痰液 PCR、循环免疫复合物)对 COPD 患者的肺炎衣原体感染进行研究发现,在重症 COPD 患者中,上述指标阳性率最高;在病情中等程度的 COPD 患者中,其阳性率次之;而在普通肺炎患者中,其阳性率则最低。重症 COPD 患者的肺炎衣原体感染的百分率为 71%,中等程度 COPD 患者的肺炎衣原体感染率为 46%。肺炎衣原体感染的 COPD 患者,其感染指标特征为血清抗体水平的升高以及痰液中存在特异性抗体,两者均伴有 T 辅助细胞 2(Th_2)类型的免疫反应。Th 类型反应的异常可能为慢性衣原体感染的特征。

COPD 患者在感染肺炎衣原体后,所产生的免疫反应与机体因素有密切的关系,如吸烟、慢性疾病、长期应用糖皮质激素、高龄及某些基因因素等均参与了免疫反应的调节及 Th_2 类型的免疫反应。

(五)免疫失衡机制

在吸烟的慢性支气管炎患者的肺泡灌洗液中发现 Tc 细胞较急性炎症期相比,有显著的增高;而皮肤实验显示 DTH 反应增高,提示气道高反应性和特应性是慢性支气管炎发展的潜在因素;在 Ig 方面 IgA 的缺乏被认为与慢性支气管炎的易感性有关,但其并非 COPD 的始动原因。临床研究发现,慢性支气管炎患者血清 IgE 水平明显高于健康人,但其导致个体易感 COPD 的机制尚不清楚。实验观察到 COPD 患者伴有血清补体(C_3、C_4)水平的大幅度降低,其机制可能是患者体内 NE 大量降解了补体,而更重要的是局部补体水平的降低会破坏局部的防御机制,从而引起继发感染。免疫失衡和炎症参与 COPD 有 3 个方面:首先,遗传性的 α_1-AT 缺乏可引起患者免疫功能的变化,直接促使 COPD 的进展;其次,免疫以及炎症介导者的浓度变化和功能障碍即体液免疫的异常加速了 COPD 的进程;最后,免疫细胞(如 T 细胞、巨噬细胞和中性粒细胞)功能的异常,即细胞免疫的异常加重了 COPD 的病情。

(六)自主神经系统功能紊乱机制

胆碱能神经张力增高在 COPD 的发病中起重要作用。参与的主要因素有迷走神经反射增强、突触前受体的功能异常、抑制性非肾上腺素能非胆碱能神经功能障碍、基础迷走神经张力作用增强、COPD 患者存在 M 受体数量和功能的异常。

总之,COPD 是一种慢性炎症性疾病,中性粒细胞是主要的炎症细胞,中性粒细胞释放的蛋白酶及氧化物是引起炎性损伤和肺气肿的主要原因。近些年来,通过支气管活体组织检查和病理学研究证明,COPD 气道管壁炎症细胞主要是淋巴细胞(包括 CD_4^+ 细胞、CD_8^+ 细胞、T 淋巴细胞)的显著增加(以 CD_4^+ 细胞最明显)。气道重构是支气管哮喘和 COPD 共有的发病机制,研究 COPD 气道重构机制对明确 COPD 气流阻塞机制及治疗气流阻塞有重要意义。气道组织和炎症细胞分泌多种因子及介质以及不同的细胞因子和介质在气道重构中的作用(特别是在 COPD 气道重构中的作用)目前的研究还比较少,值得我们今后进一步深入地进行探讨。

二、中医病因病机

（一）病因分析

肺主气,司呼吸,所以肺的病理表现主要为气机出入升降的失常。肺开窍于鼻,外合皮毛,且肺为娇脏,不耐寒热,故外邪、痨虫侵袭常首先犯肺。肺气宜宣降,若肺为邪壅闭,宣降不利,常表现为咳嗽、甚则喘息。肺朝百脉,助心管理调节血液的运行;若肺气失调,可引起心血的运行不利,而发为胸闷、胸痛、咯血。各种原因造成脏腑功能失调,或多种慢性肺系疾病反复迁延不愈,导致肺气胀满,不能敛降,遂发为肺胀。临床表现为喘咳上气、痰多、胸部膨满、胀闷如塞等,病程缠绵,时轻时重,常因感受外邪而反复发作,以致病情日渐加重。现将导致肺胀发病的主要病因病机叙述如下。

1. 久病肺虚

隋代巢元方在《诸病源候论·咳逆短气候》中云:"肺虚为微寒所伤则咳嗽,嗽则气还肺间则肺胀,肺胀则气逆,肺本虚,气为不足,复为邪所乘,壅痞不能宣畅,故咳逆,短乏气也",阐明了外邪是导致肺胀发生发展的外因,肺本虚是内在原因。且有"肺虚为微寒所伤""肺虚为邪热所客"等之分,提示临床上应区别邪气的寒热属性。慢性咳嗽、哮病、肺痨等肺系病证,因久病肺虚致气阴不足,气失所主,终致短气喘促。后期,肺之气阴不能下荫,则肺虚及肾,肾元亏虚,肾不纳气而喘促不已。劳欲伤肾,精气内夺,肾之真元受损,不能助肺纳气,气失摄纳,逆气上奔。若肾阳衰弱,水泛无主,干肺凌心,肺气上逆,致心阳不振。多种慢性肺系疾患,因迁延失治,痰浊内蕴,肺气郁阻而耗伤气阴,终致肺虚。

2. 感受外邪

肺虚卫外不固,外邪六淫(包括微生物和气候、化学物质刺激等)反复乘袭,可导致久咳、久喘、久哮、支饮等的发生,又可加重这些病证,反复乘袭,使其迁延难愈,导致病情呈进行性加重。《证治汇补》言风邪致病,即"肺主皮毛,风邪入肺,不得宣通,肺胀叶举。"《太平圣惠方》谓"夫肺主于气。若脏腑不和,肺气虚弱,风冷之气所乘,则胸满肺胀。胀则肺管不利,不利则气道壅涩,则喘息不调,故令喉中作水鸡声也。"肺本虚,风冷外邪侵袭致胸满肺胀,故感受外邪为肺胀的关键诱因。

(二)病机分析

COPD 是由多种慢性肺脏疾病转归而成,中医对 COPD 病因病机的认识大体一致。病因以久病肺虚为主,由于反复感邪,使病情呈进行性加重且不可逆。病位初在肺,继则影响到脾肾,后期及心。病理性质为本虚标实。本虚以气虚、气阴两虚为主,或发展为阳虚;标实以痰、饮、瘀为主。在本虚的基础上,痰浊与瘀血交阻。发病与五脏皆有关,其中与肺、脾、肾、心关系最为密切。

1. 病变主要在肺,继则累及脾肾,后期及心

肺主气,开窍于鼻,外合皮毛,主表证,有卫外的功能。故外邪从口鼻皮毛入侵,首先犯肺。何权瀛等认为呼吸病的四大特点是"总开放,侵入难,多歧路,终盲端"。邪气壅肺,肺气宣降不

利,或咳,或喘,或哮,或津液失于输布而成痰,久则肺虚,耗气伤阴,导致肺的主气功能失常,遂使六淫乘袭或他脏之邪干肺,而成肺胀。《诸病源候论·咳逆短气候篇》云:"嗽则气还于肺间,则肺胀,肺胀则气逆。"

日久累及脾肾,肺脾同病:脾为肺母,肺病日久,子耗母气,则脾失健运,导致肺脾两虚,脾虚不能散精上归于肺,肺病不能输布水液,则聚为痰浊。肺肾同病:足少阴肾经从肾上贯肝膈,入肺中,循喉咙,夹舌本。"肺为气之主,肾为气之根。"肾能助肺纳气,若肺病日久,累及于肾,则精耗气散。肺不主气,肾不纳气,可致气喘日益加重,吸气不易,呼吸浅短难续,动则更甚。

后期病及于心,肺与心脉相通,同居上焦,肺朝百脉,肺气辅助心脏运行血脉。久咳久喘,肺病日深,治节失职,心营不畅,而致喘悸不宁。心气、心阳虚衰,心脉瘀阻,则肺病及心。

2. 主要病理因素为痰浊、水饮、瘀血,三者互为影响,兼见同病

本病的病理因素是痰,病初肺气郁滞,脾失健运,津液不化而成。日久肺虚不能化津,脾虚不能转输,肾虚不能蒸化,痰浊潴留,成为不易蠲除之"夙根"。"痰"是慢性支气管炎发病的关键。久病由气及血,可致血瘀。痰浊蕴肺,病久势深,肺气郁滞,不能调节心血的循行。心阳心气虚衰,无力推动营血,心脉瘀阻,可见心悸、脉结代、唇舌爪甲发绀。

3. 病理性质多属标实本虚

发作期偏于标实,以邪实为主(常与肺部所受之邪是否得以被祛除有关);外邪为风寒、风热;内邪有痰浊、痰热、痰饮、瘀血等。缓解期偏于本虚,以正虚为主,早期多属气虚,部分为气阴两虚,由肺而及脾肾;晚期气虚及阳,以肺、肾、心为主,也有阴虚

或阴阳两虚。正如清代李用粹在《证治汇补·咳嗽》中提出：肺胀有"气散而胀者，宜补肺；气逆而胀者，宜降气，当参虚实而施治"，说明了肺胀的辨证施治当分虚实两类。

COPD 在发展过程中可分为急性发作期、慢性迁延期和临床缓解期。急性发作期主要表现为咳、痰、喘，为标证；慢性迁延期可见到咳、痰、喘症状，患者可表现出各种虚证，往往是虚实夹杂。临床缓解期咳、痰、喘症状不明显，患者主要表现为各种虚证，为本证。标实和本虚交互作用，使其病理变化恶性循环乃至迁延不愈。

第三节　慢性阻塞性肺疾病的中医认识

中医虽无慢性阻塞性肺疾病之病名，但与其类似的临床表现和相关病名却早有记载。根据相关中医经典书籍中对于"肺胀"症状表现的描述，我们可以认为"肺胀"相当于现代医学中的慢性阻塞性肺疾病。

一、历代医家对慢阻肺的认识

早在《黄帝内经》中就有"肺胀"的病名记载，如《灵枢·胀论》说："夫气之令人胀也……肺胀者，虚满而喘咳。"《灵枢·经脉篇》说："肺手太阴……是动则病肺胀满，膨膨而喘咳……"肺胀之病首见于《黄帝内经》，其中对肺胀的病机、症状和针刺治疗等有了初步的认识。《黄帝内经》最早用经络理论解释本病症状的形成原理，例如"肺手太阴之脉，起于中焦，下络大肠，还循胃口,上膈属肺,从肺系横出腋下,下循臑内,行少阴心主之前,下肘中,循臂内上骨下廉,入寸口,上鱼,循鱼际,出大指之端;其支者,从腕后直出次指内廉,出其端。是动则病肺胀满,膨膨然而喘咳,缺盆中痛,甚则交两手而瞀,此为臂厥。是主肺所生病者,咳上气喘渴,烦心胸满,臑臂内前廉痛厥,掌中热。"汉代张仲景在《金匮要略·肺痿肺痈咳嗽上气病脉证并治篇》中进一步指出,本病的主证为"咳而上气,此为肺胀,其人喘,目如脱状""肺胀咳而上气,烦躁而喘",并列举用越婢加半夏汤、小青龙加石膏汤等方剂来治疗。此外,《金匮要略·痰饮咳嗽篇》中所述之支饮"咳逆倚息,短气不得卧,其形如肿",其表现与肺胀也相类似。《寿世保元·痰喘》谓肺胀症状为"肺胀喘满,膈高气急,两胁煽动,陷下作坑,两鼻窍张,闷乱嗽渴,声嘎不鸣,痰涎壅塞"。《症因脉治》中描述本病表现为"喘不得卧,短息倚肩,抬身撷肚,肩背皆痛,痛引缺盆,此肺胀之症也"。

唐代王焘在《外台秘要·肺胀上气方》中记载"广济疗肺胀气急,咳嗽喘粗,卧眠不得,极重恐气欲脱,紫菀汤方""千金疗肺胀,咳嗽上气,咽燥脉浮,心下有水,麻黄汤方"。书中不但列出了治法、方药,而且阐述了肺胀的饮食宜忌(如认为生葱、羊肉等均属禁食之列)。宋及金元时期,有关肺胀记载颇多,其中丹溪之说尤有建树。《丹溪心法·咳嗽篇》云:"肺胀而嗽,或左或右,不得眠,此痰夹瘀血碍气而病,宜养血以流动乎气,降火疏肝以清痰",提出了肺胀是因痰瘀阻碍肺气所致,可用四物汤加桃仁等治疗,为肺胀运用活血化瘀治则开了先河。明清以来,有关肺胀论述亦详。明代虞抟在《医学正传·咳嗽篇》中说:"肺胀者,主收敛……用诃子为君",强调了肺虚气不敛降的一面。《医学入门·咳喘篇》中根据肺胀病因的不同,列出多种治疗方法(如金沸草散、麻黄杏仁饮、苏沉九宝饮、古百花膏、诃黎勒丸等),丰富了肺胀辨证施治的内容。至此,祖国医学建立了关于肺胀病名及相关理论的一个大的框架。综观前代医籍,大多将本病附载于"肺痿、肺痈、痰饮、喘咳、上气"等内。近年来,大多学者认为,肺胀与以上病证不尽相同,它是一个具有相对独立性的临床常见的老年性疾病,我们认为相当于现代医学的 COPD。

二、经典方剂治疗慢阻肺

(一)肺肾气虚——补肺汤加减

补肺汤源于《云歧子保命集》,由人参、黄芪、熟地黄、五味子、紫菀、桑白皮组成,具有补肺益肾、清火化痰之功效。方中党参、黄芪补脾益肺,扶正固本。脾气充足,可化生卫气,提高机体免疫力;熟地黄滋肝肾之阴;紫菀温化痰饮,降气止咳;桑白皮泻肺平喘,利水消肿;五味子敛肺止咳。《黄帝内经》曰:"正气存内,邪不可干,邪之所凑,其气必虚。"久病后患者肺卫不固,脾气不足,肾气亏虚,正气一衰,易致邪气乘虚而入。故肺脾肾三脏之虚是 COPD 反复发作的根本原因。预防本病复发,使患者病情稳定在缓解期并促使其心肺功能的恢复,是延长 COPD 患者生命的关键。补肺汤为临床治疗慢阻肺缓解期常用方剂,疗效确切。

(二)痰瘀互结——桂枝茯苓丸加减

桂枝茯苓丸出自汉代张仲景《金匮要略》,由桂枝、茯苓、丹皮、赤芍、桃仁组成,具有活血化瘀、消癥之功效。本方虽是妇科常用方剂,但后世医家经过不断的理论探索和临床应用,使该方的应用范围不断扩大,如用于呼吸疾病的治疗疗效亦明显。慢阻肺以不完全可逆的气流受限为特点,其气流阻塞呈进行性发展,但部分有可逆性,可能伴有气道高反应。桂枝茯苓丸方中桂枝可温通血脉、消瘀滞、助气化而行津液,是君药;桃仁味苦、甘,性平,可活血祛瘀,还能"止咳逆上气",为臣药;丹皮、芍药味苦而微寒,既可活血散瘀,又能凉血以清退瘀久所化之热;茯苓味甘、淡,性平,可健脾渗湿祛痰,有充气血、助活血之功。桂枝茯苓丸全方能活血化瘀、健脾祛痰,用于治疗慢阻肺,可使瘀祛痰消、气道通畅,诸症亦可随之消失。

(三)阳虚水泛——真武汤合五苓散加减

真武汤与五苓散均出自《伤寒论》,由茯苓、芍药、生姜、附子、白术、猪苓、泽泻、桂枝组成,二者合用可起到温阳化气、利水之功效。恰如《伤寒论·辨少阴病脉证并治》云:"少阴病,二三日不已,至四五日,腹痛,小便不利,四肢沉重疼痛,自下利者,此为有水气。其人或咳,或小便利,或下利,或呕者,真武汤主之。"《伤寒论·辨太阳病脉证并治》云:"太阳病,发汗后,大汗出,胃中干,烦躁不得眠,欲得饮水者,少少与饮之,令胃气和则愈。若脉浮,小便不利,微热消渴者,五苓散主之。"中医认为,慢阻肺为本虚标实之证,阳虚水泛是慢阻肺常见的重要病机。病久肺脾肾阳气衰微,气不化水,致水气凌心,痰饮阻塞,阳虚失于温煦,故以温阳健脾、化饮利水为治法。真武汤温阳利水,用于脾肾阳虚之水肿;五苓散通阳化气利水,两者配合可加强利尿消肿的作用。方中附子、桂枝温肾通阳,茯苓、白术、猪苓、泽泻、生姜健脾利水,白芍敛阴和阳。诸药合用,共奏温阳健脾、化饮利水之功。

（四）表寒里热——麻杏石甘汤加减

麻杏石甘汤出自《伤寒论》，由麻黄、杏仁、石膏和甘草4味中药组成，具有辛凉宣泄、清肺平喘之功效。方中麻黄可辛温解表、宣肺平喘，石膏具有清热生津、透表解肌的功效，二药同用，可发挥理肺除邪的功效，能有效保留麻黄平喘、石膏清热的功效；杏仁与大黄共为臣药，具有清肃肺热、通达肺气的功效。多药同用，可发挥宣降肺气、清痰热的功效，定喘止咳的效果显著。中医认为，慢阻肺多因脾失健运，肺气不利而致津液不化，病久伤及肾脏，脾虚影响津液传输而出现痰液潴留，最后可致咳喘。该疾病急性加重期临床主要表现为痰热郁肺，此时治疗应以降逆平喘、清肺化痰为主。

（五）痰热壅肺——清金化痰汤加减

清金化痰汤出自《医学统旨》，由黄芩、山栀子、知母、桑白皮、瓜蒌仁、贝母、麦冬、橘红、茯苓、桔梗、甘草组成，具有清肺化痰的功效。方中橘红理气化痰，使气顺则痰降；茯苓健脾利湿，使湿去则痰自消；以瓜蒌仁、贝母、桔梗清热涤痰，宽胸开结；麦冬、知母养阴清热，润肺止咳；黄芩、栀子、桑白皮清泻肺火，甘草补土而和中。故全方有化痰止咳、清热润肺之功，用于治疗痰浊不化、蕴而化热之证。慢阻肺的重要病理表现为气道黏液的高分泌，与中医的"痰"相似。本病极易由外邪引动伏痰而发病，因肺脾气虚，津液不能布化，痰浊潴留而致伏痰内生。临床治疗急性发作期慢阻肺多采用清热化痰、降火解毒类中药，清金化痰汤为疗效明显的方剂之一。

(六)外寒内饮——小青龙汤加减

小青龙汤出自《伤寒论》,由麻黄、桂枝、干姜、细辛、半夏、五味子、白芍、甘草等多味中药组成,为中医治疗外寒内饮证的重要方剂。《伤寒论》载有"伤寒表不解,心下有水气,干呕,发热而咳,或渴,或利,或噎,或小便不利,少腹满,或喘者,小青龙汤主之。"中医认为"治肺不远温",小青龙汤可以温肺化饮,使脾阳健运,水湿自除,与急性发作期慢阻肺之外寒内饮证病机恰好吻合。小青龙汤中麻黄发汗解表、利水平喘,与桂枝相须为用,共起解表散寒、通阳宣散之功;白芍和血养血,配桂枝调和营卫,而不伤阴津;干姜辛热散寒,细辛温肺散寒,二药共用可涤饮,共助麻黄、桂枝解表散寒、温肺化饮之功;五味子酸温,敛肺止咳,使全方散中有收,可增强止咳平喘之功,又可制约诸药辛散温燥太过之弊;半夏辛温,可降逆化痰止呕;炙甘草调和诸药。

(七)肝郁脾虚——逍遥散加减

逍遥散出自《太平惠民和剂局方》,由当归、甘草、茯苓、白芍、白术、柴胡、薄荷、生姜组成,具有疏肝解郁、养血健脾之功效。本方为临床治疗肝气郁结、脾虚不运的代表方剂。《太平惠民和剂局方》中记载本方可"治血虚劳倦,五心烦热,肢体疼痛,头目昏重,心悸颊赤,口燥咽干,发热盗汗,减食嗜卧,及血热相搏,月水不调,脐腹胀痛,寒热如疟"。慢阻肺是以反复咳嗽、咯痰、气促和呼吸困难为主要症状的慢性疾病。基于慢阻肺疾病的不可逆性,给患者造成了巨大的精神负担,在漫长的病程中患者常出现胸闷不舒、善叹息、脘腹胀满、两胁不舒、情志抑郁及急躁易怒等问题,严重影响了患者的生活质量。逍遥散为临床治疗情志病的有效方剂,方中柴胡调达肝经,为君药;当归甘辛苦温,养血和血;白芍酸苦微寒,养血敛阴,柔肝缓急,为臣药;白术、茯苓健脾祛湿,使运化有权、气血有源;炙甘草益气补中,缓肝之急,为佐药;加入薄荷少许,疏散郁遏之气,透达肝经郁热;生姜温胃和中,为使药。逍遥散的使用对慢阻肺稳定期伴焦虑状态者有较好的功效。

(八)肺脾气虚——参苓白术散加减

参苓白术散出自《太平惠民和剂局方》,由白扁豆、白术、茯苓、甘草、桔梗、莲子、人参、砂仁、山药、薏苡仁组成,具有健脾益肺之功效。《素问·六节脏象论》记载"肺者,气之本"。清代汪昂在《医方集解》记载"脾者,万物之母也;肺者,气之母也。脾胃一虚,肺气先绝;脾不健运,故饮食少思;饮食减少,则营卫无所资养;脾主肌肉,故体瘦面黄;肺主皮毛,故皮聚毛落;脾肺皆虚,故脉来细软也",即脾胃亏虚之时,首先影响肺脏。脾胃与肺在五行属土金相生的母子关系,脾为肺之母,肺主气而脾益气,肺所主之气来源于脾,脾运化能力的强弱决定了肺气的盛衰。慢阻肺的病程多因长期外邪袭肺,肺失宣肃,渐至肺虚,长期肺虚,子病犯母即致脾虚。肺脾气虚是慢阻肺患者常见的病理状态,且慢阻肺患者常出现营养不良及呼吸肌疲劳等现象,故通过培土生金的方法常常可以起到事半功倍的效果。本方用药甘淡平和,虚实并治,有助于脾气上升,渗湿止泻,诸药合用具有补脾和保肺之双重功效。

(九)肾虚夹杂痰热证——人参蛤蚧散加减

人参蛤蚧散出自《博济方》,由蛤蚧、人参、云苓、苦杏仁、炙甘草、川贝、桑白皮、知母等组成,具有益气清肺、止咳定喘之功效。本方为临床治疗虚实夹杂之咳痰喘息的代表方。《类证治裁》记载"肺为气之主,肾为气之根,肺主出气,肾主纳气,阴阳相交,呼吸乃和"。肺为水之上源,肾为主水之脏,肺肾气虚,津液失布,气化失司,每致水湿停聚,进而津凝为痰,蕴而化热,痰热阻肺,则咯痰色黄而稠。肺肾气虚为发病之本,痰热内蕴,气逆不降为发病之标。慢阻肺病因病机复杂,在临床上单纯的实证或虚证少见,常常出现虚实夹杂及寒热错杂的状况,病变部位涉及多个脏腑。临床常见喘息气短,气不接续,呼多吸少,咳嗽无力,动则喘息尤甚,气喘严重者张口抬肩;语声低怯,自汗,乏力,腰膝酸软,肢冷,遗尿,或颜面水肿,小便不利,或面色晦暗,舌质淡,脉虚弱等。临床常以虚实兼顾为法,扶正祛邪。人参蛤蚧散可以减少慢阻肺患者呼吸肌负荷及消耗,改善胃肠道功能,使机体营养物质摄入增加,消化吸收能力增强,从而改善 COPD 患者的营养状况及肺功能。

第四节　慢性阻塞性肺疾病的诊疗思路

慢性阻塞性肺疾病(Chronic obstructive pulmonary disease,COPD)有逐年上升之趋势。调查表明,我国大城市中慢性呼吸道疾病(主要是慢阻肺)的死亡率占各种死因的第四位,而在农村中则占第 1 位。因此,加强慢阻肺防治的研究非常迫切。本病进展缓慢,通常不为人们重视。预防的措施主要有减少个人吸烟和职业性粉尘、化学物质、室内外空气污染物的暴露。药物治疗目的主要为缓解症状和治疗并发症,药物以支气管扩张剂为主。由于本病的发病机制尚不十分清楚,故至今西医尚无药物可以逆转慢阻肺的进展。中医通过大量的文献、临床和实验研究发现，一些中药具有一定的改善慢阻肺的症状，可提高患者的生活质量。张念志教授认为 COPD 属中医"肺胀、喘证"范畴，患者多由慢性支气管炎、肺气肿或哮喘等疾患迁延不愈发展而来，好发于老年人。现将张教授诊疗思路介绍如下。

一、病机观点

(一)肺肾亏虚是慢性阻塞性肺疾病产生的基础

气机理论是中医理论的核心之一，基本思想可概括为：其一，气是物质。《素问·气交变大论》说："善言气者，必彰于物。"可见，气与物是一个统一的整体，古人所谓的气无形，并不是说气不存在，而是指气肉眼难见。其二，气是生命的本源，是构成生命的基本物质。《素问·宝命全形论》云："天地合气，命之曰人。"《难经·八难》云："气者，人之根本也。"《灵枢·刺节真邪》云："真气者，所受于气，与谷气并而充身也。"总之，气既是物质的又是功能的，是构成生命活动的基本物质与功能，气在脏腑的体现就是脏腑之气，即气是脏腑生命活动的基本物质与功能。

肺主气，司呼吸，主宣发、肃降。若宣肃功能失司，呼吸异常，则表现为咳、喘、哮等病证。正如《素问·阴阳应象大论》所说："天气通于肺。"肺气肃降，以吸入天之清气，肺气宣发，以呼出体内浊气。这种吐故纳新的作用可使体内外气体得到交换，这是维持人体生命活动的重要条件。肺为清虚之脏，无论外感六淫邪气，或是内生的痰湿、水饮阻肺，以及肝火触及于肺，都可使清虚之体受扰，如《医学三字经·咳嗽》所云："脏腑之华盖，呼之则虚,吸之则满。只受得本然之正气,受不得外来之客气……
亦只受得脏腑之清气,受不得脏腑之病气。"由于肺虚卫外功能
减弱,外邪易入;或气不布津,积为痰饮;或气虚血滞,瘀阻肺络;
或阴虚火旺煎熬津液为痰,以致虚实夹杂。各种原因导致的肺
系疾患,迁延失治,致痰浊潴留,气还肺间,日久导致肺虚,早期
为肺气虚或气阴两虚,进而可由肺及脾肾;后期为气虚及阳或阴
阳两虚。COPD以久病肺虚为主,表现为肺主气功能失调(即肺
气虚证)。肺气虚证早期主要是指肺卫外功能的减退,表现为恶
风自汗、易感冒、咳嗽声低、久咳痰白、气短乏力、自汗、舌淡胖、
脉虚无力;中期表现肺主气而司呼吸功能的减退,兼见气短喘
促、动则尤甚;后期是中期的进一步发展,表现为肺治节功能的
减退,上不能助心以行血而致心悸、发绀、颈静脉怒张;下不能通
调水道以输膀胱而见尿少、水肿等。病机是本虚标实;本虚表现
在初期为肺虚(以气虚、气阴两虚为主),久则及肾,表现为肺肾
两虚。标实表现为血瘀贯穿其中。病多为肺虚(气虚或气阴两
虚)→肺肾两虚→虚瘀。虚瘀贯穿于COPD的始终。相关文献
报道,老年COPD患者常伴有营养不良及免疫功能低下,其血
清补体C_3、C_4水平低于健康者;伴有营养不良的COPD患者C_4
水平降低,可能是营养不良与呼吸道反复感染的综合因素所致。

肾主摄纳,呼吸虽为肺所主,但吸入之气须靠肾气的摄纳,
方可保证呼吸的正常运行,故有"肺为气之主,肾为气之根"之
说。若肺脏虚损,病穷及肾,可致肾不纳气而出现喘脱等证候。
气之所以虚,主要因为化源不充。《医门法律·先哲格言》云:
"真气所在,其义有三,曰上中下也。上者所受于天,以通呼吸者
也;中者生于水谷,以养营卫者也;下者气化于精,藏于命门,以
为三焦之根本者也",并认为:"上者其治在肺,中者其治在脾,下
者其治在肾"。故肺胀的气虚多与肺肾虚损有关。

中医学有"金水相生""肺肾相生""肺肾相关"之说。其理论

源于《黄帝内经》。《灵枢·经脉》提出肺肾之间经脉相连。"肾，足少阴之脉……其直者从肾上贯肝膈入肺中。"现代研究资料表明，肺肾两脏在病理上相互影响，如慢性支气管炎患者可出现骨密度下降。老年人由于体内雄性激素水平的下降，通过雄激素受体直接影响靶器官气管和肺，导致气管和肺的功能减退，这可能是老年人慢性支气管炎发病率高于青年人的主要原因。

(二)瘀血阻滞肺络是慢性阻塞性肺疾病的主要病理因素

气血是人体生命活动的重要物质基础，与脏腑的关系十分密切。它们由脏腑化生、输布，脏腑又赖其进行正常的生理活动。脏腑发生病变可影响气血的变化，而气血的病变也会影响某些脏腑。在正常情况下，"气为血之帅，血为气之母"，血液的化生和推动依赖于气，而气又以血为载体。正如《素问·举痛论》所云："经脉流行不止，环周不休。"血液在人体是行而不居的，如果留着不行，即为瘀血。肺气郁滞，必致血行不利；且痰浊水饮之邪，其性黏滞重浊，阻碍气机，更易导致血行瘀阻。在肺胀的病理中，气虚（肺脾肾气虚）则运血无力，也是形成血瘀的主要原因。瘀阻肺络是慢阻肺病程中的必然病理。慢阻肺患者支气管、细支气管毛细血管基底膜增厚，内皮细胞损伤，血栓形成和管腔纤维化、闭塞，从而引起肺循环障碍。当病变发展至肺气肿，大量肺泡周围的毛细血管受肺泡膨胀的挤压而退化，使肺毛细血管大量减少、肺弥散面积减少，而发生弥散障碍致缺氧。在急性加重期，感染、痰液阻塞、酸碱失衡等亦可加重缺氧。实验证明，慢阻肺患者血液流变学有改变明显，血浆黏度、全血黏度、红细胞压积、体外血栓形成都有异常改变。慢阻肺患者大多高龄，正气渐虚，且慢阻肺反复发生，迁延不愈，久病伤其正气，正虚推动血行无力而易形成血瘀状况。心主血脉，肺朝百脉，肺助心主治节,调节血液循环。外邪闭肺,或痰瘀阻肺,皆可致肺失宣降,不能助心主治节而形成血瘀;久病脾肾阳虚,甚则累及心阳,不能温煦经脉或鼓动血脉,致血液凝滞,最终形成瘀血。临床常见患者唇甲青紫、面色黧黑、肌肤甲错、胁下痞块、舌质暗红或紫暗或有瘀斑、脉涩等。血瘀络滞,五脏六腑营养出现障碍而致各脏腑功能受累,导致机体抵抗力低下,又易致外邪侵袭,引起慢阻肺的反复急性发作。因此,瘀血阻肺是慢阻肺的一个重要的病理环节。活血化瘀法在慢阻肺的中医治疗上,显得尤为重要,它不仅可改善血液循环,改善血液黏稠度,还可改善脏腑组织的供血供氧,提高机体的抵抗力。

综上所述,慢阻肺属中医"肺胀"范畴。古代文献中很早就有关于肺胀的论述,肺胀源于《黄帝内经》,发展于汉代张仲景,成熟于后世历代医家。《灵枢·胀论》说:"肺胀者,虚满而咳喘。"《灵枢·经脉》又说:"肺手太阴之脉……是动则病肺胀满,膨膨而喘咳。"《金匮要略·肺痿肺痈咳嗽上气病脉证治》指出本病的主证为:"咳而上气,此为肺胀,其喘,目如脱状。"肺胀的主要病因是久病肺虚,后世医家不断充实和发展了对本病的认识。如《丹溪心法·咳嗽》云:"肺胀而嗽,或左或右不得眠,此痰挟瘀血碍气而病",提示病理因素主要是痰、瘀、血碍气而病。《张氏医通·肺痿》说:"盖肺胀实证居多。"《证治汇补·咳嗽》认为:"又有气散而胀者,宜补肺,气逆而胀者,宜降气,当参虚实而施治",说明对肺胀的辨证论治当分虚实两类。

肺肾二脏亏虚是肺胀的内在基础,而瘀血阻滞肺络是肺胀的主要病理因素,尤其在慢阻肺的缓解期表现尤为突出。故张教授提出慢阻肺的"虚瘀"理论,即"虚"主要表现为肺肾气阴两虚,"瘀"主要表现为瘀血阻滞肺络,且两者互为因果,并贯穿于慢阻肺的全过程。

二、证治特点

根据中医基础理论,并结合临床流行病学调查资料和长期的临床实践,张教授认为肺肾二脏亏虚是导致慢阻肺的主要原因,是矛盾的主要方面,但虚久必瘀,虚瘀互结是慢阻肺发生的关键环节,即虚瘀贯穿于慢阻肺的全过程。本病病位在肺,为虚实夹杂之证。慢阻肺的不同阶段其证候表现亦有区别,缓解期以本虚为主,虚中夹瘀,虚责于肺肾二脏;急性加重期以实为主,表现为外感风寒、风热、燥湿等六淫之邪和因内生之邪(如痰浊、水饮、血瘀等)发病。中医药治疗慢阻肺的特色主要体现在稳定期,此期可发挥中医"治病必求其本"的优势。

张教授根据慢阻肺稳定期的病机特点,在临证时着重从以下四个方面着手治疗。

(一)以补肺润肺为首,提高肺功能

防止患者肺功能恶化、提高其生存质量,是 COPD 防治的关键。张教授认为,本病好发于老年人,老年人肺之气阴不足者十之八九,故应以补肺气、润肺阴为首,进而改善肺功能。老年人气阴不足,常可出现低热缠绵或不发热、干咳少痰、气促息短、口燥咽干、纳呆乏力、舌红苔少脉细数等。此时应防患于未然,否则若致热陷心包之变证,则为时已晚。因此,张教授临床诊病在追根溯源、慎守肺气的同时,不忘润其肺阴,有"留得一分阴液,便有一份生机"之意。他特别重视补益肺气、滋阴润肺,喜用西洋参、麦冬、百合等益气养阴之品,以达到逐邪而不伤正的目的。

（二）以化痰消瘀为轴，祛除病理因素

张教授认为，本病痰和瘀贯穿全程，两者既是病理因素，又是致病要素，故治疗上应以化痰祛瘀为轴，中病即止。临床上痰瘀互结证较易处理，痰浊证或血瘀证较难处理，这是因为痰浊之邪性黏腻而胶固，瘀血亦胶着凝滞，两者互结则病情更加缠绵。单祛痰，瘀血难化；单化瘀，痰浊难除；故应痰瘀并治，应用化痰消瘀并举之法。临床常用中药有半夏、茯苓、陈皮、橘络、竹茹、赤芍、当归、泽泻、山楂、丹参、虎杖、川芎。久病络瘀者，单用化痰祛瘀之品，恐药力不足，难奏其效，可酌情加入血肉有情之品，以搜剔络中之痰瘀，使浊去瘀化，络畅而邪祛正复。常用地龙、僵蚕、全蝎、土鳖虫、蜂房之品，以其活跃灵动之性，荡涤顽痰与败血。

（三）以健脾益气为法，杜绝生痰之源

张教授治疗本病特别重视健脾益气法的运用。脾为肺之母，张教授在治疗COPD的过程中，常询问患者的饮食情况，重视调补其脾胃。他认为，脾气具有运化水液的作用，脾气健运，则津液四布，可濡养全身脏腑组织。若脾气失于运化转输之能，则津液不得输布，聚而成痰，致疾病缠绵不愈。《医碥·杂证·咳嗽》云："脾胃先虚，不能制水，水泛为痰，乘肺而嗽。"张教授认为，临床在治疗本病时，须依赖脾胃之气输布药力，若脾胃气虚，百药亦难以施效。若土不生金，则无法杜绝生痰之源。通过健脾益气，使脾气旺，肺无痰贮，则咳喘自平。张教授临床辨治常用山药、薏苡仁、茯苓、白术、人参、党参、大枣、芡实、炒扁豆、陈皮之品，以杜绝生痰之源。

（四）以益肾纳气为根，改善患者咳喘症状

张教授指出，老年人咳喘日久，常出现胸闷气急且动则咳喘。此为肺病及肾、下元亏虚、肾不纳气的表现，治当以益肾纳气为要。因肾为水火之脏，乃一身阴阳之本。若肾气不足，治宜温肾纳气，张教授常将西洋参、参三七、冬虫夏草（参七虫草胶囊）按照 1∶1∶1 的比例选药成方且根据患者的病情，还灵活选用制附片、桂枝、蛤蚧、肉桂、补骨脂、五味子等温肾阳、纳肾气之品。若患者兼有咸痰、泡沫痰，张教授常予小青龙汤、桂附地黄丸组于方中，每多获效明显。若患者有肾阳虚水泛，常以真武汤合五苓散以温肾健脾、化饮利水。若见肺肾不足、气阴两伤之证，常用人参蛤蚧散、沙参麦冬汤治之，可收益气养阴、肺肾同治之效。若患者出现喘脱危候，急用参附汤送服蛤蚧粉，可补气纳肾、回阳救逆。

三、病案举例

患者，女，75 岁，因"反复咳嗽、咳痰 30 余年，活动后气短、喘促 10 余年"就诊。现见患者咳嗽，咯痰，以黄痰为主，量少，不易咯出，胸闷、喘促、活动后咳嗽加剧，全身乏力，口唇发暗，口渴口干，纳呆，二便正常，舌红少津，苔薄腻，脉细涩。分析：患者老年，肺气已伤，肺失宣降，故见咳嗽；素体偏瘦，脾肾亏虚，故见全身乏力；肾不纳气，可见活动后气喘；久咳伤阴，日久化热，灼津为痰，痰热互结，故见咯痰，舌红少津，口渴口干；痰瘀互结，可见口唇发暗。综合以上分析，辨病为肺胀，证属气阴两虚、痰瘀互结，治以补肺健脾益肾、化痰祛瘀。具体方药如下：西洋参 10g、

麦冬 10g、五味子 9g、生地 15g、芡实 15g、山药 15g、巴戟天 10g、绞股蓝 10g、川贝母 10g、知母 10g、丹参 30g、虎杖 10g、地龙 10g、炙甘草 6g。上方服用 7 剂后,患者诸症均有明显缓解。后根据病情变化调整用药治疗 3 个多月,并嘱患者每年夏季进行穴位贴敷治疗。随访 3 年,患者症状控制稳定。

第五节　慢性阻塞性肺疾病的中医特色疗法

一、慢阻肺辨证施治

(一)实证类

1. 外寒内饮

主症:咳逆喘满不得卧,气短气急,咯痰白稀,呈泡沫状,胸部膨满,恶寒,周身酸楚,或有口干不欲饮,面青色暗,舌体胖大,舌质暗淡,舌苔白滑,脉浮紧。

治法:温肺散寒,降逆涤痰。

方药:小青龙汤。

随症加减:若咳而上气,喉中如有水鸡声,表寒不甚者,可用射干麻黄汤;若饮郁化热,烦躁而喘,脉浮,用小青龙加石膏汤兼清郁热。

2. 痰热郁肺

主症:咳逆喘息气粗,痰黄或白,黏稠难咯,胸满烦躁,目胀睛突,或发热汗出,或微恶寒,溲黄便干,口渴欲饮,舌质暗红,苔黄或黄腻,脉滑数。

治法:清肺泄热,降逆平喘。

方药:越婢加半夏汤。

随症加减:若痰热内盛,痰胶黏不易咯出,加鱼腥草、黄芩以清热化痰。痰热壅结,便秘腹满,加大黄以通腑泄热。痰鸣喘息,不能平卧,加葶苈子以泻肺平喘。若痰热伤津,口干舌燥,加花粉、知母以生津润燥。

3. 痰瘀阻肺

主症:咳嗽痰多,色白或呈泡沫,喉间痰鸣,喘息不能平卧,胸部膨满,憋闷如塞,面色灰白而暗,唇甲发绀,舌质暗或紫,舌下络脉增粗,苔腻或浊腻,脉弦滑。

治法:涤痰祛瘀,泻肺平喘。

方药:葶苈大枣泻肺汤合桂枝茯苓丸。

随症加减:痰多,加三子养亲汤以化痰下气平喘。本证可用苏子降气汤加丹参以化痰祛瘀平喘;若腑气不利,大便不畅,可加大黄、火麻仁等以通腑除壅。

4. 痰蒙神窍

症状:咳逆喘促日重,咯痰不爽,表情淡漠,嗜睡,甚或意识蒙眬,谵妄,烦躁不安,入夜尤甚,昏迷,撮空理线,或肢体困动,抽搐,舌质暗红或淡紫或紫绛,苔白腻或黄腻,脉细滑数。

治法:涤痰开窍。

方药:涤痰汤合安宫牛黄丸或至宝丹。

随症加减:若患者舌苔白腻而有寒象,以制南星易胆南星,开窍可用苏合香丸;若患者痰热内盛、身热、烦躁、谵语、神昏、舌红苔黄,加黄芩、桑白皮、葶苈子以清热化痰;若患者痰热引动肝风而有抽搐,加钩藤、全蝎以凉肝熄风;若兼见唇甲发绀、瘀血明显,加红花、桃仁、水蛭以活血祛瘀;若患者面色晦暗、肢冷、舌淡胖、脉沉微,多为阳虚不统、气不摄血,宜配伍温经摄血药,如炙黄芪、炮姜、侧柏炭等。

(二)虚证类

1. 肺肾气虚

主症:呼吸浅短难续,咳声低怯,胸满短气,甚则张口抬肩,倚息不能平卧,咳嗽,痰如白沫,咯吐不利,心慌,形寒汗出,面色晦暗,舌淡或暗紫,苔白润,脉沉细无力。

治法:补肺纳肾,降气平喘。

方药:补虚汤合参蛤散。

随症加减:若患者肺内虚寒、怕冷、舌质淡,可加桂枝、细辛以温阳散寒。若兼阴伤、低热、舌红苔少,加麦冬、玉竹、知母以养阴清热;如见患者面色苍白、冷汗淋漓、四肢厥冷、血压下降、脉微欲绝有喘脱危象等,应急加参附汤送服蛤蚧粉或黑锡丹以补气纳肾、回阳固脱。

2. 阳虚水泛

主症:面浮,下肢肿,甚或一身悉肿,脘痞腹胀,或腹满有水,尿少,心悸,喘咳不能平卧,咯痰清稀,怕冷,面唇青紫,舌胖质暗,苔白滑,脉沉虚数或结代。

治法:温阳化饮利水。

方药：真武汤合五苓散。

随症加减：水肿势剧，上凌心肺，心悸喘满，倚息不得卧，咳吐白色泡沫痰涎者，加沉香、椒目、葶苈子以行气逐水。

二、膏方治疗慢阻肺

秦伯未最早提到膏方的概念："膏方，即盖煎熬药汁成脂溢。"膏方不仅具有营养五脏六腑之枯燥虚弱的作用，还包含有"救偏却病"之义。救偏却病，即不仅可以平衡阴阳、调和气血、补先天以滋后天、充后天以养先天、使脏腑相合、纠正机体偏性等，还可以补中寓攻、攻中寓补、补攻结合，正所谓"攻邪不伤正，扶正不留邪"。进补膏方的季节也有讲究，高士宗在《素问直解》中云："万物皆藏于冬。"《素问内经·四季调神大论》中认为："冬季养脏，通于肾。肾为先天之本，主封藏，受五脏六腑之精而藏之。"冬季进补膏方，膏方经脾胃运化，分藏于五脏，五脏盛乃能泻，并于春季生发。由此可知，冬季进补具有养阴养脏、养精蓄锐的特性。一般自立冬日起至立春前（即头九到六九）为最佳进补膏方时间。临床拟定膏方需辨病施补，在疾病"未萌""未盛""未变"之时进补，以达到临床疗效。

对于慢阻肺患者的膏方应用主要有以下几个原则：

（1）慢阻肺稳定期不能单纯施补，宜"治补防相结合"。疾病早中期患者多以肺脾气虚、痰浊阻肺为主，治疗予补肺健脾化痰固表；中晚期多以肺脾肾三脏俱虚，痰浊、瘀血并重，治疗予补肺健脾、温肾化痰祛瘀。

（2）在扶正补虚的同时，重视治痰，同时亦需注意气血之治，可加用健脾行气、疏肝行气之品。

（3）顾护脾胃之气，以防膏方滋腻碍胃。

（4）建议连续服用膏方2～3个冬季以巩固疗效。在中药膏方调理的基础上，坚持长期低流量家庭氧疗和吸入糖皮质激素治疗，同时配合中药三伏穴位贴敷，以提高疗效。

膏方进补需要辨病辨证、因人制宜。在临证时，应遵守治则，调补先后天之本，补益脾肾，调理五脏，以达到"五脏元真通畅"，气血畅达，机体"阴平阳秘"。进补膏方要严格在医师的指导下进行，不能盲目进补，以免造成"闭门留寇、助邪伤正、损阳耗津"等。进补时，不能进食无节无度。从药效的角度来分析，每次服药应定量、定时。如遇其他疾病或需联合使用其他药物时，更应及时咨询医生，遵医嘱停服或继续服用膏方。

三、中药穴位贴敷疗法治疗慢阻肺

研究证实，中药穴位贴敷疗法治疗呼吸系统疾病疗效明显，且经济实用。中药穴位贴敷疗法是根据"内病外治"的原则，将中药研末调制后贴敷在体表穴位以达到治疗目的的一种外治法。

中药穴位贴敷疗法是中医传统的外治方法，它有效地将中药、穴位、节气三者结合起来，以"经络学说"为基础，依据"春夏养阳"理论，在"治未病"重要思想的指导下，借助温阳补虚或祛寒温里之药，不仅可改善COPD患者的症状、减少其发病的次数，还可储蓄和激发患者阳气、提高机体免疫力，从而达到"治病求本"的目的。相关研究证实，中药穴位贴敷疗法能改善患者气道炎症状况，减少痰液的分泌，改善患者症状，达到预防和治疗肺系疾病的作用。此外，本疗法还可减少大小气道阻力及肺泡充气等，从而改善患者的通气状况，增强患者的肺功能。

慢阻肺患者常用贴敷药物主要包括白芥子、延胡索、白附子、甘遂、细辛、玄胡等。方中白芥子温肺化痰理气,延胡索通行血气、利肺平喘,白附子、甘遂泻水逐饮,细辛、玄胡温肺化饮、宣利肺气,姜汁温中宣肺。同时,在治疗过程中,还应根据患者的具体病情辨证取穴,若患者痰热壅肺取大椎、大杼、天突、膻中等;若痰浊阻肺取膻中、膈俞、肺俞、定喘等;若患者本虚标实,则取肺俞、膈俞、脾俞、肾俞等。

《黄帝内经》曰:"春夏养阳,秋冬养阴。"夏有"三伏贴",即指在三伏时期进行中药穴位贴敷疗法,可借助自然界的阳气以蓄补人体之阳气。此时机体腠理开泄,药物易于被人体吸收和抵达脏腑,可达到"治病求本"的目的。临床关于中药穴位贴敷疗法防治慢阻肺的理论与实践也在不断丰富。在秋冬季节食用膏方,于疾病"未萌、未盛、未变"之时进补能获得明显疗效。"治未病"理论强调"未病先防、欲病施治、防微杜渐、既病防变"的理念,在指导慢阻肺的临床预防和诊治中具有重要的意义,尤其是在中药穴位贴敷疗法和膏方治疗的临床应用中,正如《医学源流论》所曰:"病之始生浅,则易治;久而深入,则难治。"

四、火龙灸治疗慢阻肺

火龙灸,又称"长蛇灸""铺灸""督灸",是一种在督脉及足太阳膀胱经上进行的大面积隔物灸法。它以经络学说为理论基础,通过大面积的温热刺激作用于人体皮部,再通过皮部—络脉—经脉—腑—脏,对经络系统产生整体的调节作用。常用药物有大蒜、生姜、中药粉末。火龙灸的主要功效为"温、通、调、补","温"即以火邪祛寒散滞来促进人体血液循环。通过艾绒或医用酒精反复燃烧产生的温热刺激,使局部皮肤充血、毛细血管扩张,进而促进局部血液与淋巴液循环,以缓解和消除平滑肌痉挛,同时这种温热作用还能促进温阳药物的透皮吸收。"通"即通经活络。"调"即平衡脏腑气机、调节神经功能、暖宫调经,进而使人体阴阳平衡、疾病得以治愈。"补"即扶正祛邪,补益强身,增强机体免疫力,此种作用是通过调节细胞免疫与体液免疫来实现的。侯从岭等将 120 例 COPD 患者随机分为观察组和对照组。对照组予常规治疗,观察组在常规治疗的基础上给予火龙灸,治疗后发现观察组咳嗽、胸闷、气短等症状积分均较对照组明显降低,且观察组的各项肺功能指标均优于对照组。

第六节　慢性阻塞性肺疾病的预防和调摄

对慢阻肺患者积极进行预防和调摄,一方面可以延缓慢阻肺的进展,另一方面还可减少患者的住院次数。以下重点针对致病因素来介绍预防的措施等。

一、烟草防护

慢性阻塞性肺疾病的发病与吸烟有密不可分的关系。烟草中的焦油、亚硝酸、放射性物质、尼古丁和一氧化碳等有害物质易致患者发生肺部炎症,进而对其肺脏系统造成损伤。随着吸烟时间的长久,其肺部纤毛活动逐渐减弱且纤毛发生脱落现象,这进一步了降低患者黏液的排出功能,继而出现相关呼吸道疾病。若治疗不及时,可导致患者生命危险或使其生活质量受到影响。吸烟量越大、烟龄越长的患者患慢性阻塞性肺疾病的概率就越大,同时患病后的危险性也更高。王昕收集慢性阻塞性肺疾病稳定期患者 69 例,将其分为吸烟组和戒烟组,两组均予相同治疗,后测定患者肺功能、记录急性期疾病加重次数。对比分析发现:戒烟组表现明显优于吸烟组。研究表明,任何时候开始戒烟都有利于患者健康,且戒烟时间和病情控制效果之间有密切联系,戒烟的时间越久,病情控制的效果就越明显。因此,我们应加强对患者进行干预。

国内目前的戒烟形势依然严峻。相关调查显示,中国人成年人吸烟率较高、戒烟率较低、戒烟意识不强。因此,生活中应加强"吸烟危害健康"的宣传,为吸烟者提供多种戒烟方法,以提高戒烟成功率。常见的戒烟方式有西药干预及中医干预、教育干预。

(一)西药干预

烟草依赖为一种慢性尼古丁成瘾性疾病。尼古丁的强化效应是吸烟者戒烟失败的主要原因。戒烟药物能有效帮助吸烟者戒断烟瘾,常见的戒烟药物包括一线戒烟药物(如尼古丁替代药物、盐酸安非他酮及伐尼克兰)、二线戒烟药物(如可乐定和去甲替林等)以及其他戒烟药物。

在临床中,我们发现:单纯通过患者意志力戒烟的成功率较低,联合药物治疗可以明显提高患者戒烟的成功率。尼古丁替代治疗是以非烟草的形式(即应用小剂量、安全性好的尼古丁制剂)来取代烟草中的尼古丁的治疗方法。常见尼古丁制剂有尼古丁贴剂、尼古丁口胶剂、尼古丁吸入剂和尼古丁舌下含片等。

盐酸安非他酮是治疗烟草依赖的非尼古丁类药物,是一种安全有效的戒烟药物。它可以明显提高戒烟成功率。它可能通过以下机制发挥作用:抑制多巴胺和去甲肾上腺素的重摄取,在尼古丁受体部位对尼古丁起拮抗作用;抑制尼古丁引起的囊泡多巴胺的释放。常见不良反应有失眠、口干、头痛和恶心等,较严重的不良反应为可引起患者急性肌张力的增高。对有出血倾向的戒烟患者不主张使用盐酸安非他酮治疗。

伐尼克兰是一种口服有效的戒烟药物,可以帮助吸烟者缓解戒断症状,减少对吸烟的渴求。2008 年版《美国烟草使用与依赖指南》推荐伐尼克兰为一线戒烟药物。Ⅱ期、Ⅲ期的临床试验显示,伐尼克兰的戒断率高于盐酸安非他酮和安慰剂。大量的短期治疗和延期治疗的临床试验证明,吸烟患者对伐尼克兰有很好的耐受性。但也有报道称,接受伐尼克兰治疗的吸烟者会出现癫痫发作的罕见不良反应。2015 年 3 月美国食品药品监督管理局发布警告称,戒烟药物伐尼克兰(商品名:畅沛)可能改变人们对酒精的反应方式;并且针对这些风险发出警告:建议在患者了解伐尼克兰如何影响其酒精耐受力之前,减少饮酒量;在服用伐尼克兰期间发生癫痫时,停药并立即就医。

此外,尼古丁依赖的免疫治疗是目前正在临床进行考证的新的治疗方法。

(二)中医干预

在戒烟上,中医能发挥比较好的作用,如针刺戒烟疗效明显。近年来,戒烟更多采用联合戒烟的治疗手段,如针刺结合推拿疗法或结合放血疗法、耳穴疗法或心理疏导疗法等。部分中药对戒烟能起到良好的辅助治疗作用,如远志作为安神药,能缓解吸烟者戒烟后可能出现的心烦意乱、饮食不香、头晕耳鸣等症状。此外,中药对戒烟及戒烟所产生的戒断症状也有一定的辅助治疗作用,如薄荷、藿香两者气味芳香,可以满足吸烟者对烟草气味的渴望,且藿香有化浊开胃止呕的功效。鱼腥草,味辛,性寒,寒能泄热,辛能散结,主入肺经,且其以清肺热见长,可清解肺内火热之邪,有助于改善患者吸烟后产生的火热之邪。

(三)教育干预

在药物治疗的基础上,再加上教育干预更能有效帮助人们戒烟。对使用戒烟药物的人群进行教育干预,如通过简短的言语劝说或剖析或长期的电话随访等都可以有效提高吸烟者的戒烟成功率。目前,国内许多戒烟门诊针对吸烟者制定了专门的戒烟方式,如 5A 戒烟干预法,即询问(ask)、建议(advice)、评估(assess)、帮助(assist)和安排随访(arrange follow - up)来为患者制订个性化的戒烟方案,帮助其树立戒烟的信心。我国吸烟者数量众多,戒烟门诊的开设十分必要,然而目前戒烟门诊的就诊量相对较小,戒烟仍未引起慢性阻塞性肺疾病患者的重视。因此,政府和医院应共同努力,加大对戒烟门诊的宣传力度,提高公众对戒烟门诊的认识和接受程度,提高医务人员的戒烟咨询能力。

此外,为帮助吸烟者戒烟或者在禁烟场所代替吸烟者吸食卷烟,电子烟也有一定的效果。其作用机制类似于尼古丁替代疗法。但关于电子烟的使用和安全性,还需要进一步研究证实。有相关报道称,电子烟可引起一些肺部炎症。

二、饮食调护

由于长期缺氧以及二氧化碳的潴留,慢阻肺患者的胃肠道功能常受到较大的影响。临床常见患者出现食欲减退、脘腹胀满及消化不良等症状。大多数慢阻肺患者存在营养不良。营养不良可使患者机体免疫力受损,进而会造成其病情迁延不愈。

因此,患者应注意进行膳食调养,保证摄入如瘦肉、牛奶、鱼类及蛋类等优质蛋白质,并应补充适量的新鲜蔬菜和水果。不嗜食肥甘厚味或辛辣刺激性食物也有利于疾病的预防和调摄。

三、环境调护

从事接触职业粉尘的煤矿、棉纺织业、化工行业及某些机械加工等职业的工作人员应做好劳动保护,以避免因吸入室内污染的空气而发生慢阻肺。避免在通风不良的环境燃烧生物燃料,如在室内生炉火取暖等。

四、家庭氧疗

家庭氧疗对于慢阻肺患者,特别是伴慢性二氧化碳潴留的患者尤为重要。氧疗时,应予患者持续低流量吸氧,一般控制在1～2升/分钟,避免二氧化碳潴留及其对呼吸的抑制。每日氧疗至少15小时,有条件者氧疗时间可延长至18小时或以上,疗效会更佳。

五、预防感染

反复感染会不断加重慢阻肺病情。积极预防和治疗上呼吸道感染尤为重要,建议患者在秋冬季节及时注射流感疫苗及肺炎疫苗,平时不去人群密集的地方逗留,保持室内空气新鲜,并在天气骤然变化时注意增减衣物以防感冒。注意:不要误以为衣服穿得越多越好。因为穿得太多，稍一活动就会出汗，若此时再脱衣或经风吹，就会受凉感冒，反而会引起疾病复发。

六、适当锻炼

慢阻肺患者体质偏弱，对寒冷刺激比较敏感，容易发生感冒而使病情急性发作。因此，患者应常做适当的耐寒锻炼，有助于提高其对冷刺激的适应能力。如每日早、中、晚用冷水洗脸，开始可每日1次，后根据情况可逐渐增加次数。洗脸后，可用手按摩头面部，每次5～6分钟，可增强上呼吸道的抗寒能力。此外，还可根据自身情况选择合适的锻炼方式，如散步、慢跑、游泳、爬楼梯、爬山、打太极拳、跳舞等，还可通过做呼吸瑜伽、呼吸操、深慢腹式阻力呼吸功能锻炼、唱歌、吹口哨、吹笛子锻炼等来提高肺功能。

七、中药提高免疫力

相关研究表明，含有多糖类、有机酸类、生物碱类、苷类和挥发油类等物质的中药，能够使机体的肺功能、免疫功能得到提高，从而起到预防疾病的目的。例如车前子多糖能对补体进行有效的激活；人参多糖对干扰素的产生有促进作用；甘草酸含多种生物活性有机酸，能够有效提高机体免疫力；苦参碱、小檗碱、豆草总碱等生物碱可促进机体免疫调节功能；黄芪苷、淫羊藿苷、人参皂苷、柴胡皂苷都对机体的免疫力有很好的调节作用，柴胡皂苷能有效地抑制流感病毒对机体产生的影响。

第七节　自拟方——参七化痰方

一、参七化痰方的组成

参七化痰方是参七虫草胶囊和化痰降气胶囊的合方,两者皆为安徽中医药大学第一附属医院的院内制剂,多年来应用于临床,疗效确切。全方药物组成有西洋参、三七、冬虫夏草、紫苏子、白芥子、白前、金沸草、炙麻黄等。全方汲取参七虫草胶囊和化痰降气胶囊之所长,共奏益气活血、化痰降气、止咳平喘之功效。

二、参七化痰方的组方立义

(一)以脏腑亏虚为本

张教授认为,肺胀乃本虚标实之证,本虚是肺胀发生和发展的前提和基础,贯穿病程的始终。内伤咳嗽、久哮、肺痨等慢性肺系疾病反复发作,日久导致肺脏本虚。早期表现为肺气亏虚,以卫外功能减退为主要表现。根据五行相生理论,肺病又可及脾及肾,可致其母脏或子脏受损。子盗母气则脾气亏虚,累及子脏肾脏,则肾气亏虚;进而三脏俱虚。正如《灵枢》所言:"肺胀者,虚满而喘咳"和《诸病源候论·咳逆短气候》所云:"肺虚为微寒所伤则咳嗽,嗽则气还于肺间则肺胀,肺胀则气逆,而肺本虚,气为不足,复为邪所乘,壅痞不能宣畅,故咳逆,短乏气也"。

(二)以痰瘀互结为标

痰为体内津液运行障碍而形成的病理产物,其生成与肺脾肾三脏亏虚密切相关。正如《医贯·痰论》所云:"肾虚不能制水,则水不归源,如水逆行,洪水泛滥而为痰。""肺为贮痰之器""脾为生痰之源""肾为生痰之本",即意为"肺为水之上源,通过宣发、肃降功能通调水道,调节体内水液的运行和输布。若外邪犯肺,肺失宣降,不能通调水道,水津不能正常敷布,聚于肺中而为痰饮。肺气本虚,又为痰饮壅塞而阻碍水液运行,更加重了痰饮的形成。"瘀血阻络是肺胀缠绵不愈的关键。现代药理研究早就证实了肺胀之"瘀"的存在。国内学者也从病理解剖等方面证实了慢性肺病具有血瘀的病理基础。肺胀常见的致瘀因素为气虚、气滞、阳虚及痰阻。气虚致气机阻滞,推动津血无力,血液滞而为瘀,津聚而痰凝。当机体感受外邪侵袭时,痰饮与瘀血亦可同时发生。如寒邪侵袭机体,津液输布障碍,聚为痰饮;同时寒邪侵袭血脉,血液凝滞而瘀。若感受热邪,亦可煎灼津液和血液,遂而形成痰饮和瘀血。痰饮和瘀血形成后,两者又可相互影响,又进一步加重了气机阻滞,形成恶性循环。《丹溪心法·咳嗽》云:"肺胀而咳,或左或右不得眠,此痰夹瘀血碍气而病。"因此,痰瘀互结乃肺胀病情加重的关键因素,益气活血化痰法是慢阻肺的基本治疗方法。

三、参七化痰方的组方分析

（一）冬虫夏草

冬虫夏草，味辛、甘，性温，归肺、肾经，具有补肾益肺、止血化痰的功效。《本草从新》记载："甘平保肺益肾，止血化痰，已劳咳。"对肺肾久虚、肾不纳气所致之虚喘者，常和补气之人参、西洋参合用。《药性考》云："冬虫夏草，味甘，性温，秘精益气，专补命门。"对冬虫夏草的研究揭示了冬虫夏草治疗 COPD 可以增强机体的免疫力，抑制慢阻肺患者的气道炎症性反应，减少氧化物的产生，使患者的血管内皮功能得到良好的改善，对慢阻肺患者肺、呼吸道具有较好的预防保护和治疗作用，如可减轻患者咳嗽，使气道分泌物易于咯出，改善患者喘息，从而改善患者肺功能，提高其生活质量，在一定程度上还可改善心肌细胞功能。现代药理研究还表明，从冬虫夏草中提取出的多糖物质能够通过调节多种炎症因子和免疫球蛋白的释放来促进淋巴细胞增生及清除各种过多的氧化物质，进而起到提高机体免疫力和抗氧化应激损伤的作用。

（二）三七

三七，味辛、甘、微苦，性温，归肝、胃经。《本草纲目》云："三七气味苦温，能于血分化其血瘀。"对各种瘀血之证首选三七，可单独应用，亦可与行气补气之药配伍。现代药理研究已经证实，三七总皂苷能够通过多种途径，参与多种疾病的炎症反应和机体免疫调节,在 COPD 的防治中亦有重要的功效。祁燕等将不同浓度的三七总皂苷与巨噬细胞共同孵育后,测定炎症细胞释放的 NO 量及细胞和培养液中 TGF-β_1 mRNA、MMP - 9mRNA、TGF - β_1、MMP - 9 的表达。结果表明,在一定浓度内三七总皂苷能抑制巨噬细胞对上述各指标的分泌。

(三)西洋参

西洋参,味甘、微苦,性凉,归肺、心、肾、脾经,具有补气养阴、清热生津的功效,能补肺气,兼能养肺阴、清肺火,适用于肺脏气阴两伤之短气喘促、咳嗽痰少。《本草从新》曰:"西洋参补肺降火,生津液,除烦倦,虚而有火者相宜。"西洋参和人参均有补益元气之功效,但西洋参偏于苦寒,宜用于体内有热之气阴两伤者。《医学衷中参西录》记载:"能补助气分,兼能补益血分,为其性凉而补,凡欲用人参而不受人参之温补者,皆可以此代之。"西洋参主要有效成分是多种人参皂苷,含有挥发油、氨基酸、蛋白质等,其中西洋参皂苷和多糖类水解分离后得人参二醇、人参三醇和齐墩果酸,能提高人体的免疫力。现代药理研究表明,西洋参中的有效成分能清除自由基,能提高免疫细胞数量及吞噬能力。

(四)紫苏子

紫苏子,味辛,性温,归肺、脾经,具有解表散寒、行气宽中之效。本品外能解表散寒、行气宽中,且兼化痰止咳之功,可治疗风寒表证兼胸闷、气滞、咳喘痰多。《本经逢原》:"性能下气,故胸膈不利者宜之……为除喘定嗽,消痰顺气之良剂。"对上焦痰浊壅肺之气逆而上,下焦肾虚不能纳气之咳、痰、喘者,常和白芥子、肉桂等合用。《本草纲目》云："行气宽中，消痰利肺，和血，温中，止痛，定喘，安胎。"现代药理研究认为，本品含挥发油紫苏醛，有促进消化液分泌、增进胃肠蠕动的作用，能减少支气管分泌，缓解支气管痉挛。

（五）白芥子

白芥子为十字花科植物白芥的种子，具有温肺化痰、利气、消肿散结的功效。《韩氏医通》配伍白芥子、苏子、莱菔子，组成三子养亲汤，有温肺化饮、健脾祛痰的功效，可用于治疗痰湿壅肺证。《本草纲目》云："白芥子，利气豁痰，除寒暖中，散肿止痛，治喘嗽反胃，痹木脚气筋骨腰节诸痛。"现代药理研究认为，小剂量白芥子能引起气道分泌物增多，有祛痰的作用。白芥子外用可发泡，用于穴位贴敷中能刺激肺经腧穴以治慢阻肺。《药品化义》曰："白芥子……通行甚锐，专开结痰，痰属热者能解，属寒者能散……若结胸者，痰涎邪热固结胸中及咳嗽失音，以此同苏子、杏仁……诚利气宽胸神剂。"对于寒痰阻肺之胸闷、气急、咳喘者，白芥子能温肺化痰。现代药理研究表明，白芥子能发挥镇咳、祛痰、平喘的功效。

（六）白前

白前，味辛、苦，性微温，归肺经，可降气化痰。其性微温而不燥烈，长于祛痰，降肺气以平咳喘，无论寒热、新久咳嗽均可选用。《本草纲目》曰："手太阴药也，长于降气，肺气壅实而有痰者宜之。"《本草汇言》曰："白前泄肺气，为定喘嗽之要药也；疗喉间喘呼，为治咳之首剂；宽膈之满闷，为降气之上品；前人又主奔豚及肾气，然则性味功力，三因并施，脏腑咸入，腠理皮毛，靡不前

至,盖以功力为名也。"《名医别录》云:"主治胸胁逆气,咳嗽上
气。"无论何种原因引起的新久咳嗽、寒热湿痰,白前均适用之。
现代药理研究证实,白前含有的有效成分在多个系统疾病中可
发挥治疗作用,能镇咳祛痰、抗溃疡、止泻、抗炎镇痛及抗血栓
形成。

(七)金沸草

金沸草,味苦、辛、咸,性微温,为旋复花的地上部分,归肺、
胃经,因苦降辛开、降气化痰而平喘止咳;消痰水除痞满,配海浮
石、海蛤壳可祛顽痰、老痰。《名医别录》曰:"消胸上痰结,唾如
胶漆,心胁痰水,膀胱留饮。"《本草汇言》曰:"消痰逐水,利气下
行之药也。主心肺结气,胁下虚满,胸中结痰。"金沸草善于疏
散,对外感引起的咳嗽痰多尤为适宜。

(八)麻黄

麻黄,味辛、微苦,性温,归肺、膀胱经,有发汗解表、宣肺平
喘、利水消肿的作用,主入肺、膀胱经,善于宣肺气、开腠理、透毛
窍、宣肺气,发表解汗。《神农本草经》曰:"主中风,伤寒头痛,温
疟。发表出汗,去邪热气,止咳逆上气,除寒热……"麻黄的主要
成分为麻黄碱。现代药理研究认为,麻黄碱能使处于高温环境
的人汗液分泌增加,且麻黄碱和伪麻黄碱均有缓解呼吸道平滑
肌痉挛的作用,临床多用于咳嗽、气喘等肺系疾病的治疗。紫苏
子、白芥子、白前、金沸草配上宣肺平喘之麻黄,对于痰涎壅盛之
喘甚者尤为适宜。现代药理研究还证实,麻黄中的主要成分不
仅能够解除气管痉挛,还能发挥抗凝、清除自由基、抗氧化及调
节细胞免疫的作用。

参 考 文 献

[1] 柳涛,杨汀,王辰.重视慢性阻塞性肺疾病的预防与早期诊断[J].协和医学杂志,2019,10(1):19 - 22.

[2] Wang C, Xu J, Yang L, et al. Prevalence and risk factors of chronic obstructive pulmonary disease in China (the China Pulmonary Health [CPH] study): a national cross-sectional study [J]. Lancet, Epub 2018, 391(10131):1706 - 1717.

[3] 查震球.安徽省慢性阻塞性肺疾病流行现状及其危险因素研究[D].合肥:安徽医科大学,2019.

[4] 廖佩花,者炜,刘来新,等.新疆监测点40岁及以上人群慢性阻塞性肺疾病患病情况及影响因素分析[J].中国慢性病预防与控制,2018,26(8):576 - 579.

[5] 邵英,杨永芳,秦明芳,等.云南省40岁及以上居民慢性阻塞性肺疾病流行情况及影响因素分析[J].现代预防医学,2018,45(20):3654 - 3658.

[6] 唐雨萌,李茜,张岚,等.湖北省慢性阻塞性肺疾病流行病学调查及影响因素[J].中华疾病控制杂志,2018,22(7):721 - 725.

[7] 易方莲,易松涛.慢性阻塞性肺疾病流行病学调查和防控措施研究[J].解放军预防医学杂志,2018,36(2):171 - 173.

[8] 丁贤彬,毛德强,唐文革,等.重庆市慢性阻塞性肺疾病患病率及影响因素[J].公共卫生与预防医学,2018,29(3):57 - 61.

[9] 徐鑫.农村中老年吸烟人群COPD发病危险因素分析[J].实用预防医学,2014,21(3):376 - 378.

[10] 方庭正,段蕴铀,欧敏.慢性阻塞性肺病易感基因相关研究进展[J].医学研究生学报,2016,29(7):764 - 769.

[11] Yang M, Kohler M, Heyder T, et al. Long-term smoking alters abundance of over half of the proteome in bronchoalveolar lavage cell in smokers with normal spirometry, with effects on molecular pathways

associated with COPD[J]. Respiratory Research,2018,19(1):40.

[12] 廖清,陶玉坚.慢性阻塞性肺疾病流行病学及危险因素研究现状[J].
中华临床医师杂志(电子版),2018,12(8):468-471.

[13] 王昕.探究戒烟和防止被动吸烟的护理干预对慢性阻塞性肺疾病患
者肺功能的影响[J].实用临床护理学电子杂志,2019,4(41):114-
132.

[14] 侯从岭,雷小婷,陈文辉.穴位贴敷联合督灸治疗慢性阻塞性肺疾病
临床研究[J].中医学报,2014,29(8):1109-1111.

[15] 胡贤达,周菲,黄雪.冬虫夏草中虫草多糖的药理研究进展[J].中国
实验方剂学杂志,2016,22(6):224-229.

[16] 黄家林,田代雄.三七总皂苷抗炎免疫药理研究进展[J].中华中医药
杂志,31(11):4657-4660.

[17] 徐勇.三七总皂苷在 AECOPD 治疗中的临床应用[J].临床肺科杂
志,2013,18(3):515-522.

[18] 周爱珠.三七总皂苷注射液治疗慢性阻塞性肺疾病急性加重期疗效
观察[J].中华实用诊断与治疗杂志,2013,27(7):696-698.

[19] 吉元元,孟庆华,李承红.三七总皂苷片改善慢性阻塞性肺疾病稳定
期患者生活质量的研究[J].湖北中医杂志,2010,32(2):7-8.

[20] 祁燕,袁嘉丽,春平,等.三七总皂苷对巨噬细胞分泌 NO、TGF-β_1、
MMP-9 的影响研究[J].现代中西医结合杂志,2015,24(23):2509-
2512.

[21] 尚金燕,李桂荣,邵明辉,等.西洋参的药理作用研究进展[J].人参研
究,2016,6:49-51.

[22] 孙银芳.中药白芥子最新研究进展[J].新中医,2015,47(10):209-
211.

[23] 刘洋,王四旺,唐志书.白前的现代研究与开发应用前景[J].西北药
学杂志,2015,30(6):768-770.

[24] 陆燕萍,刘佳丽,巩晓宇,等.麻黄药理作用及含量测定的研究进
展[J].中国医药导报,2013,10(24):38-40.

第三章

支气管哮喘

第一节　支气管哮喘的流行病学

支气管哮喘(简称"哮喘")是由多种细胞(如嗜酸性粒细胞、肥大细胞、T淋巴细胞、中性粒细胞、气道上皮细胞等)及细胞组分参与的气道慢性炎症性疾病。哮喘的慢性炎症与气道高反应性相关,通常出现广泛而多变的可逆性呼气气流受限,导致患者反复发作喘息、气促、胸闷及咳嗽等症状。多数患者可自行缓解或经治疗缓解症状。若诊治不及时,随病程的延长可产生气道不可逆性缩窄和气道重塑,严重影响患者的身体健康及生活质量。

一、哮喘的流行病学

全球约有3亿人罹患哮喘。据全球哮喘防治创议预计,2025年全球哮喘患者将增加至4亿。根据调查显示,70个国家18~45岁人群哮喘总体患病率为4.3%,其中,发达国家高于发展中国家。我国哮喘的患病率亦有逐年上升的趋势,20岁及以上人群哮喘患病率为4.2%,其中,男性4.6%、女性3.7%,农村4.9%、城市3.6%。华东地区儿童哮喘患病率最高,可能与空气污染程度有关。在常见的慢性呼吸疾病中,哮喘的死亡率较低。

这些数据进一步提示,哮喘的患病率可能与环境、气候以及生活方式、饮食习惯有关。研究还发现,轻、中度支气管哮喘患者发生焦虑、抑郁的严重程度较正常人群高。因此,积极治疗哮喘对家庭和社会有重要的意义。

二、支气管哮喘的发病因素

哮喘的具体病因还不十分清楚,但个体过敏体质及外界环境影响是发病的危险因素。目前认为,哮喘发病与下列因素密切相关。

(一)遗传因素

哮喘是一种复杂的具有多基因遗传倾向的疾病。发病有家庭聚集现象。一项荟萃分析结果表明,父亲或母亲有哮喘者,其后代患哮喘的概率较正常人群高出 2～5 倍,其中母亲为哮喘患者,其后代更易患哮喘,这可能与"前哮喘"介质(如 Th_2 细胞因子、免疫细胞等)通过胎盘传递影响胎儿免疫系统的发育有关。一项关于双胞胎的研究显示,哮喘遗传度为 36%～77%。哮喘患者各级亲属患病率高于一般群体,且一级亲属＞二级亲属＞三级亲属(患病率分别为 37.6%、20.4%和 9.40%)。

(二)吸烟

香烟烟雾是一种重要的哮喘促发因子。吸烟对于哮喘的影响已有明确的定论。茄科类植物中因含有抗胆碱能成分,故以烟草、颠茄、曼陀罗等为主要成分的香烟、雪茄曾一度作为支气管哮喘的治疗手段。自 20 世纪以来,大量研究证实:烟草是多种慢性疾病的危险因素。哮喘相关流行病学研究也逐渐证实:吸烟是其发病的重要的独立危险因素。还有研究显示,妇女妊娠期吸烟可增加后代(子女及隔代子女)患哮喘的风险。吸烟不仅增加哮喘的发病风险,还会影响哮喘患者的临床症状,加速哮喘患者肺功能的下降,甚至会改变哮喘患者气道炎症类型而增加治疗的难度。一项涉及我国8个省市哮喘控制水平的研究调查表明,哮喘人群中吸烟患者较非吸烟患者症状更重、发作更频繁,急诊就诊率及住院率也更高。被动吸烟亦有同样的作用。

(三)感染

反复的气道感染是支气管哮喘发病及急性加重的重要因素,它包括由细菌、病毒、支原体、衣原体、真菌等引起的上下呼吸道感染。其中,病毒感染是诱发哮喘的主要因素,50%～80%的哮喘发作与呼吸道病毒感染有关。有研究发现,病毒感染是引起成人支气管哮喘急性发作的重要因素。大量研究证实,呼吸道合胞病毒是引起儿童呼吸道感染的主要病原体,且在儿童哮喘的发病及哮喘急性发作过程中起重要作用。细菌感染在哮喘的发病中也扮演着重要的角色。一项病例对照研究显示,哮喘患儿呼吸道细菌检出率是健康儿童的4.8倍。这就提示:呼吸道细菌感染是诱发儿童哮喘的高危因素。同时,呼吸道细菌感染也是中老年患者哮喘急性发作的主要诱因。此外,呼吸道衣原体、支原体及真菌感染在哮喘的发生、发展中也起着重要作用。研究认为,肺炎支原体可以通过直接损伤气道组织及促进炎性反应而加重哮喘气道慢性炎症。呼吸道感染是哮喘发病的独立危险因素,因此,哮喘患者平时应加强锻炼,增强体质。一旦发生呼吸道感染,应及早对症治疗,这一点对哮喘的预防及控制有重要的意义。

（四）大气污染

　　全球经济的高速发展及工业化进程的加快，在为人们生活带来众多便利的同时，也严重破坏了大气环境。其中，空气质量的恶化导致了包括哮喘在内的呼吸系统疾病的发病。据世界卫生组织报道，截至2012年全球有370万人死于环境空气污染相关性疾病。死于室内空气污染的患者约有430万人，较2008年的200万翻了2倍多。空气污染可导致肺功能不可逆性损害，可增加哮喘患者气喘发作和急诊就诊的次数以及急救药物的使用次数。

（五）特应质

　　哮喘属于特应性疾病，主要表现为IgE介导的I型超敏反应。体质是个体生命过程中在先天遗传和后天获得的基础上表现出的形态结构、生理功能和心理状态方面综合的、相对稳定的特质。特应质是一种特异体质，在外在因子的作用下，它可导致机体生理功能和自我调适能力低下而反应性增强。其敏感倾向表现为对不同过敏原的亲和性和反应性呈现个体体质的差异性和家族聚集的倾向性。具有特应质的个体，对环境中常见的天然抗原（如花粉、冷空气、尘螨、动物毛等）易产生IgE，从而导致反复发生过敏性反应。

　　目前已被证实的可引起人体产生过敏反应的变应原有数千种，在同一环境中接触同一变应原，有人过敏而有人不过敏，主要是因为个体体质的不同。现代医学认识到：特应质的产生主要是先天遗传和后天环境相互作用的结果。特应质是特应性疾病发生的沃土，是哮喘发病及症状持续的主要危险因素。

(六)其他因素

哮喘可发生于任何年龄阶段。一般而言,儿童时期患病率最高,成年期则有所下降,老年期患病率再次升高。关于成年期哮喘发病的研究显示,男性哮喘患病率为 1.17%,高于女性的哮喘患病率 1.00%。肥胖是哮喘(尤其是非特应性哮喘)的主要危险因素。有研究发现,脂肪组织可通过细胞因子介导以中性粒细胞浸润为主的气道的炎症,并抑制与哮喘气道炎症相关的淋巴细胞的功能。可见,哮喘发病是一个复杂的过程,除受到以上因素的影响外,还与月经、妊娠、运动、饮食及职业等因素有一定的关系。

哮喘的发生发展与环境因素(如环境污染、过敏原、烟草烟雾接触、病原体感染)有密切的关系。因此,在还不能有效治愈哮喘、不能有效控制其发作、不能完全有效改善其症状时,积极寻找哮喘的可能致病因素和主要危险因素,对预防哮喘的发生及反复发作有重要的意义。

第二节 支气管哮喘的发病机制

一、发病机制

随着哮喘患病率的逐年上升,对其发病机制及病理变化的研究也越来越多、越来越深入。哮喘发病机制主要包括以下 6

个方面。

(一)气道炎症——免疫机制

支气管哮喘发作时,气道上皮有多种炎症细胞的浸润,如肥大细胞、嗜酸性粒细胞、巨噬细胞、中性粒细胞及树突状细胞等,可见气道慢性炎症为哮喘的基本特征。气道黏膜内大量炎症细胞浸润、聚焦,炎症细胞合成并释放出炎症介质和细胞因子,引起了气道炎症反应。细胞因子种类丰富并相互作用,形成联络,在气道炎症——免疫反应中起重要作用。多种炎症、免疫细胞与支气管哮喘发病机制相关,中性粒细胞和嗜酸性粒细胞的增多是气道炎症的推动因子。

(二)气道重塑机制

气道重塑是哮喘疾病中较重要的一种慢性进行性病理学变化,主要表现为气道上皮细胞变化、平滑肌细胞增殖与迁移、上皮下胶原沉积和纤维化、血管增生等。哮喘的气道重塑是一个多因素过程。气道平滑肌细胞的损伤和增殖是气道重塑的典型表现,基质合成与分解的不平衡是导致上皮下纤维化的主要原因。血管增生引起气道重塑,且与哮喘疾病的严重程度密切相关。

(三)气道高反应性机制

气道高反应表现为当机体遇到致敏原时,气道受到刺激,炎症细胞、炎症介质受到刺激,引起支气管黏膜呈慢性炎症反应,上皮细胞大量脱落,平滑肌感染,神经末梢暴露,对刺激的敏感性增强,加快兴奋传导,引起气道过早、过强收缩与痉挛,从而诱发哮喘。气道高反应是指气道的一种高敏感状态,是机体对各种刺激因子的应对表现。值得注意的是,出现气道高反应并不代表患者一定就患有哮喘。

(四)变态反应机制

当患者接触过敏原后,巨噬细胞、淋巴细胞及粒细胞形成抗原递呈作用,激活 T 淋巴细胞并使之发展为 T 淋巴辅助细胞,产生白介素,这些细胞通过对 B 淋巴细胞的调控作用,分泌特异性免疫球蛋白 E,并黏附于肥大细胞或嗜酸性粒细胞、嗜碱性粒细胞之后,引起慢性炎性病理反应。当患者再次接触过敏原后,激发炎症介质释放而致支气管黏膜发生炎症反应。这种炎症反应是一个反复的、长期的过程。

(五)神经调节机制

神经因素是哮喘发病的重要环节之一,肾上腺素能、胆碱能及非肾上腺素能非胆碱能神经均与之相关。非肾上腺素能非胆碱能可通过释放多种介质(如 P 物质、一氧化氮等)调控支气管平滑肌的舒缩功能。神经生长因子可能是神经调节机制的关键因素之一。

(六)心理因素影响

部分哮喘患者情绪的变化可刺激大脑皮质,使其兴奋并将兴奋传至丘脑,引起迷走神经兴奋,释放乙酰胆碱,增加支气管平滑肌张力,进而导致条件反射性免疫调节。大脑中枢神经冲动通过下丘脑－垂体－肾上腺皮质轴作用于内分泌系统及免疫系统,引起大量炎症因子释放、平滑肌收缩、黏液分泌增加,导致气道通气能力下降,从而诱发哮喘。

此外,近年关于支气管哮喘发生机制的研究开始向基因多态性、分子生物学方面扩展,meta 分析也证实了 LI－4－590C/T 基因多态性与儿童支气管哮喘有关,ADAM33 基因 T_1、S_2 位点多态性与中国人支气管哮喘易感性有关。

二、中医病因病机

(一)病因

支气管哮喘发病与脏腑亏虚、感受外邪、饮食不当及情志失调等因素相关。宿痰与瘀血伏于肺脏,遇上述诱因而发为哮喘。

1. 脏腑亏虚

《临证指南医案·哮》指出,哮有"幼稚天哮"。部分哮病患者因幼年患麻疹、顿咳或反复感冒,咳嗽日久,以致脏腑亏虚,气不化津,痰饮内生。或肺阴、肾阴耗损,虚火灼津,炼液为痰。肺为贮痰之器,痰壅于肺。气舍于血,心病日久,心气不足、心阳不振、瘀阻心脉,亦可影响肺气肃降。肝血、肝阴耗损,更致虚风内生。肺失肃降,肝升太过,可引触肺内宿痰,而成哮喘。

2. 感受外邪

外感风寒或风热之邪,失于散表,邪蕴于肺,壅阻肺气,气不布津,聚液生痰。《临证指南医案·哮》云:"宿哮……沉痼之病……寒人背腧,内合肺系,宿邪阻气阻痰。"外感六淫,未能及时散表,或接触花粉、烟尘、尘螨、油漆、霉菌以及化学制品等邪毒,使肺气壅阻,气不布津,聚液生痰;或火热灼津,炼液为痰。

3. 饮食失宜

《素问·经脉别论》中说:"饮入于胃,游溢精气,上输于脾,脾气散精,上归于肺,通调水道,下输膀胱,水精四布,五经并行。"特异体质者,常因饮食不当(如误食鱼、蟹、虾等发物)而致脾失健运,饮食不归正化,痰浊内生而病哮,故古有"食哮""鱼腥哮""卤哮""糖哮""醋哮"等名。哮喘患者若进食辛辣、油腻之品,可助湿生痰,上干于肺;或化燥蕴热,引动肝风,引触肺内宿痰,而成哮喘。

4. 情志所伤

心理因素在哮喘发病中亦起重要的作用。这种心理因素的致病作用在中医属于情志(喜、怒、忧、思、悲、恐、惊)病因学说范畴,其与脏腑的功能活动密切相关。中医认为,喜怒不节则伤脏。情志的"过极"反应可致脏腑气机升降出入异常,使气郁气逆、化火动风、生痰致瘀,变证丛生。情志抑郁,则肝失疏泄;气郁化火,灼伤阴血,更致虚风内生;恼怒、紧张、过于激动等皆可使气火上逆,肝升太过,引触肺内宿痰,则成哮喘。

5. 其他因素

近年来,众多医家认识到哮喘患者存在体质偏颇的病理状态。体质与哮喘易感性的关系密切。先天不足,后天失养,加之年老体衰等,终成宿痰伏肺、虚风内生之体。若遇诱因,肺失肃降,肝升太过,引触肺内宿痰,痰随气升,气因痰阻,壅塞气道,痰气搏结,而成哮喘。此外,女性一生有经、带、产、乳等特殊生理过程,常处血不足而气偏盛的状态。经前阴血下注血海,肝血较平时偏虚,致肝之阳气亢逆。剧烈运动,气血壅盛,气火上逆。平素虚风内生之体,又因肝升太过,引触肺内宿痰,而成哮喘。

（二）病机

1. 病位在肺,与肺脾肾肝相关

《沈氏尊生书》曰:"喘因虽多,而其源未有不虚者。"肺脾肾三脏功能失常,则肺不能布散津液,脾不能运输精微,肾不能蒸化水液,以致津聚成痰,伏藏于肺。哮病长期反复发作,即转实为虚,肺脾肾三脏虚损。《证治心得》曰:"虚喘有二,一者出乎脾肺,夫肺为气之主,而脾为肺之母也,脾肺有亏则气化不足,不足则短促而喘;一者由乎肝肾,夫肾为气之根,而肝为肾之子也,肝肾有亏则气不摄纳,不纳则浮散而喘。"《时方妙用·哮证》言:"哮喘之病……动怒动气易发。"陈修园云:"肺为脏腑之华盖……只受得脏腑之清气,受不得脏腑之病气,病气干之,亦呛而咳矣。"《丁甘仁医案》指出:"肺若悬钟,撞之则鸣,水亏不能涵木,木叩金鸣。"

2. 本虚标实、痰瘀互结乃基本病机特点

现代医家强调:正虚在哮喘发病中有重要的作用。尽管哮喘发作时为实证,但应考虑到本病反复发作和经常使用平喘化痰药物,必然导致内脏功能有所虚衰,即哮喘病机为本虚标实。胡希恕先生认为,哮喘病因主要是痰饮与瘀血,且瘀血是哮喘发病的重要原因。若痰浊内伏,日久必瘀,瘀血内阻,又可生痰,故在病变过程中痰瘀互为因果,导致哮喘反复发作,日久必致肺气

亏虚,进而累及脾肾等脏。病理因素之间亦可互相影响和转化,终至痰浊、瘀血、水饮错杂为患,形成肺疾重证。因此,本虚标实、痰瘀互结为哮喘的基本病机特点。

第三节 支气管哮喘的中医认识

支气管哮喘属于中医"哮病"或"哮证"的范畴。"哮"原义指野兽惊叫声,后衍义为呼喊声,如《集韵》云:"哮,呼也"。是故哮病以声响而命名。

一、历代医家对哮喘的认识

根据哮喘发作时的症状特征、病因或诱因,历代医籍中曾出现"呷嗽""哮吼""寒哮""冷哮""热哮""风痰哮""水哮""食哮""酒哮""盐哮""醋哮""糖哮""鱼腥哮""年久哮"等名。中医关于哮病病因病机的认识最早可追溯至先秦时代。《黄帝内经》中虽无哮喘之名,但记载有"喘喝""气喘""喘咳"等症状,很多篇章对其病因病机也做了论述,如《脉解篇》云:"所谓呕咳上气喘者,阴气在下,阳气在上……故呕咳上气喘也"。又如《素问·阴阳别论》中有"阴争于内,阳扰于外,魄汗未藏,四逆而起,起则熏肺,使人喘鸣"的论述。

汉代张仲景在《金匮要略·肺痿肺痈咳嗽上气病脉证并治篇》中云:"咳而上气,喉中水鸡声,射干麻黄汤主之",不仅提到了哮喘发作时的特征及治疗方法,还提示了其"伏饮为患"的病机。

隋代巢元方在《诸病源候论》中称本病为"上气鸣息""呷嗽",这种称谓是在《黄帝内经》认识的基础上对哮病的进一步认识。他指出"上气鸣息"是因"邪乘于肺……肺管不利,不利则气道涩,故气上喘逆,鸣息不通(出自《诸病源候论·上气鸣息候》)"。"呷嗽"即指"嗽则气动于痰,上搏咽喉之间,痰气相击,随嗽动息,呼呷有声(出自《诸病源候论·呷嗽候》)"。

宋代张果撰《医说·卷四·治齁喘》称,哮病为"齁喘",其含义更形象、深刻,以气喘时鼻息声高气粗的临床特点命名。同时期的王执中在《针灸资生经》一书中指出:哮喘之病名,即"因此与人治哮喘,只缪(刺)肺俞,不缪(刺)他穴"。

元代以前,哮证与喘证统属于喘促,中医文献多不加区别。金元时期,许多医家注意到两者实有不同,并给予区分。朱丹溪首创哮喘病名,将其从笼统的"上气""喘鸣"中区别为一个独立的病名,提出"哮喘专主于痰"。他认为"痰"是哮喘发病的主要病理因素,提出"未发以扶正气为主,既发以攻邪气为急"的治疗原则,在今天的临床治疗中仍具有重要的指导意义。其弟子戴元礼在《秘传证治要诀·卷六·哮喘》中,提出"宿根"之说,即"喘气之病,哮吼如水鸡之声,牵引胸背,气不得息,坐卧不安,此谓嗽而气喘,或宿有此根……遇寒暄则发……"他指出部分患者体内有病邪潜伏,若触感外邪,则容易诱发哮病。"宿根"之说是哮病病因学中的一大特点,在一定程度上反映了本病的复杂性和治疗上的难度。

明代秦景明在《症因脉治·哮病》中对上述提法持相同观点。他认为"哮病之因,在于痰饮留伏,结成窠臼,潜伏于内,偶有七情之犯、饮食之伤,或外有时令之风寒,束其肌表,则哮喘之症作矣"。书中详细地描述了哮喘的症状、病程及复发情况——"哮喘之症,短气倚息,不能仰卧,伛偻伏坐,每发六七日,轻则三四日,或一月或半月。起居失慎,则旧病复发,此哮喘之症也"。

明代张景岳对此也有相关论述，他认为"喘有宿根，遇寒即发，或遇劳即发者，亦名哮喘"。"宿根"是哮喘发病的基本病因，亦是本病的重要内因，外感、饮食、情志、劳倦等诸多外因均因触发内伏之宿痰而发病。明代万全在《幼科发挥·哮喘》中提出本病反复发作、难以根治，且有"小儿素有哮喘，遇天雨而发者……或有喘疾，遇寒冷而发，发则连绵不已，发过如常，有时复发，此为宿疾，不可除也"的认识。

明代许浚首次提出"哮病"病名，在《东医宝鉴》中记载有"哮病气实者载"。明代虞抟在《医学正传》中提出"哮"与"喘"的区别关键是看发作时喉中是否有声音。自此以后，多数医家将喘和哮加以区分论述。

清代名医李用粹在《证治汇补·卷五》中精辟地将哮病病机概括为"哮即痰喘之久而常发者，因内有壅塞之气，外有非时之感，膈有胶固之痰，三者相合，闭聚气道，搏击有声，发为哮病"，并指出宿痰留饮、内伏于肺乃本病病机关键的理论已臻成熟。

清代叶天士在《临证指南医案》中指出："哮与喘……盖哮证多有兼喘，而喘有不兼哮者。"近现代医家结合此结论，一般将"哮""喘"通称为"哮喘"，为与喘证区分，又改称为"哮证"或"哮病"。清代张璐在《张氏医通·哮》中指出了哮喘久病失治的转归预后——"凡哮症见胸凸背驼者，此肺络散，为痼疾，不治"。

近代医家在前人的基础上，对哮喘的病机及治法亦有较多的发挥。洪广祥提出"气阳虚弱是哮喘发作的重要内因，痰瘀伏肺是哮喘发作的夙根，外感六淫是哮喘发作的主要诱因"，在治疗上主张"缓解期治本，重视温阳益气护卫；发作期治标，重视温肺散寒平喘"。他强调缓解期以治本为主，发作期以祛邪为要。

周仲英认为，哮喘的核心病机为"风痰阻肺，肺脾肾亏虚"，且"风痰阻肺"这一病机贯穿于哮喘的全过程。在治疗上，他主张"发时治标顾本，平时治本顾标"，并在临床治疗中取得了可靠的疗效。晁恩祥认为,哮喘急性发作的主要病机为"风盛痰阻,气道挛急"。因此,他提出祛风解痉是主要治法,并创立了祛风解痉平喘汤用于治疗哮喘的急性发作,在临床中取得了较好的疗效。

唐雪春认为,哮喘的根本病机为患者素体阳气虚弱,又感风痰犯肺,在临床中多以温阳散寒化饮、纳气平喘为法,治以参蛤青龙汤加减。研究显示,参蛤青龙汤在改善哮喘控制水平方面,效果与西药沙美特罗弗替卡松相当,在哮喘治疗中具有较好的应用前景。随着医学的发展,临床医家对哮喘的病因病机认识逐渐清晰和全面,中医药对哮喘的防治将会发挥更积极的作用。

二、经典方剂治疗支气管哮喘

(一)痰热壅肺——定喘汤加减

定喘汤出自《摄生众妙方》,由白果、麻黄、紫苏子、甘草、款冬花、杏仁、桑白皮、黄芩、半夏组成,具有宣降肺气、清热化痰之功效。张秉成在《成方便读》中记载本方可"治肺虚感寒,气逆膈热,而成哮喘等证"。热哮是哮病中的常见证型,临床多表现为喉中哮鸣、喘促如吼、气粗息涌、咯痰色黄或白、黏腻稠厚、面赤口渴、舌苔黄腻、脉滑数。多因外感风热之暑邪,未能及时散表,或平素嗜食肥甘厚味,积痰生热,以致脾失健运,痰热壅肺,肺失清肃,气逆为哮。对于痰热壅肺型支气管哮喘患者,可予定喘汤加减,药选麻黄宣肺散邪以平喘,白果敛肺定喘而祛痰,两者共为君药,一散一收,既可加强平喘之功,又可防麻黄耗散肺气。紫苏子、杏仁、半夏、款冬花可降气平喘、止咳祛痰,共为臣药。

桑白皮、黄芩清泄肺热,止咳平喘,共为佐药。甘草调和诸药,为使药。诸药合用,使肺气得降,痰热得清,风寒得解,则喘咳痰多自除。

(二)寒痰伏肺——射干麻黄汤加减

射干麻黄汤出自《金匮要略》,由射干、麻黄、生姜、细辛、紫菀、款冬花、大枣、半夏、五味子组成,具有温肺化饮、下气祛痰之功效。《金匮要略·肺痿肺痈咳嗽上气病脉证并治篇》中记载:"咳而上气,喉中水鸡声,射干麻黄汤主之。"射干麻黄汤中麻黄可宣肺温肺,化饮散寒,止咳平喘,开达气机;寒饮结喉,以射干泻肺降逆,利咽散结,祛痰化饮,是为君药;寒饮内盛,以细辛温肺化饮,温宣肺气;肺主宣降,以款冬花宣肺化饮止咳;紫菀清肺止咳,降逆祛痰,温化寒饮,调畅气机,与款冬花相配伍,一宣一降,调理肺气;痰饮蕴结,以半夏醒脾燥湿化痰,温肺化饮,利喉涤痰;生姜可降逆化饮,畅利胸膈,助半夏降逆化痰,共为臣药。肺气上逆,以五味子收敛肺气,使肺气宣降有序,兼防耗伤肺气,为佐药;大枣补益中气,生化气血,滋荣肺气,为佐使药。诸药配伍,以奏温肺化饮、下气祛痰之效。

(三)外寒里热——小青龙加石膏汤加减

小青龙加石膏汤出自《金匮要略》,由麻黄、芍药、细辛、干姜、甘草、桂枝、半夏、五味子、石膏组成,具有祛风寒、宣肺气、豁痰热之功效。《类证治裁·哮症论治》言:"症由痰热内郁,风寒外束,初失表散,邪留肺络,宿根积久,随感辄发……胶痰与阳气并于膈中,不得泄越,热壅气逆,故声粗为哮。"治疗上采用解表散寒、清热化痰之法,方用小青龙加石膏汤加减。方中麻黄、桂枝辛温散寒,宣肺平喘;芍药与桂枝调和营卫;干姜、细辛、半夏化饮降逆;五味子收敛肺气,并防止麻黄发散太过;少量石膏清郁热、除烦躁,与麻黄配伍以发越水饮郁热;甘草调和诸药。表寒重,加桂枝、细辛;痰鸣气逆,加射干、葶苈子、紫苏子祛痰降气平喘;痰稠黄胶黏,加黄芩、前胡、瓜蒌仁清化痰热。

(四)风痰袭肺——三子养亲汤加减

三子养亲汤出自《皆效方》,由紫苏子、白芥子、莱菔子组成,具有温肺化痰、降气消食之功效。《症因脉治·哮病》言:"哮病之因,痰饮留伏,结成窠臼,潜伏于内,偶有七情之犯,饮食之伤,或外有时令之风寒,束其肌表,则哮喘之症作矣。"《证治汇补》言:"因内有壅塞之气,外有非时之感,膈有胶固之痰,三者相合,闭拒气道,搏击有声,发为哮病。"历代医家认为,该病多因风邪引动伏痰,使气道挛急而致。治疗上选用三子养亲汤加减,常用白芥子温肺利气涤痰;紫苏子降气化痰,止咳平喘;莱菔子行气祛痰;麻黄宣肺平喘;杏仁、僵蚕祛风化痰;厚朴、半夏、陈皮降气化痰;茯苓健脾化痰。此外,若患者痰壅喘急,不能平卧,加用葶苈子、猪牙皂泻肺涤痰,必要时可暂予控涎丹以泻肺祛痰;若患者感受风邪而发作哮喘,可加紫苏叶、防风、苍耳草、蝉衣、地龙等祛风化痰之品。

(五)肝郁气滞——半夏厚朴汤加减

半夏厚朴汤出自《金匮要略》,由半夏、厚朴、茯苓、生姜、紫苏叶组成,具有行气散结、降逆化痰之功效。早在《内经》中就有情志致哮的论述,例如《素问·经脉别论》曰:"有所坠恐,喘出于肝""有所惊恐,喘出于肺。"《医学实在易·哮证》曰:"哮喘之病……动怒,动气易发。"隋代巢元方曾云:"夫逆气者,因怒则气逆,甚则……有逆气不得卧而息有音者",故情志不遂,肝肺气机升降失常,木叩则金鸣,可见胸憋满闷、喘鸣气逆。治宜疏肝解郁、降逆平喘。方选半夏厚朴汤加减,方中半夏味辛,性温,入肺胃,化痰散结,降逆和胃,为君药。厚朴味苦、辛,性温,可下气除满,助半夏散结降逆,为臣药。茯苓味甘、淡,可渗湿健脾,以助半夏化痰;生姜味辛,性温,散结,和胃止呕,可制半夏之毒;紫苏叶芳香行气,理肺疏肝,助厚朴行气宽胸、宣通郁结之气,共为佐药。诸药合用,共奏疏肝解郁、降逆平喘之效。

(六)肺脾气虚——六君子汤加减

六君子汤出自《医学正传》,由人参、白术、茯苓、炙甘草、陈皮、半夏组成,具有益气健脾、燥湿化痰之功效。哮病日久,反复发作,正气已伤,累及肺脾两脏,肺虚则卫外不固,易受外邪而发病;脾虚运化失常,易聚湿生痰,留滞于肺。虚哮患者因久病体虚致肺脾两脏亏虚,水液运化失常而痰湿内生,这也是"宿痰"产生的主要原因。治疗上用六君子汤加减以补肺脾之气。方中人参为君药,甘温益气,健脾养胃;以苦温之白术为臣药,健脾燥湿,加强益气助运之力;同时佐以茯苓健脾渗湿,苓术相配,外合陈皮、法半夏理气燥湿化痰,则健脾祛湿之功益著;并以炙甘草益气和中,调和诸药。

(七)上实下虚——苏子降气汤加减

苏子降气汤出自《太平惠民和剂局方》,由紫苏子、半夏、当归、甘草、前胡、厚朴、陈皮、肉桂组成,具有降气平喘、祛痰止咳之功效。《素问·阴阳别论》中记载:"阴争于内,阳扰于外,魄汗未藏,四逆而起,起则熏肺,使人喘鸣",指出了哮喘的临床症状。金元四大家之一朱丹溪认为,"哮喘必用薄滋味,专注于痰",提出哮喘"未发以辅助正气为主,既发以攻邪气为急"。《太平惠民和剂局方》记载:"治男女虚阳上攻,气不升降,上盛下虚,膈壅痰多,咽喉不利,咳嗽,虚烦引饮,头目昏眩,腰痛脚弱,肢体倦怠,腹肚疗刺,冷热气泻,大便风秘,涩滞不通,肢体浮肿,有妨饮食",指出哮喘上实下虚证的主要病机为肾气亏虚,痰湿伏肺,复感邪气或饮食不当、情志刺激、体虚劳倦等诱因而发,致痰蕴气道,肺气宣降功能失司。病位之标在肺,之本在肾。方中苏子降气平喘,祛痰止咳,为君药;半夏燥湿化痰降逆,厚朴下气宽胸除痞,前胡下气祛痰止咳,三药共助紫苏子降气平喘之功,为臣药,君臣相配,以治上实(痰湿蕴肺);肉桂温补命门之火,纳气平喘,以治下虚(肾气虚寒);当归既治咳逆上气,又养血补肝润燥,同肉桂共起温补下虚之效;陈皮燥湿祛痰;甘草止咳,调和诸药。全方标本兼顾、上下并治,而以治上为主,使痰消气降,咳喘自平。

(八)肾阳亏虚——金匮肾气丸加减

金匮肾气丸出自张仲景《金匮要略》,由肉桂、附片、熟地黄、山药、丹皮、山茱萸、泽泻、茯苓组成,具有温补肾阳、化气行水之功效。《金匮要略·痰饮咳嗽病脉证并治》记载:"夫短气有微饮,当从小便去之,苓桂术甘汤主之,肾气丸亦主之。"金匮肾气丸为阴中求阳的代表方剂。方中附子性热,能够温阳养肾;桂枝味辛、甘而药性温和,能够温通阳气,与附子合用能补足肾阳之虚,助阳气化生,为方中君药;熟地黄有滋阴补肾作用,配合山药与山茱萸滋补肝肾而养益精血,共为臣药;君药与臣药互相配伍,可补肾填精,温肾助阳,以阴中求阳之法增补肾之阳气,以达到温而不燥的效果。肾气丸纳桂附于滋阴剂中十倍之一,"意不在补火,而在微微生火,即生肾气也"。泽泻与茯苓能渗湿利水,配合桂枝能够温化痰饮;丹皮味苦而性偏寒,能够入血分,配合桂枝调和血分郁滞。多药合用,能补阳气之弱而化水,滋阴气之虚而生气;亦能振奋肾之阳气,使气化复常,则喘症自除。

(九)表邪不解,下之则喘——桂枝加厚朴杏子汤加减

桂枝加厚朴杏子汤出自张仲景《伤寒杂病论》,由桂枝、芍药、炙甘草、厚朴、杏仁、生姜、红枣组成,具有解肌祛风、降气定喘之功效。《伤寒论》记载:"喘家作,桂枝汤加厚朴、杏子佳""太阳病,下之微喘者,表未解故也,桂枝加厚朴杏子汤主之"。临床运用《伤寒论》之经典方桂枝加厚朴杏子汤原方治疗哮喘,起到调和营卫、降气化痰、定喘止咳等作用。炙厚朴辛温,下肺气,可消痰涎而平咳喘;杏仁苦温,苦泄降气,止咳定喘;桂枝辛温,温通卫阳而解肌祛风;芍药苦酸微寒,能益阴和营,桂芍合用,共奏调和营卫之功;生姜配桂枝以化阳,大枣配芍药以合营,共奏解肌祛风、调和营卫、行气平喘之功。

第四节　支气管哮喘的诊疗思路

支气管哮喘是由多种炎症细胞、气道结构细胞和细胞组分参与的一种气道慢性变态反应性炎症性疾病,临床以喘息、气急、胸闷或咳嗽等为主要症状,多于夜间和清晨发作或加剧,是呼吸内科常见病。有统计显示,全球约有 3 亿支气管哮喘患者,

我国约有 4 570 万支气管哮喘患者。本病严重影响了人们的生活,给患者造成沉重的经济负担和精神压力。西医治疗哮喘主要使用吸入型激素、支气管扩张剂解痉平喘,其副作用不容忽视。中药较西药在治疗哮喘方面具有效果显著、毒副作用小、防止复发等特点,因此,越来越广泛地被运用于临床。

一、病机

中医古籍中有大量关于"哮病""喘证"病机认识的描述。朱丹溪首次提出"哮喘"这一病名,并被后代医家认同且沿用至今,他提出"哮喘专主于痰"。张教授结合临床实践,发现哮病病机较复杂,与先天禀赋、体质、外邪、饮食、环境、情志等因素密切相关。哮病的发生多为外感之邪侵袭,引动体内"伏痰",再加上肺失宣降,使痰气搏结于气道,致风盛挛急而发病。"伏痰"为哮病发病的夙根,多因脏腑功能阴阳失调,水液输布障碍,在肺内凝聚成痰。外邪侵袭多以风邪为主,而风邪又善行数变,因此哮病具有骤然起病、病后可迅速缓解的特点。张教授认为,哮病病程缠绵往往会给患者带来巨大的心理压力,而肝主疏泄,可调畅情志。因此,在哮病的治疗中必须重视"治肝",临证应多加疏肝理气药。

张教授认为,哮病缓解期多呈本虚标实、虚实夹杂之特点。本虚即以肺脾肾三脏亏虚为主,病久肺失治节,累及心肝,即"五脏皆可致喘,非独肺也";标实多与痰瘀密切相关,而痰瘀等主要病理因素的形成又与肺脾肾三脏俱虚密切关联。哮喘病程反复缠绵,久病必瘀,痰瘀互结导致疾病进展。心经、肝经、脾经、肾经与舌直接关联,肺经上通咽喉连于舌本。因此,张教授诊病必观患者舌下络脉,见舌下络脉色暗、迂曲,方中多加入丹参、川芎,两者均入心、肝经;川芎辛温,可活血行气止痛;丹参苦寒,可活血凉血、通经止痛;两者合用,一温一寒,一辛一苦,共奏活血化瘀之功效。

二、证治特点

张教授认为,治疗哮病应遵从"未发以扶正气为主、既发以攻邪气为急"的原则。急性发作时应兼顾补虚,缓解期兼顾祛瘀化痰。

(一)急则攻邪治标,祛痰利气通窍

张教授认为,哮病急性发作时应首辨寒热。冷哮多因感寒或素体阳虚复感外邪而发,症见喘促咳嗽、胸闷憋气、痰白清稀、口淡不渴、苔薄白、脉浮紧,临证以小青龙汤合三拗汤加减,常用麻黄、杏仁、五味子、细辛、干姜、射干、半夏、陈皮、茯苓、百部、炙甘草等药。痰涎色白、量多、质稠,兼脘痞纳差者,以三子养亲汤加减。热哮多因感受风热之邪或感受寒邪后寒邪入里化热,肺热炽盛,炼液成痰,痰壅气道,使气机升降失调,症见胸闷喘息、咳嗽气急、喉间痰鸣、痰色黄或白兼稠厚且排吐不利、汗出明显、舌红、苔黄腻、脉滑,治疗上重清热化痰宣肺,多以麻杏石甘汤合定喘汤加减,常用麻黄、杏仁、石膏、黄芩、紫苏子、葶苈子、桑白皮、款冬花等药。喘息明显,可加旋复花、代赭石。

肺开窍于鼻,故哮病患者多有鼻痒、打喷嚏、鼻塞流涕等症状。张教授认为,鼻窍不利常是诱发和加重哮病的重要因素,通过通利鼻窍来宣畅肺气,有利于缓解和控制哮喘症状。鼻塞明显,常用辛夷、苍耳子、细辛宣通鼻窍;鼻涕多,加白芍、白芷;鼻

流浊涕,加鱼腥草、黄芩、连翘清泻肺热。肺与大肠互为表里,阳明经通畅则肺气肃降正常,肺气降则喘自止。大便偏干或便秘属热者,多用大黄、瓜蒌仁、黄芩、生石膏、葶苈子、紫苏子、莱菔子通腑泄热,使咳喘平息。

(二)缓时扶正固本,补肺兼治脾肾

张教授认为,哮病缓解期的治疗当宗朱丹溪"未发以扶正气为主"之说,即肺脾肾三脏同治,考虑到痰饮、瘀血贯穿哮病发病的全过程,故祛痰活血很关键。张教授临证常以哮喘平冲剂加减化裁,哮喘平冲剂(由山药、白术、蛤蚧、麻黄、木蝴蝶、紫苏子、川芎等组成)是张教授的临床经验方。方中山药补益肺肾气阴,蛤蚧补肺气、助肾阳、定喘咳,二者共为君药;白术为"脾脏补气健脾第一要药",专入脾胃,可培土生金,为臣药;麻黄既能外开腠理,又能内降上逆之气,平喘之力较强;木蝴蝶清肺化痰止咳;紫苏子擅于降肺气、化痰涎;川芎辛温香燥,走而不守,可活血祛瘀,四者共为佐药。全方切中病机,辨证缜密,标本兼治,共奏"补益肺脾肾、祛瘀化痰之功",效如桴鼓。

张教授认为,哮病日久多耗气伤阴,致肺阴不足,肺脏失于滋润则阴虚肺燥。虚火灼津为痰,痰浊阻肺,肺失清肃,气逆于上,又可致干咳无痰,临证时常用南北沙参、浙贝母、生地黄、天冬、麦冬、玉竹等养阴润肺止咳。若患者阳气不足,无力温散痰浊,则哮病易反复发作。若患者平素怯寒,手足不温,夜间胸闷咳嗽、喘息明显,呈端坐卧位,口唇暗,舌暗淡,苔白腻,脉细沉,则属阳虚体质,临证常用熟地黄、补骨脂、淫羊藿、制附片等。若患者平素体虚,自汗畏风,易感冒,临证常用黄芪、防风、白术、酒黄精等补气固表。

（三）善用虫类中药，增强解痉药力

哮病迁延不愈，多因"风""痰""瘀"相互影响。张教授根据哮病多有"风""痰""瘀"之特点，在哮病急性发作期或缓解期，喜在组方中加入具有散风、化痰、祛瘀功效的虫类药（如僵蚕、蝉蜕、地龙等）。虫类药为血肉有形之品，其飞者升、走者降，长于入络搜邪、散风解痉、化痰祛瘀，可使气机宣通，络脉通达。现代药理研究证实：虫类药具有抗炎解痉、平喘、改善血液黏稠度、调节机体免疫的功效。

三、病案举例

初诊：李某，青年女性患者，2015 年 12 月首诊。患者支气管哮喘病史 10 年，平素畏寒怕冷，手足不温，亦觉短气、疲乏，痰白质稀，咽喉不利，每于遇冷或异味刺激时发作，发作时胸闷喘息，气短息促，纳寐可，小便清长，大便正常。查体：神清，精神可，咽腔无明显充血，扁桃体无肿大，双肺未闻及干湿啰音，舌淡苔白，舌下络脉见迂曲，脉沉细。西医诊断为支气管哮喘；中医诊断为哮病（肺肾两虚证）。治以补益肺肾之剂。处方：哮喘平加减，药用山药 20 克、黄精 10 克、党参 10 克、白术 10 克、茯苓 10 克、浙贝母 10 克、杏仁 10 克、蛤蚧半对、川芎 10 克、丹参 10 克、防风 10 克、甘草 6 克。7 剂，每日 1 剂，早、晚温服。

二诊：2 周后复诊，患者无咳喘、咽喉不利，畏寒肢冷症状较前好转。故上方去杏仁、木蝴蝶，加诃子。14 剂，每日 1 剂，早晚温服。嘱 2 周后予膏方调理。2016 年夏至开始行冬病夏治穴位贴敷疗法。

按语:肺乃气之主,肾为气之根,脾为先天之本,肾为后天之本。该患者哮病日久,反复发作,伤于肺脾肾三脏,阳气不足以温煦肌腠,可见畏寒肢冷。肺虚不能主气,脾失健运则生痰,肾虚致阳虚水泛,三脏之间相互影响,产生痰瘀等病理产物,上干于肺而致哮病。舌苔脉象均为典型的阳虚证候。方中山药、黄精俱补肺脾肾三脏;党参、白术、茯苓补气健脾,配伍浙贝母、杏仁降气润肺止咳;防风助脾运化及升降气机,使全方补而不滞;蛤蚧味咸、性平,归肺、肾经,善补肺肾定喘,为肺肾虚喘之要药;川芎与丹参相须为用,能增强行气活血化瘀之力,去除瘀血之病理产物。全方共奏补益肺脾肾、活血化痰之功。

三诊:2周后,予患者补益肺脾肾、化痰活血膏方调理。处方:熟地黄300克、黄精300克、山药300克、党参300克、白术300克、茯苓300克、陈皮300克、防风300克、浙贝母300克、百合300克、桔梗300克、杏仁300克、丹参300克、核桃仁300克、阿胶200克、木糖醇100克,上药经过浸泡、煎煮、过滤、浓缩等加工后,用阿胶、木糖醇收膏。嘱患者将膏方置于阴凉处或冰箱内冷藏,每日2次,每次5~10克,感冒或哮喘发作时停服。

2016年6月21日(夏至)患者开始行冬病夏治穴位贴敷疗法。半年后随访,患者诉近半年未发病,乏力、畏寒肢冷等症状较前有明显改善。

第五节　支气管哮喘的中医特色疗法

中医以"天人相应""春夏养阳""治未病"等思想为理论基础,在哮喘防治方面积累了丰富的临床经验,并在临床治疗中取得了良好的疗效。中医在支气管哮喘治疗上具有一定的特色。

中医特色疗法有膏方、穴位贴敷、艾灸、穴位注射、穴位埋线等方法。此外,还有刺络拔罐、中医内外结合等多种治疗方法都对支气管哮喘有良好的效果。

一、哮喘的辨证施治

(一)发作期

1. 冷哮证

症状:喉中哮鸣如水鸡声,呼吸急促,喘憋气逆,胸膈满闷如塞,咳不甚,痰少,咯吐不爽,色白而多泡沫,口不渴或渴喜热饮,形寒怕冷,天冷或受寒易发,面色青晦,舌苔白滑,脉弦紧或浮紧。

治法:宣肺散寒,化痰平喘。

方药:射干麻黄汤或小青龙汤加减。方中麻黄、射干宣肺平喘,化痰利咽;干姜、细辛、半夏温肺化饮,降止咳;紫菀、款冬花化痰止咳;五味子收敛肺气;大枣、甘草和中。

随症加减:葶苈子、苏子泻肺降逆,酌加杏仁、白前、橘皮等化痰利气;咳逆上气、汗多,加白芍敛肺。

2. 热哮证

症状:喉中痰鸣如吼,喘而气粗息涌,胸高胁胀,咳呛阵作,咯痰色黄或白,黏浊稠厚,排吐不利,口苦,口渴喜饮,汗出,面赤,或有身热,甚至有好发于夏季者,舌苔黄腻,质红,脉滑数或弦滑。

治法:清热宣肺,化痰定喘。

方药:定喘汤或越婢加半夏汤加减。药选麻黄、黄芩、桑白皮、杏仁、半夏、款冬花、紫苏子、白果、甘草等。

随症加减:表寒外束、肺热内郁,加石膏配麻黄解表清里;肺气壅实、痰鸣息涌,不得平卧,加葶苈子、广地龙泻肺平喘;肺热壅盛,痰吐稠黄,加海蛤壳、射干、知母、鱼腥草以清热化痰;兼有大便秘结,加用大黄、芒硝、全瓜蒌、枳实以通腑利肺;若病久热盛伤阴、气急难续、痰少质黏、口咽干燥、舌红少苔、脉细数,当养阴清热化痰,加沙参、知母、天花粉。

3. 寒包热哮证

症状:喉中哮鸣有声,胸膈烦闷,呼吸急促,喘咳气逆,咯痰不爽,痰黏色黄,或黄白相兼,烦躁,发热,恶寒,无汗,身痛,口干欲饮,大便偏干,舌苔白腻罩黄,舌尖边红,脉弦紧。

治法:解表散寒,清化痰热。

方药:小青龙加石膏汤或厚朴麻黄汤加减。药选麻黄、石膏、厚朴、杏仁、生姜、半夏、甘草、大枣等。

随症加减:表寒重,加桂枝、细辛;喘哮、痰鸣气逆,加射干、葶苈子、紫苏子祛痰降气平喘;痰吐稠黄胶黏,加黄芩、前胡、瓜蒌皮清化痰热。

4. 风痰哮证

症状:喉中痰涎壅盛,声如拽锯,或鸣声如吹哨笛,喘急胸满,但坐不得卧,咯痰黏腻难出或咯白色泡沫痰,无明显寒热倾向,面色青暗,起病多急,常倏忽来去,发前自觉鼻、咽、眼、耳发痒,喷嚏、鼻塞、流涕,胸部憋塞,随之迅即发作,舌苔厚浊,脉滑实。

治法:祛风涤痰,降气平喘。

方药:三子养亲汤加味。药选白芥子、紫苏子、莱菔子、麻黄、杏仁、僵蚕、厚朴、半夏、陈皮、茯苓等。

随症加减:痰壅喘急、不能平卧者,加葶苈子、猪牙皂泻肺涤痰,必要时可暂予控涎丹泻肺祛痰;感受风邪发作者,加紫苏叶、防风、苍耳草、蝉衣、地龙等祛风化痰。

5. 虚哮证

症状:喉中哮鸣如鼾,声低,气短息促,动则喘甚,发作频繁,甚则持续喘哮,口唇、爪甲青紫,咯痰无力,痰涎清稀或质黏起沫,面色苍白或颧红唇紫,口不渴或咽干口渴,形寒肢冷或烦热,舌质淡或偏红或紫暗,脉沉细或细数。

治法:补肺纳肾,降气化痰。

方药:平喘固本汤加减。药选党参、黄芪、胡桃肉、沉香、脐带、冬虫夏草、五味子、紫苏子、半夏、款冬花、橘皮等。

随症加减:肾阳虚者加附子、鹿角片、补骨脂;肺肾阴虚者,配沙参、麦冬、生地黄、当归;痰气瘀阻、口唇青紫者,加桃仁、虎杖;气逆于上、动则气喘者,加紫石英、磁石镇纳肾气。

(二)缓解期

1. 肺脾气虚证

症状:气短声低,喉中时有轻度哮鸣,痰多质稀,色白,自汗,怕风,常易感冒,倦怠无力,食少便溏,舌质淡,苔白,脉细弱。

治法:健脾益气,补土生金。

方药:六君子汤加减,药选党参、白术、山药、薏苡仁、茯苓、法半夏、橘皮、五味子、甘草等。

临证加减:表虚自汗,加炙黄芪、浮小麦、大枣;怕冷、畏风、易感冒,加桂枝、芍药、附片;痰多,加前胡、杏仁。

2. 肺肾两虚证

症状:短气息促,动则为甚,吸气不利,咯痰质黏起沫,脑转耳鸣,腰酸腿软,心慌,不耐劳累。或五心烦热,颧红,口干,舌质红少苔,脉细数;或畏寒肢冷,面色苍白,舌苔淡白,质胖,脉沉细。

治法:补肺益肾。

方药:生脉地黄汤合金水六君煎加减。药选熟地黄、山萸肉、胡桃肉、人参、麦冬、五味子、茯苓、甘草、半夏、陈皮等。

临证加减:肺气阴虚者,加黄芪、沙参、百合;肾阳虚者,酌加补骨脂、淫羊藿、鹿角片、制附片、肉桂;肾阴虚者,加生地、冬虫夏草。另可常服紫河车粉补益肾精。

二、膏方治疗哮喘

膏方能调补脏腑,增强体质,可使肺卫固、肾气纳、瘀血通、痰浊祛,且携带方便。因此,膏方治疗受到越来越多患者的关注。膏方可一年四季服用,但一般冬季服用的效果更好。膏方治疗充分体现了"未病先防、既病防变"的治则,它注重针对患者的整体情况进行调治。扶正补虚、化痰祛瘀是防治哮喘膏方的组方原则,用药须虚实兼顾、寒热得宜、气血同调,才能达到阴阳平衡的目的。临床上治疗哮喘的膏方中多用黄芪、党参配伍或四君子汤加减,以补气健脾,扶正固本;以巴戟天、淫羊藿、何首乌助肾阳,填精益髓;并辅以半夏、陈皮止咳化痰,川芎、芍药、桃仁活血化瘀;同时,可加入理气药或者消食药,如木香、青皮、乌药、佛手、玫瑰花、厚朴、砂仁、山楂、炒麦芽、炒谷芽、乌梅等,以达到补而不滞、滋而不腻的效果。

治疗哮病不仅要缓解发作期的症状,而且要防止疾病反复发作,甚至从根本上祛除发病夙根。有学者认为,哮喘本虚标实,治疗宜分清缓急,祛邪重在化痰、调气、祛风,根本在温肺脾肾之阳,并以血肉有情之品滋阴填精。有研究者自拟益肾固本膏(药物有熟地黄、山茱萸、山药、淫羊藿、菟丝子、枸杞、肉桂、白芍、党参、黄芪、黄精、白术、茯苓、紫苏子、法半夏、穿山龙、陈皮、降香等)治疗缓解期 42 例肾虚型支气管哮喘患者。结果显示,此膏方可减少患者哮喘发作的次数,提高 ACT 评分,有利于控制哮喘。还有研究者自拟固本止喘膏(药物有太子参、麦冬、五味子、黄芪、党参、白术、茯苓、甘草、紫菀、款冬花、地龙、白芍、玄参、丹皮、川贝母、陈皮、半夏)治疗支气管哮喘患者 35 例。结果显示,此方能明显提高疗效,有效降低患者 IgE 水平,大大降低支气管哮喘发作的次数。

膏方治疗支气管哮喘疗效良好。与西药激素治疗相比,膏方在治未病和补益脾胃上有良好的疗效。但膏方对哮喘患者的分型尚待完善,中医药治疗哮喘的作用机制目前尚不十分明确,仍需要我们更深入地进行研究。

三、中药穴位贴敷疗法治疗哮喘

中药穴位贴敷疗法是以中医经络学说为理论基础,将中药研制成膏状或糊状,再贴敷于腧穴,通过对穴位的刺激及促进皮肤组织对药物有效成分的吸收来达到治疗目的。中药穴位贴敷疗法具有调和气血、温阳护表、疏经通络、平衡阴阳的作用。研究表明,药物及经穴是影响疗效的主要因素,贴敷的时间对疗效并无明显的影响,故一年四季都可采用该疗法。也有研究证明,冬病夏治穴位贴敷疗法对阳虚质体质患者的疗效最明显。

清代张璐在《张氏医通》中记载有"冷哮方(药物有白芥子、延胡索、甘遂、细辛、姜汁)"。现代医家治疗支气管哮喘选用的冬病夏治穴位贴敷方多在此基础上加减而成,随症加减的药物还有麻黄、肉桂、冰片、大黄、半夏、紫苏子等。研究发现,中药穴位贴敷疗法主要是通过调节细胞因子的分泌来纠正 Th_1/Th_2 细胞的失衡,从而抑制 IgE 介导的变态反应,减少气道炎症及调整神经介质的释放,改善机体免疫功能,达到防治支气管哮喘的作用。中药穴位贴敷疗法虽起效较慢,但作用持久,对预防支气管哮喘复发、降低副作用具有重要的意义。我们在临床中发现,目前中药穴位贴敷疗法尚无统一的诊断标准及疗效判定标准,且存在制剂制作水平参差不齐、药物吸收效率低下、对皮肤刺激性较大等问题。因此,今后我们仍需在中药穴位贴敷疗法的诊断规范、剂型制作标准和疗效判定标准等方面加大研究力度。

四、艾灸疗法治疗哮喘

艾灸疗法是指用艾绒或艾条等在人体特定部位(腧穴)上烧灼、熏熨,借助灸火的热力及药物的作用刺激经络腧穴来达到防治疾病的目的。有研究发现,热敏灸能有效地改善慢性持续期支气管哮喘患者的肺功能。其主要作用机制是通过艾灸热量渗透作用于背部腧穴及背部脊神经纤维,进而调节交感神经纤维,改善肺通气功能,达到防治哮喘的作用。此外,热敏灸还可以通过降低血清嗜酸性粒细胞阳离子蛋白、一氧化氮水平,减少痰嗜酸性粒细胞,进而减轻气道炎症。还有研究发现,艾灸疗法可通过降低哮喘大鼠模型的 CD_8^+、CD_4^+ 水平,降低血清 IgE、IL-1 水平,升高 $IL-2R\alpha$,干预哮喘的免疫紊乱和控制气道炎症反应来降低支气管哮喘的发病率。研究者还发现,三伏天隔姜灸治疗支气管哮喘的疗效十分显著。

五、穴位注射疗法治疗哮喘

穴位注射疗法是指将药物注入人体腧穴内来治疗疾病和预防疾病的方法,其可发挥针刺治疗和药物治疗两方面的作用。有研究者观察卡介苗多糖核酸穴位注射对支气管哮喘患者的疗效,取足三里(双)、定喘(双)四个穴位。观察发现,降低支气管哮喘的作用机制可能与 T 细胞亚群中 CD_4^+ 下降、CD_8^+ 升高及降低外周血中 IgE 含量有关。还有研究发现,黄芪注射液穴位注射可在一定程度上抑制哮喘大鼠 P39 MAPK 信号通路,减少 $TNF-\alpha$ 的产生,并在一定程度上调整 Th_1/Th_2 类细胞因子等的失衡来改善哮喘大鼠的气道炎症。此外,有研究还发现,穴位注射疗法联合其他药物治疗支气管哮喘有明显的疗效。

六、穴位埋线疗法治疗哮喘

穴位埋线疗法是指在中医经络学的指导下,通过针具和药线对特定腧穴产生刺激效应,从而达到治疗疾病的目的。此疗法具有疏通经络、调和气血、调整脏腑、平衡阴阳的作用。为探讨穴位埋线对支气管哮喘大鼠的作用机制,研究者选用肺俞、肾俞、膻中三个穴位进行埋线。结果显示,简易穴位埋线组大鼠的哮喘症状、炎症病理均有改善,其作用机制可能与抑制哮喘大鼠 $NK-\kappa B$ 的活性、下调 $ICAM-1$ 的表达、减少肺组织中炎症细胞的聚集和浸润有关。

七、刺络拔罐疗法治疗哮喘

刺络拔罐疗法是指在相应部位消毒后,使用采血针或三棱针在皮肤上点刺出血,再将火罐吸附于点刺部位使之出血的治疗方法。刺络拔罐疗法具有疏经通络、活血祛瘀、调整阴阳的作用。现代研究还表明,刺络拔罐疗法通过对皮肤和毛细血管感受器的刺激作用,将神经系统反馈传导至大脑皮质,从而调节神经系统的平衡。哮喘防治多取穴胸背部,通过刺络拔罐对交感神经产生兴奋作用,并抑制副交感神经兴奋,进而减轻内脏平滑肌痉挛,缓解哮喘症状,改善机体缺氧状态。此外,刺络拔罐疗法还可通过神经体液调节,改善局部组织的血液循环和新陈代谢,促进组织细胞修复和再生,从而有利于炎性渗出物的代谢而消除水肿。研究者对刺络拔罐疗法治疗支气管哮喘持续期的作用机制进行了研究,发现此疗法可能通过降低机体 IgG 抗体水平,改变 T 淋巴细胞亚群中 CD_4^+、CD_8^+、CD_4^+/CD_8^+ 值,具有抗过敏、改善气道炎症、降低气道高反应性、提高机体免疫力的作用,有利于哮喘症状的长期稳定。还有研究者总结临床运用刺络拔罐治疗支气管哮喘的经验,即针刺取穴大杼、风门、肺俞、厥阴俞、督俞、膈俞、华佗夹脊穴;其中风门、肺俞、膈俞行刺络拔罐疗法。每天治疗 2 次,12 次为一个疗程。结果显示,临床治愈 498 例,控制 646 例,好转 198 例,无效 58 例,总有效率达 95.9%。结果表明,刺络拔罐疗法治疗支气管哮喘疗效显著,值得进一步推广。

八、联合疗法治疗哮喘

除单独使用上述方法治疗支气管哮喘外,还有很多研究者将上述方法联合起来治疗支气管哮喘。

(一)刺络拔罐疗法联合中药穴位贴敷疗法

研究者将穴位贴敷疗法设为对照组,治疗组在中药穴位贴敷疗法的基础上加刺络拔罐疗法,比较两组患者治疗前后中医症状积分、哮喘控制测试评分及肺功能指标的变化。研究结果表明,治疗组有效率高达97.73%,明显优于对照组的84.09%,刺络拔罐疗法联合中药穴位贴敷疗法可有效缓解支气管哮喘临床症状,改善患者肺功能。

(二)穴位注射疗法联合中药穴位贴敷疗法

研究者将患者随机分为对照组和治疗组,对照组使用常规西药治疗,治疗组采用黄芪注射液穴位注射疗法联合中药穴位贴敷疗法,治疗2周后,比较两组的临床疗效、炎症因子水平、免疫指标水平及p38MAPK表达水平。研究结果显示,黄芪注射液穴位注射疗法联合中药穴位贴敷疗法可通过抑制p38MAPK表达水平,调节患者免疫力,改善患者支气管哮喘炎症反应,从而缓解其临床症状。

（三）穴位埋线疗法配合中药穴位贴敷疗法

研究者将 126 例支气管哮喘患者随机分成穴位埋线疗法配合中药穴位贴敷疗法治疗组和西药对照组，治疗组采用穴位埋线 2 周 1 次，共 3 次，同时配合中药穴位贴敷疗法，穴位贴敷每10 天左右 1 次，每年伏天 4～6 次即可。3 个伏天为一个疗程。对照组采用氯化铵 0.3～0.6 克（每天 3 次）、控释茶碱口服按每公斤体重 6～10 毫克给药、二丙酸倍氯米松吸入治疗。结果显示，治疗组总有效率为 95.47%，明显优于对照组总有效率78.26%。运用中药穴位贴敷疗法配合穴位埋线疗法治疗支气管哮喘是通过调整人体内在的自我修复能力来提高人体免疫力和抗过敏能力的方法，值得临床推广。

总之，目前我国支气管哮喘患者人数呈增长趋势，成人哮喘患者 ICS 治疗的依从性较差，ICS 治疗的依从性仍有待于提高。哮喘患者焦虑、抑郁情绪的程度受年龄、每次住院天数和住院次数、病情严重程度的影响。因此，及早对患者进行心理评估，并将心理干预介入临床治疗有助于减少患者心理疾病的发生。长期使用激素治疗的患者可能会出现声音嘶哑、口咽念珠菌病、咳嗽、咽部炎症、骨质疏松等不良反应。与此同时，中医药疗法形式多样（如中药穴位贴敷疗法、膏方治疗等），且临床效果较好，正日益受到广大患者的欢迎。因此，今后我们可进一步加强中医药的相关研究，发挥中医药辨证论治的优势。

第六节　支气管哮喘的预防和调摄

支气管哮喘是一种气道慢性炎症性疾病,病因复杂,病程较长,病情迁延缠绵,属临床较为难治的呼吸系统疾病。患者除接受正规治疗外,还要做好日常调理与自我预防,才能避免疾病的反复发作。

一、饮食调护

"肺与大肠相表里",饮食会影响患者的肺功能。哮喘患者日常饮食宜以清淡为主,避免摄入寒凉、辛辣刺激性食物或高糖、高脂肪、高盐食物等,宜少量多餐,不可一顿吃得过饱。饮酒能诱发哮喘发作和加重哮喘病情。有研究发现,即使少量饮酒,也会对支气管哮喘患者带来很多不利影响。经常饮酒者由于大量酒精进入体内,可致多系统功能失调,并出现组织代谢的抑制,肾上腺皮质功能降低,皮质激素分泌减少,可再次诱发哮喘发作。故支气管哮喘患者不应饮酒,特别是激素依赖性支气管哮喘患者应禁酒。一时难以做到的患者,也要减少饮酒量,分阶段戒酒。

食物对哮喘的作用亦是双重的,一方面饮食不当会诱发哮喘,另一方面合理饮食有助于增强患者体质,可控制哮喘的发作。目前研究认为,增加抗氧化营养素的摄入对哮喘患者有益,如胡萝卜素、维生素 A、维生素 C、维生素 E 及微量元素镁、微量元素硒等有助于清除氧自由基,减轻支气管痉挛,同时可增强机体的免疫力。富含维生素 C 的新鲜蔬菜和水果有柑、橘、橙、西红柿、菠菜、大白菜等;富含维生素 A 的食物有动物肝脏、蛋黄、菠菜、芹菜等;富含维生素 E 的食物有各种鱼类;微量元素镁在核桃、花生、松子等坚果类食物中含量较高;微量元素硒在海带、海蜇中含量较丰富。且百合、丝瓜、竹笋、萝卜、鲜莲子、藕、蜂蜜、梨等有止咳平喘润肺的功效,亦可作为支气管哮喘患者的辅疗食物。哮喘发作期间,患者应注意多补充水分和选择清淡流质饮食,这是因为哮喘患者发病时呼吸加快加深,常伴有出汗,已处于程度不等的失水状态。体内水分不足可使痰液变得黏稠而不易咳出,甚至形成痰栓,堵塞小支气管,致使患者呼气更加困难,这样又会加重哮喘。所以,适量饮水是支气管哮喘患者重要的自我保健措施,当哮喘发作时患者应有意识地多饮水。

二、环境调护

避免诱因是哮喘防治的首要步骤。诱发患者哮喘发作的因素各不相同,因此,患者应仔细回忆每次哮喘发作前所处的环境、接触和吸入了什么物质、进食了哪些食物和药品,以及进行了什么活动,从而有助于判断引起哮喘发作的诱因,特别是那些经正规药物治疗但疗效不佳的患者更应仔细寻找哮喘的诱发因素。

在哮喘缓解期,患者还可通过过敏原检测找出诱因。吸入过敏原是引起支气管哮喘的主要因素,故平时应尽可能消除生活环境中的过敏原。如果难以消除,也应尽量避免接触。须注意以下事项:

（一）尘螨

尘螨是夜间哮喘发作的主要诱因。所以患者应勤洗勤晒家居用品,如地毯、被单、床单和窗帘等。室内家具力求简单、洁净,不使用呢绒原料制作的沙发和窗帘。室内勿悬挂壁毯,地面勿用羊毛地毯及草垫等。注意室内定时通风。室内清扫时,应使用强力吸尘器或使用潮湿方法,勿用干布或鸡毛掸子,以免扬起灰尘。所有可洗涤的卧具(如床罩、被套、毛巾被和枕巾等)应每隔 7~10 日用 55°以上的热水烫洗 10~20 分钟,以杀死尘螨。100°热水可使致敏蛋白变性,清洁效果会更好。

此外,可将室内湿度控制在 50% 以下,可减少尘螨的繁殖。有过敏体质的哮喘儿童不要接触毛绒玩具,或将毛绒玩具放在塑料袋内,再放入冰箱中冷冻几小时,这样尘螨就会全部被冻死。

（二）花粉

花粉在空气中飘散具有地域性、季节性和昼夜变化的特点。在花粉飘散季节,支气管哮喘患者应尽量避免室外活动。有条件者可净化室内空气。严重的花粉过敏性哮喘患者还可考虑移地预防。此外,患者应避免在室内养花,尤其是菊科植物等。

三、体位调护

适当的体位对治疗疾病、减轻症状、进行检查和预防并发症有良好的作用。哮喘发作时,家人可协助患者采取合适的体位如半卧位或坐位,并通过吸入药物来缓解症状。

四、心理调护

支气管哮喘患者发病日久会对疾病产生恐惧心理,所以医务人员及家人在护理支气管哮喘患者时,要了解患者的痛苦,照顾患者的情绪,多给予其关心。医护人员可通过按摩患者背部来缓解其不适症状,并通过宣教疾病知识等方式使患者放松心情,配合治疗。

五、戒除烟酒

香烟中包括的有害物质多达 200 种,例如一氧化碳、二氧化碳、一氧化氮、尼古丁、丙烯醛等。吸入这些有害物质,会加重呼吸道黏膜的炎症,引发哮喘。因此,哮喘患者应及早戒烟。吸烟也会影响哮喘患者治疗的效果,如会降低糖皮质激素的功效。

酒能扩张外周血管,加快心跳,加大耗氧量,加重肺的供氧负担,所以,支气管哮喘患者亦应戒酒。

六、适量运动

许多哮喘患者因为患病而不敢参加体育活动。长期活动量的减少,不仅会导致患者身体抵抗力下降、肺功能下降,而且也会引起患者变得孤僻、内向。这些情况都会给哮喘治疗带来不利的影响。实际上,在缓解期进行适当的体育运动对哮喘病患者来说不仅是安全的活动,而且是治疗内容的一部分。经常锻炼有助于保持肺组织的弹性,增加呼吸肌的力量,增加肺活量,改善肺的通气和换气功能,进而改善患者的体质,提高其抗病能力和对环境的适应能力。同时,还可改善其情绪。

在缓解期,哮喘患者可参加一些轻松的体育锻炼,如步行、慢跑、骑自行车、游泳等,可在轻松、愉快的心境中达到锻炼身体的目的。值得推荐的运动方式还有全身性保健运动,常见的有广播操、太极拳等。根据体力情况,先选择一二项进行,然后再有计划地增加运动量。以步行为例,逐渐扩大步行距离,加快步行速度和减少中间休息次数。如果情况许可,在步行的基础上还可适当增加慢跑。为预防感冒,可有意识地增加对寒冷的适应力的训练,如从炎热夏季就开始用冷水洗脸,一直坚持到寒冬腊月。再如,太极拳是哮喘患者康复的最好运动项目。锻炼后,两臂、手腕、肩、背、腹等全身肌肉都得到放松,柔和的动作会使人感到心情舒畅,从而使哮喘患者情绪稳定,有助于减轻或避免哮喘发作。常打太极拳对保持肺组织的弹性、胸廓的活动度、肺的通气功能及氧与二氧化碳的代谢功能均有很好的作用。

具体选择何种体育锻炼方式因人而异,同时也要注意预防一些危险因素。不要选择在临街的马路边、花粉过多的花丛旁以及气温变化较大的早晚进行锻炼。冬天进行户外运动时,可用纱巾或口罩遮盖鼻子和口部。避免在水温过低的泳池中游泳,因为水温过低也可诱发哮喘。

此外,哮喘患者锻炼前不宜进食太多。有调查显示,运动前2小时饮食过多会增加过敏症的发病率,患者会更容易发生气管痉挛。其次,运动量和运动强度过大也是诱发哮喘的常见原因。因此,哮喘患者锻炼时应量力而行,循序渐进,才能实现增强体质、减少疾病发病的目的。

七、中医药治疗

中医治疗支气管哮喘有一定的优势。中药僵蚕、山药、蝉衣、知母、浙贝母、枇杷叶、百合、炙甘草、防风、黄精、绞股蓝等都有较好的疗效。

针灸主要用于预防哮喘复发的治疗。哮喘患者主要在秋冬季节更替时发病。根据中医基础理论,临床常采取冬病夏治穴位贴敷疗法,即在每年夏季三伏天进行穴位贴敷,疗效较好。

此外,在缓解期辨证服用膏方也有助于提高患者的免疫力。

总之,对支气管哮喘患者的调护应从日常生活入手,尽可能使患者避免接触诱发因素。通过对患者进行疾病健康教育,使患者面对现实,增强体质,配合治疗,进而控制症状,提高其生活质量。

第七节 自拟方——哮喘平冲剂

一、哮喘平冲剂概述

哮喘平冲剂乃张教授临床治疗哮喘经验方。张教授基于哮喘"虚—痰—瘀"理论,结合中药现代药理学知识和临床经验,创制了哮喘平冲剂。全方由山药、白术、蛤蚧、木蝴蝶、麻黄、紫苏子、川芎等药物组成,具有益气活血、化痰平喘之功效。

二、哮喘平冲剂的组方立义

(一)哮喘以肺脾肾虚损为本

中医历代医家多强调哮喘的宿根在于痰阻气闭,但哮喘反复发作、缠绵难愈的本质是肺脾肾三脏虚损。《医方集解》云:"哮虽为肺病,然肺金以脾土为母,故肺中之痰浊亦以脾中之湿为母",并有"脾为生痰之源、肺为贮痰之器"之说。《类证治裁》曰:"肺为气之主,肾为气之根,肺主出气,肾主纳气,阴阳相交,呼吸乃和,若出入升降失常,斯喘作焉",明确阐明了哮喘发病与肺肾的关系密切。张教授认为,哮喘发作的宿根虽然在肺,但其缠绵难愈的本质在肺脾肾三脏虚损,痰阻气闭是标,本虚标实、虚实夹杂可谓哮喘病机的关键。

(二)痰瘀为标

历代医家认为,哮喘的发生及反复发作的症结是痰。朱丹溪说:"哮喘专主于痰。"痰由人体津液不归正化,凝聚而成,如伏藏于肺,成为发病的潜在夙根。每遇各种诱因如气候、饮食、情志、劳累变化时诱发。然瘀血与哮喘的发生也有密切的联系。叶天士说:"久发、频发之恙,必伤及络,络乃聚血之所,久病必瘀闭。"现代医家认为,哮喘之宿根为痰凝血瘀伏藏于肺,治疗应运用痰瘀同治法以肃降肺气,改善肺脏之气血循环。哮喘患者运用温阳药能缓解气道平滑肌痉挛,增强机体抵抗力,减少气道炎症,改善气道阻塞,从而达到平喘的目的。涤痰祛瘀能直接疏通气道壅塞及血脉瘀痹,对缓解支气管痉挛、改善缺氧现象有显著的疗效。张教授基于哮喘"虚—瘀—痰"理论,自拟哮喘平冲剂治疗支气管哮喘,在临床取得较好的疗效。

三、哮喘平冲剂的组方分析

(一)山药

山药,味甘,性平,归脾、肺、肾经,具有益气养阴、补脾肺肾、固精止带之功效。山药含糖、蛋白质、氨基酸、皂荚类、黄酮类、多酚、酯类、尿囊素、甘露聚糖、山药素、黏液质、多巴胺、淀粉酶等成分,有保肝、降血糖、抗肿瘤、抗突变、免疫调节、延缓衰老、调节胃肠功能等作用。许效群等研究证明,随着浓度的升高,山药多糖的还原力逐渐增强,吞噬细胞的吞噬指数亦逐渐升高,因而具有较强的抗氧化性及非特异性免疫增强作用。贾士奇等报道,山药低聚糖可以提高小鼠细胞免疫和体液免疫。周阿旺等研究发现,野山药可降低哮喘小鼠组织嗜酸性粒细胞的浸润,减少 IL-5、IL-3、GM-CSF 的数量,在一定程度上降低了哮喘气道炎症出现的概率。杨兆林以山药为君药,自拟山药咳喘汤治疗哮喘 30 例,发现山药咳喘汤配合西药治疗较纯西药治疗效果更佳。

(二)白术

白术,味甘、苦,性温,归脾、胃经,具有益气健脾、燥湿利水、止汗、安胎之功效。白术含有白术内酯 A 等挥发油成分、苷类、多糖、氨基酸和微量元素等,具有促进胃肠道吸收、抗肿瘤、抗炎、抗氧化、提高机体免疫力、预防老年痴呆、抑制子宫收缩等功效。石娜等研究表明,白术多糖可以通过抑制小鼠体内脂质过氧化物的生成和增强抗氧化酶的活性两方面来提高衰老小鼠的抗氧化能力。曾红梅自拟平喘汤配合西药治疗老年患者哮喘,方中白术、人参、黄芪、炙甘草可健脾益气、培土生金。结果发现,治疗组的总有效率高于单纯使用西药的对照组。张毅等将80例哮喘患者随机分为治疗组、对照组各40例,治疗组在对照组西药的基础上加用蛤芪定喘汤(由白术、蛤蚧、黄芪、淫羊藿、女贞子等组成)。结果显示,治疗组不仅在临床显效率上优于对照组,而且在改善肺功能指标、生活质量等方面亦优于对照组。杨华自拟定喘汤治疗糖皮质激素依赖性哮喘,以补虚活血祛痰为治疗原则,在定喘汤的基础上,加用白术 12 克、黄芪 20 克、人参 12 克、黄精 12 克、桑白皮 6 克、五味子 9 克等。其研究表明,此方对糖皮质激素依赖性哮喘治疗效果较好,且副作用小,与西药联合治疗时,可减少激素的使用量。黄顺祥等自拟补脾益肾方(由党参、白术、陈皮、茯苓等组成)观察患儿哮喘急性期,用药 2 周后,发现治疗组 ET-1、NO 的下降幅度较对照组更明显,表明此方可以减轻气道炎症,提高患儿的免疫力。

(三)蛤蚧

蛤蚧,味咸,性平,主入肾、肺经。其不仅可以补益肺肾之虚,还可纳气平喘、助阳益精。蛤蚧含有亚油酸、棕榈酸等脂肪酸,脯氨酸、精氨酸等 18 种氨基酸以及铁、锌、锰、钙等 15 种微量元素;具有抗炎、平喘、保肝、抗肿瘤、性激素样等功效。廖成成等研究发现,黑斑蛤蚧可以下调 IL-4、IL-5 水平,上调 IFN-γ 水平来调节 Th_1/Th_2 失衡,从而抑制哮喘气道炎症。班建东等用黑斑蛤蚧粉干预治疗小鼠过敏性哮喘模型,他发现治疗组的 IgE 含量、嗜酸性粒细胞数、白细胞数均显著下降,表明黑斑蛤蚧可以改善气道炎症。杨帆等实验发现,蛤蚧肽可以增强免疫功能低下小鼠的免疫力。马贤德等发现,预防组与模型组口服人参蛤蚧散后,模型组豚鼠腹腔肥大细胞脱颗粒率明显下降,血清中 IgE 含量也明显下降。由此可见,该方可以调节机体的免疫力,对过敏性支气管哮喘有良好的预防作用,可降低过敏性哮喘的发病率。

(四)木蝴蝶

木蝴蝶,味甘、苦,性凉,归肺、肝、胃经,具有清肺利咽、疏肝和胃、化痰止咳之功效。木蝴蝶含黄酮类及苷类化合物(如白杨素、黄芩苷元、刺槐素、高车前素、异鼠李素等),对羟基苯乙醇、环己醇类化合物,紫檀碱类化合物,挥发油(主要含有苯甲醛、苯乙酮、邻苯二甲酸二乙酯、邻苯二甲酸二丁酯、2,3-丁二醇、2,3,6-三甲基吡啶、绿叶醇等)、二氢赤松素、连翘环己醇等成分;具有抗菌、抗炎、抗诱变、抗氧化、抗癌、抗基因毒性和细胞增殖、镇咳祛痰、防治白内障等作用。胡庭俊等实验表明,木蝴蝶 6 种提取物(即分别用 95% 乙醇提取、70% 乙醇提取、45% 乙醇提取、水提取、微波提取、60% 丙酮提取而得的物质)对鸡大肠杆菌和金黄色葡萄球菌有抑菌作用。毛绍春发现,采用光敏化合物微生物法对木蝴蝶提取物进行检测,发现本品对香烟烟气自由基有一定的清除作用,具有较强的抗氧化性。王锐等研究显示,木蝴蝶具有良好的酪氨酸酶抑制活性及抗氧化作用,且两者具有一定的相关性。潘勇等用氨水引咳法及气管酚红排泌试验法进行小鼠镇咳祛痰实验,发现木蝴蝶具有镇咳和祛痰的功效。

(五)麻黄

麻黄,味辛、微苦,性温,主入肺、膀胱经。它不仅能治疗恶寒、头痛、鼻塞、流涕等风寒表证,还能利水消肿、宣肺平喘以治疗水肿、喘证、小便不利等。麻黄含有生物碱类、挥发油类、黄酮类、有机酸类、鞣质、糖类、淀粉、果胶等成分。其中,生物碱类以盐酸麻黄碱和盐酸伪麻黄碱等为主要成分。麻黄除了具有发汗、利尿、平喘、解热、镇咳、升压、抗过敏、抗病毒等作用外,还具有抗凝血、抗急性血瘀、促进脂肪细胞合成、改善慢性肾衰竭、清除氧自由基、影响细胞免疫等作用。赵红等观察发现,射干麻黄汤可以显著降低 IL-4 水平,调节 Th_1/Th_2 失衡。王娇等研究发现,麻黄水提物雾化吸入可以降低小鼠支气管肺泡中白细胞、嗜酸性粒细胞数量及降低支气管肺组织中 IL-13、Eotaxin 蛋白的表达,从而降低哮喘气道炎症。刘鑫等研究发现,射干麻黄汤可通过下调 HIF-1α 及 VEGF 的表达来抑制哮喘大鼠的气道重塑,其抑制哮喘气道重塑的程度与汤药的剂量呈正相关。曹珲的实验表明,射干麻黄汤可以降低哮喘大鼠的 TNF-α、IL-17 的浓度,抑制气道炎症,从而缓解气道重塑。张丽等研究发现,射干麻黄汤加味可能是通过减少树突细胞的数量来降低气道炎症,从而抑制 BALB/c 小鼠哮喘的发生。徐彬观察射干麻黄汤加减治疗哮喘 70 例,经 3 个疗程治疗后发现,显效 41 例(占 58.6%),有效 24 例(占 34.3%),无效 5 例(占 7.1%),总有效率 92.9%,疗效比较满意。刘英雄等发现,加味射干麻黄汤联合西药可以改善哮喘患者的肺功能,降低气道炎症反应,缓解哮喘发作期的症状。赵东凯等实验证明,加味射干麻黄汤联合西药治疗哮喘,不仅治愈率高而且疗效显著。

（六）紫苏子

紫苏子，味辛，性温，归肺、大肠经，具有降气化痰、止咳平喘、润肠通便之功效。紫苏药用部位分果实和地上成分，主要包含脂肪油、挥发油、含黄酮及苷类、类胡萝卜素类、蛋白质、氨基酸、类脂、萜类、多糖等成分，具有止咳平喘、抑菌、抗病毒、抗氧化、抗炎、抗过敏、降血脂、解热、镇静、镇痛、止呕、保肝、促进消化液分泌和增强胃肠蠕动等多种功效。郎玉英等报道，紫苏总黄酮有显著的抗炎作用，其作用机制可能与其能够降低小鼠血清白细胞介素-6的含量、肿瘤坏死因子-α的含量，降低小鼠气囊渗出液中的白细胞数、蛋白质量、丙二醛含量、一氧化氮含量以及抑制血管通透性等有关。董敏等在实验中发现，紫苏子醇提物可以抑制血小板活化因子、腺苷二磷酸和抑制花生四烯酸诱导的血小板聚集，表明其具有显著的抗血小板聚集的活性。刘斐等观察平喘方（由麻黄、紫苏子、苦杏仁、桃仁、莱菔子、黄芩等组成）对支气管哮喘模型小鼠肺组织的影响，发现其可以明显降低 microRNA126，负向调控 GATA-3 的表达量，抑制 Th_2 的过度表达来改善气道炎症。余翔等实验表明，苏子降气汤可以延长哮喘的缓解时间，并能减轻哮喘豚鼠发病的症状。

（七）川芎

川芎，味辛，性温，归肝、胆、心包经，具有活血行气、祛风止痛之效。目前，从川芎中分离得到的化学成分主要有苯酞类化合物及二聚体、生物碱、有机酸、多糖以及脑苷脂和神经酰胺等成分，其中苯酞类化合物是主要化学成分。现代药理研究表明，川芎中的活性成分对心脑血管系统、神经系统、呼吸系统以及肝、肾等具有多方面的药理活性。

参 考 文 献

[1] 骆文斌.支气管哮喘病因病机研究[J].辽宁中医药大学学报,2009,
11(8):64.

[2] 叶天士.临证指南医案[M].上海:上海科学技术出版社,1959:305.

[3] 郭晶晶,张念志.从痰瘀论治哮喘[J].甘肃中医学院学报,2007,
24(2):21-22.

[4] 闫炳远.祛痰化瘀汤治疗支气管哮喘25例临床观察[J].江苏中医药,
2009,41(4):41.

[5] 张念志,郭晶晶,杨洋.哮喘平冲剂对哮喘豚鼠模型肺功能的影响[J].
中国中医急症,2008,17(6):814-815.

[6] 金英,赵军.益气温阳祛痰化瘀法治疗哮喘缓解期3例报告[J].贵州
医药,2007,31(5):454-455.

[7] 杨秀虾.山药化学成分及药理活性研究进展[J].亚太传统医药,2013,
9(5):65-66.

[8] 万瑾瑾,孙萍,刘旭海,等.山药组成成分的研究进展[J].亚太传统医
药,2011,7(4):149-151.

[9] 李志强,曹文富.山药及其主要活性成分药理作用研究进展[J].中国
老年学杂志,2013,33(8):1975-1976.

[10] 孙洋,梅伦方.山药药理作用研究进展[J].亚太传统医药,2013,
9(3):50-51.

[11] 许效群,刘志芳,霍乃蕊,等.山药多糖的体外抗氧化活性及对正常小
鼠的免疫增强作用[J].中国粮油学报,2012,27(7):42-46,51.

[12] 周阿旺,徐静,赵力.野山药对哮喘病小鼠嗜酸性粒细胞影响的实验
探究[J].中华中医药学刊,2013,31(5):1178-1180.

[13] 张鑫,朴宇,郑明昱.鹿茸大补汤对太阴人哮喘缓解期的疗效[J].长
春中医药大学学报,2013,29(5):872.

[14] 张程荣,曹岗,丛晓东,等.白术化学成分和质量控制研究进展[J].中

华中医药杂志,2011,26(10):2328-2331.

[15] 张毅,邓鸣,吕小辉,等.蛤芪定喘汤治疗支气管哮喘慢性持续期临床观察[J].中国中医急症,2015,24(1):77-79.

[16] 李上球,谢金鲜.动物药马鬃蛇和蛤蚧药理实验研究的比较[J].时珍国医国药,2008,19(7):1699-1700.

[17] 周烨,易蔚.蛤蚧的药理作用及其治疗哮喘的作用机制研究综述[J].广西中医学院学报,2011,14(4):79-80.

[18] 廖成成,臧宁,班建东,等.黑斑蛤蚧对哮喘模型小鼠的免疫调节的影响[J].中成药.2014,36(10):2037-2038.

[19] 班建东,廖成成,徐永莉,等.黑斑蛤蚧对过敏性哮喘模型小鼠治疗的药效评价[J].时珍国医国药,2014,25(4):825-827.

[20] 杨帆,席伟,谢裕安,等.蛤蚧肽对小鼠免疫功能的调节作用[J].广西医科大学学报,2011,28(3):342-344.

[21] 叶志光,李惠,苏雪媚,等.加味参蛤散对缓解期哮喘患者 Th_1/Th_2 平衡及细胞因子水平的影响研究[J].中医药学报,2014,42(3):83-86.

[22] 马贤德,韩晓伟,关洪全.人参蛤蚧散对豚鼠哮喘模型预防作用实验研究[J].辽宁中医药大学学报,2014,16(5):27-28.

[23] 文景兵,张庆文,殷志琦,等.木蝴蝶种子中黄酮类化学成分研究[J].中国药学杂志,2011,46(3):170-173.

[24] 魏晓楠,林彬彬,谢国勇,等.木蝴蝶种子化学成分研究[J].中国中药杂志,2013,38(1):204-207.

[25] 王锐,袁晓春,何蝎.木蝴蝶的化学成分和药理作用[J].广东农业科学,2011,38(22):121-123.

[26] 胡庭俊,刘姗姗,赵灵颖,等.木蝴蝶提取物制备及其抗菌抗炎活性的研究[J].中国畜牧兽医,2010,27(3):225-227.

[27] 王锐,熊汝琴,罗家刚,等.木蝴蝶提取物对酪氨酸酶的抑制及抗氧化作用[J].中国实验方剂学杂志,2014,20(18):70-72.

[28] 吴雪荣.麻黄药理作用研究进展[J].中国中医药现代远程教育,2010,8(5):173-173.

[29] 刘赜,石倩,杨洋,等.麻黄碱与伪麻黄碱平喘效果及机制比较研

究[J].中草药,2009,40(5):771-774.

[30] 陆燕萍,刘佳丽,巩晓宇,等.麻黄药理作用及含量测定的研究进展[J].中国医药导报,2013,10(24):38-40.

[31] 赵红,王长海,魏亚强.射干麻黄汤对哮喘大鼠气道炎症及外周血Th₁/Th₂平衡的影响[J].中国中医急症,2010,19(3):466-468.

[32] 王娇,熊瑛,熊彬,等.麻黄水提雾化吸入对哮喘小鼠气道炎症的影响[J].重庆医学,2013,42(3):304-307.

[33] 刘鑫,邹中兰,梅全慧.射干麻黄汤对慢性哮喘大鼠缺氧诱导因子-1a、血管内皮生长因子表达及气道重塑的影响[J].中国实验方剂学杂志,2012,18(8):190-195.

[34] 曹珲.射干麻黄汤对哮喘大鼠气道重塑及 TNF-d、IL-17 的影响[J].杏林中医药,2013,33(12):1258-1260.

[35] 张丽,赵辉,孙义田,等.射干麻黄汤加味对哮喘小鼠气道炎症及树突细胞的影响[J].成都中医药大学学报,2014,37(2):42-43.

[36] 徐彬.射干麻黄汤加减治疗支气管哮喘 70 例[J].药物与人,2014,27(4):213.

[37] 刘英雄,徐宝秋.加味射干麻黄汤联合西药治疗发作期冷哮型支气管哮喘的临床观察[J].上海中医药杂志,2014,48(11):33-35.

[38] 郎玉英,张琦.紫苏总黄酮的抗炎作用研究[J].中草药,2010,41(5):791-794.

[39] 刘斐,虞坚尔,白莉.平喘方对支气管哮喘小鼠肺组织 microRNA126与 GATA-3 表达的影响[J].中成药,2013,35(11):2324-2328.

[40] 余翔,李冬冬,李翔,等.苏子降气汤对哮喘豚鼠引喘潜伏期及其行为学评分的影响[J].动物医学进展,2013,34(10):59-62.

第四章

间质性肺疾病

第一节　间质性肺疾病的流行病学

间质性肺疾病(interstitial lung disease,ILD)是指以肺泡壁为主并包括肺泡周围组织及其相邻支撑结构发生病变的一组非肿瘤、非感染性疾病群,包括尘肺、特发性间质性肺炎、肉芽肿性间质性肺疾病、结缔组织疾病相关间质性肺疾病等。

一、流行病学现状

国际上缺乏权威的间质性肺疾病的流行病学的发病率数据和流行病学资料。欧洲、日本、北美洲等多个地区均对特发性肺纤维化(idiopathic pulmonary fibrosis,IPF)的流行病学特点进行了大规模的数据分析。虽然存在数据来源、诊断标准差异而致最终调查结果不相一致,但他们的研究均证实了近年来 IPF 的总体发病率正逐年上升。英国学者在对 IPF 患者以及结节病患者的发病率数据对比时发现,IPF 的发病率在 1990—2003 年增加了 1 倍以上。2015 年 IPF 全球发病率的统计结果表明,IPF 的发病率逐年上升,正逐渐接近肝癌、胃癌、宫颈癌等恶性疾病的发病率。诸多研究表明,IPF 的发病率和患病率在全球范围内呈上升趋势,但造成这种上升趋势的原因尚不明确。

IPF 是一种进展性、致死性、不可逆的慢性肺纤维化疾病,疾病诊断的时间与疾病治疗和预后有很大关系。目前,我国 IPF 患病人数逐年增加,估计在 50 万人。IPF 患者生存调查显示,以确诊时间为起点,IPF 患者中位存活期为 36 个月,1 年、2

年和 5 年生存率分别为 59%、53%、36%;以发病时间为起点,IPF 患者中位存活期为 85 个月,1 年、2 年和 5 年生存率分别为 88%、78%、55%,这说明早期诊断十分重要。我国多中心与单中心研究显示分布类型有所不同。1990—2003 年,国内 10 家教学医院多中心研究分析了 2 764 例 ILD 患者,其中特发性肺纤维化(IPF)占 25%,结缔组织疾病相关间质性肺疾病(CTD-ILD)占 15%,其他类型占 51%。2000—2012 年,朝阳医院单中心研究分析了 2 615 例 ILD 患者,发现随着检测诊断技术的不断进步,CTD-ILD 逐渐上升,IPF 逐年下降。

在间质性肺疾病中,结缔组织疾病相关间质性肺病占相当一部分比例,且逐年上升。混合结缔组织病(MCTD)包括类风湿关节炎、系统性红斑狼疮、皮肌炎等,由于 MCTD 相对发病率低(年发病率为 1.9/10 万人口),因此关于 ILD 在 MCTD 中的患病率数据相对有限且差异较大。上海市肺科医院最近发表在 *Chest* 的中国人群大样本数据中,在 288 例确诊的 CTD-ILD 中,MCTD-ILD 占比为 8.7%。根据一些大型多中心横断面及观察性研究,MCTD-ILD 的患病率为 47%~78%,如挪威最新的全国性研究数据表明,MCTD-ILD 的横断面患病率为 49%。巴西有研究显示,其患病率高达 78%。另一方面,一项匈牙利的多中心队列研究,发现在 280 名自 1979 年至 2011 年首次确诊为 MCTD 的患者中,当时仅有 2 名患者出现 ILD,在历经 13.1 年的随访后,最终经支气管肺活检或 HRCT 证实有 132 例(47.1%)患者合并间质性肺疾病。国内多数研究报道 MCTD-ILD 发病率在 30% 左右。国内发病率明显低于国外报道,可能是由于 MCTD 患者仅行胸部 X 线检查而致发现率较低。

由此可见,特发性肺纤维化的发病率正逐年上升。随着诊断手段的不断进步,结缔组织疾病相关性间质性肺病的发病率正不断上升。

二、间质性肺疾病的发病因素

(一)吸烟

香烟烟雾中含有 4 000 多种有害的化学物质,可作用于整个呼吸道,造成气道、肺实质和肺间质的损害,引起多种呼吸系统疾病(如 COPD 和肺癌)。此外,也会导致 ILD 的发生。吸烟和 IPF 发病密切相关,尤其是每年吸烟量超过 20 包的患者。我国吸烟人群逾 3 亿,还有 7 亿多不吸烟人群遭受二手烟的危害。每年因吸烟致病而最终死亡的人数超过 100 万,如果对吸烟流行状况不加以控制,到 2050 年每年因吸烟或被动吸烟而死亡的人数将会突破 300 万。

(二)职业危害

2015 年《职业病危害因素分类目录》中将职业危害因素分为 6 类,即粉尘、化学因素、物理因素、放射性因素、生物因素和其他因素。呼吸系统是职业病危害因素作用的靶器官之一,大多数 ILD 患者的发病与职业因素相关。如人吸入粉尘后,粉尘能够进入下呼吸道深部,到达细支气管、肺泡道和肺泡囊,引起肺实质和肺间质的损害。再如高浓度刺激性气体会对上呼吸道、气管及支气管造成直接的刺激和腐蚀。部分农药有呼吸系统毒性作用,如磷化氢、卤代烃、有机磷和联吡啶(百草枯)等。接触较高剂量上述农药(特别是百草枯)可引起急性肺损伤及肺间质纤维化。纳米颗粒可通过多种途径进入机体,造成实验动物和人类的多器官损伤,如支气管哮喘、肺气肿、肺纤维化等。

(三)微生物因素

目前,虽然不能确定微生物感染与IPF发病的关系,但相关研究提示感染(尤其是慢性病毒感染)可在IPF发病中起一定的作用。大多数研究集中在EB病毒、丙型肝炎病毒与IPF发病的关系上。近来,EB病毒的蛋白质和DNA在IPF患者的肺组织中被研究者发现,且其多分布在肺泡上皮细胞内。可见,慢性病毒感染作为一种免疫刺激剂可引起机体慢性炎症,导致肺纤维化的发生。

(四)胃食管反流

胃食管反流是消化系统常见的症状,临床常表现为食管内反流与食管外反流两种。胃食管反流被认为是IPF的危险因素之一。在特发性肺纤维化患者中,胃食管反流是较常见的,部分患者可表现有典型的症状如烧心、反酸等。有对照研究表明,反流性食管炎与包括肺纤维化在内的多种呼吸系统疾病的发病具有相关性。

(五)遗传因素

间质性肺疾病虽然不是遗传病,但有一定的家族聚集性倾向。如果一个家庭中有2个或2个以上成员发病(如父母、子女、同胞),并经病理证明,即称为家族性肺间质纤维化。散发性IPF及家族性IPF的诊断标准一样,两者在临床及组织学上难以被区分出来,但家族性IPF患者的发病年龄可能偏早,并有不同的基因表达形式。家族性 IPF 可能存在易感基因。一组基因研究表明，定位于 4q31 染色体上的未知生物学功能的基因 ELMOD 2 可能是家族性 IPF 患者的易感因素。

第二节 间质性肺疾病的发病机制

间质性肺疾病是以弥漫性肺泡、肺实质炎症和肺间质纤维化为病理基础，以渐进性呼吸困难、弥漫性肺浸润阴影、限制性通气障碍和低氧血症为表现的不同种类疾病群的总称，包括已知病因的矽肺、尘肺、结缔组织疾病相关肺疾病和无明确原因的特发性间质性肺炎、肺结节病等。虽然病理改变相似，但发病机制多样，因涉及疾病种类过多，故在此我们仅选取较典型的疾病的发病机制进行阐述。

一、间质性肺疾病的现代医学机制

（一）特发性肺纤维化的发病机制

特发性肺纤维化是一种原因不明的慢性、进行性、纤维化肺疾病，其特征性病理改变类型为普通型间质性肺炎，表现为弥漫性肺泡炎和肺泡结构紊乱，最终进展为肺间质纤维化。好发人群为中老年人。由于病因不清，尚无特效药物治疗，往往预后较差。

临床上，我们将特发性肺纤维化发病机制的过程概括为 3

个环节：

(1)肺泡免疫和炎症反应。在不明病因下,肺泡巨噬细胞聚集,并释放中性粒细胞趋化因子等细胞因子,使中性粒细胞向肺泡聚集并释放炎症介质,引起炎症反应。同时增殖、活化的淋巴细胞循环到肺脏,启动特异性免疫反应。

(2)肺实质损伤。中性粒细胞等炎症细胞释放蛋白酶类、毒性氧化物质等破坏肺泡结构,造成肺实质损伤。

(3)损伤肺泡修复(纤维化)。在肺损伤的同时,肺泡巨噬细胞释放间质细胞生长因子等,影响成纤维细胞增殖、活化,造成大量胶原纤维沉积,启动损伤的修复过程。新的发病机制认为,肺泡上皮损伤直接导致肺纤维化,伴或不伴肺泡炎症。

(二)肺结节病的发病机制

结节病是一种原因不明的以非干酪样坏死性上皮细胞肉芽肿为病理特征的系统性疾病,虽然结节病几乎可以影响身体的任何器官,但最常侵犯的部位是双侧肺门和纵隔淋巴结。本病为一种自限性疾病,大多预后良好,病情有自然缓解的趋势,少数患者的病情呈进行性进展。

结节病发病原因不明,但多方面证据证明其发病是抗原刺激产生免疫异常反应的结果。主要包括以下 4 个方面：

(1)细胞免疫。现已证实在肺结节病中,CD_4^+在病变部位激活、增殖,并释放各种炎症介质。

(2)体液免疫。病变部位 T 细胞在激活的过程中,产生多种 B 淋巴细胞刺激因子,非特异性地刺激 B 淋巴细胞出现体液免疫,导致多克隆高丙种球蛋白血症。

(3)形成肉芽肿。持续性不明原因的结节病抗原进入体内后,持续刺激机体,导致抗原递呈细胞和活化的 T 辅助细胞持续性产生各种炎症介质,使淋巴细胞和单核细胞不断募集到病变部位,由单核细胞分化的巨噬细胞、上皮样细胞和多核巨细胞等炎症细胞在细胞间黏附分子等的作用下,逐步形成肉芽肿。

(4)肺纤维化。结节病肉芽肿中的免疫细胞和炎症介质参与纤维化过程。

(三)结缔组织病相关间质性肺疾病

结缔组织病是一组临床上常见的自身免疫性疾病,为侵犯全身结缔组织的多系统疾病,可累及多种脏器,使疏松结缔组织发生黏液性水肿、类纤维蛋白变性、小血管炎性坏死和(或)组织损伤。由于肺、胸膜由丰富的胶原、血管等结缔组织构成,具有调节免疫、代谢和内分泌等非呼吸功能,故结缔组织疾病大多可损伤肺和胸膜等呼吸系统的各个器官,累及呼吸肌群、胸膜、传导气道、小气道、肺实质、肺间质和肺血管等,从而诱发结缔组织疾病的肺部表现。

在肺部的组织病理学有以下5种表现:

(1)弥漫性肺泡损伤。此种表现主要因间质性炎症浸润、间质性水肿和纤维蛋白沉积混合导致,伴有特征性的肺泡内透明膜形成,可致肺损伤。随着疾病的发展,肺泡内组织出现机化,肺泡内和间质发生纤维化,肺泡塌陷。

(2)非特异性间质肺炎。肺间质内淋巴浆细胞炎症与Ⅱ型肺泡上皮细胞增生共同存在。纤维化组内炎症常伴有胶原均匀沉积。

(3)淋巴细胞间质性肺炎。主要特征为成熟淋巴细胞在肺间质内单一浸润,包括巨噬细胞、肉芽肿形成、淀粉样物质沉积。

(4)普通型间质性肺炎。此为特发性肺纤维化的基本病理损伤,也可以出现在结缔组织疾病中。各种程度的单核细胞浸润和成纤维细胞增生导致肺泡间质内胶原沉积。其他特征还包括Ⅱ型上皮细胞增生、肺泡间质内有巨噬细胞和平滑肌浸润。

(5)闭塞性细支气管炎伴机化性肺炎特征。肺泡腔内和肺泡管内成纤维细胞的增殖和早期胶原沉积,由成纤维细胞和单核细胞组成的炎性息肉突入末端细支气管内,累及区域内肺泡间隔淋巴浆细胞浸润伴Ⅱ型肺泡细胞增生。

(四)尘肺病的发病机制

尘肺病是指在职业活动中,由于长期吸入生产性粉尘而引起的以肺组织弥漫性肺纤维化为主的全身性疾病。我国的尘肺病病例数占所有职业病总数的 $75\% \sim 80\%$。根据全国各地上报的资料统计,到 2009 年底,累计发生的尘肺病的病例已超过 60 万例,累计死亡 14 万例,病死率超过 20%。尘肺病的发病机制较复杂,巨噬细胞在发病过程中发挥了关键的作用,即当粉尘进入肺内并滞留在深部肺内,多核细胞、巨噬细胞受到刺激后便向该部位趋化,同时它们产生的炎性渗出物又吸引了大量巨噬细胞聚集并被激活;巨噬细胞除释放各种生物活性因子外,还产生大量活性氧,直接损伤肺泡上皮细胞及毛细血管。巨噬细胞在吞噬矽尘颗粒后发生坏死、崩解,引起巨噬细胞性肺泡炎,逸出的矽尘又可被其他巨噬细胞吞噬,如此反复,炎症在肺组织深部逐渐形成粉尘灶,最终发展为尘细胞肉芽肿。当这些破坏不能完全被修复时,即则被胶原纤维所取代,从而导致肺组织纤维化。

二、中医病因病机

(一)病因

间质性肺疾病的发病与人体正气亏虚、感受毒邪、饮食不当及久病入络等因素相关。多种致病因素相互搏结而致间质性肺疾病的发生。

1. 正气亏虚

间质性肺疾病的发生多由于先天禀赋不足,再加上后天调养失当,导致正气亏虚,肺气不足,脾失健运,肾失温煦,痰瘀内生,阻滞于肺,肺失宣肃而成。又因患者长期使用激素和免疫抑制剂,进一步使机体御邪能力下降,形成正虚邪实的病理状态。

2. 感受毒邪

毒邪贯穿间质性肺疾病的整个病理过程,是疾病迁延不愈、变证丛生的主要原因。毒邪内伏致肺卫不固,营卫失和,气血亏虚,脏腑损伤,进一步加重正气虚衰,终致痰浊、瘀血等代谢产物堆积,从而促进肺纤维化的进程。

3. 饮食不当

间质性肺疾病患者以长期慢性咳嗽、咯白色泡沫痰、胸闷气短、动辄气喘、进行性呼吸困难为主要表现。患者若嗜食肥甘厚腻食物或暴饮暴食均可致脾胃受损,痰湿内生,日久入里化热而形成痰热证候。

4. 久病入络

间质性肺疾病为慢性迁延性疾病。中医认为,肺之气络与血络互依互存,气络血络互相渗灌,可实现气血的营养和津血的渗灌。气推动血行,血携气行。气络不通则血络亦病,血络受损则气络亦病。肺之络脉受损,痹阻不通,气络与血络不能交互渗灌而致清气不升、浊气不降,气血的营养作用受损,变生诸证。

(二)病机

1. 病位主要在肺肾,肺肾两虚为病机根本

间质性肺疾病病情缠绵多变,肺肾亏虚为病机根本,临床可见喘息、咯痰无力、动则喘息等症状。间质性肺疾病的形成包括邪实和正虚两个因素。各种原因导致肺气亏虚,气滞胸中,肾虚不能气化,最终肺肾两虚。张景岳在《类经》中言:"肾虚子盗母气。"根据五行相生理论,肺金生肾水,若子脏肾气不足亦可致肺气亏虚。足少阴肾经与肺经在经脉上相连属,故肾虚及肺,肺气不足又可导致间质性肺疾病。

2. 瘀阻肺络、本虚标实是基本病机

间质性肺疾病的临床表现为患者呼吸困难且呈进行性加重、进行性缺氧,导致瘀血产生,从而出现心悸、面色晦暗、口唇指甲发绀、舌见瘀斑青紫等。间质性肺疾病病情缠绵不愈,日久必入肺络。肺主治节,故又可影响血液的循行。气为血之帅,气能推动和调控血液的运行,血的正常运行又依赖肺主气的功能。肺为娇脏,居于上焦,易被外邪侵袭,肺气不行,则气滞血瘀。现代医学研究发现,本病早期有小动脉和微血管的特征性改变,表

现为动脉内膜胶原、基质的增殖,甚至管腔严重狭窄。血液流变学上的异常表现为血黏度增高。瘀血阻络贯穿疾病全程,若再反复感受外邪及环境毒邪等,更易致痰瘀痹阻肺络,而肺络痹阻反过来又会使肺肾更加亏虚。

第三节 间质性肺疾病的中医认识

间质性肺疾病为现代西医学病名,中医并无与之相应的病名。根据发病机制可将本病归为"肺痿""肺痹"范畴。

一、历代医家对间质性肺疾病的认识

(一)肺痹与间质性肺疾病

肺痹病名记载最早散见于《黄帝内经》中。《素问·痹论》云:"皮痹不已,复感于邪,内舍于肺",指出肺痹是风寒湿外邪侵袭人体肌表所致的"皮痹",病久不去,复感于邪,进一步内舍五脏,侵于肺者,终成肺痹;并描述了"肺痹者,烦满喘而呕"。《素问·玉机真藏论》中具体论述了肺痹的病因病机,即"风寒客于人,使人毫毛毕直,皮肤闭而为热……病入舍于肺,名曰肺痹,发咳上气",同时指出痹证传变的顺序,提示汤药和针灸为痹证治疗的首要方法。《素问·五藏生成》提出应从疾病诊断入手,以"五决"为纪,指出了"积气在胸中,喘而虚,名曰肺痹",并建议选用泻白散、生脉散、人参平肺散等治疗。《黄帝内经》从病因病

机、临床症状、脉象、治疗、误治、失治等多方面对肺痹做了详细的论述。

唐代孙思邈在《备急千金要方》中进一步从脉象论述了肺痹的成因。他指出肺痿的症状表现有鼻气不通、多汗、脉缓等，肺痹则见脉微大。宋代《圣济总录》云："皮痹不已，复感于邪，内舍于肺，是为肺痹。其候胸背痛甚，上气，烦满，喘而呕是也。"书中补充了"复感于邪，内舍于肺"是肺痹形成的一种病因，认为肺痹由外邪入里，内客于肺，而致胸背刺痛、短气烦满。

明代张景岳在《类经》中进一步阐述了肺痹的发病原因，他指出肺痹为"肾虚盗及母气"，说明肺痹与肺肾不足有关。明代秦景明在《症因脉治》中言："肺痹之因，或形寒饮冷，或形热饮热……而肺痹之症作矣。"他认为，肺痹形成的原因不外乎外感与内伤。肺属上焦，为华盖，朝百脉，主治节，不耐寒热。或悲哀惊恐，或饮食寒凉之品，可致肺气受损，而形成肺痹。

清代叶天士在《临证指南医案》中对肺痹有较全面的论述，他将"肺痹"一病单独列篇。叶天士认为，肺痹病因分外感与内伤两大类，即"凡六淫之气，一有所著，即能致病。其性恶寒恶热、恶燥恶湿，最畏火风，邪著则失其清肃之令，遂痹塞不通"。也常因"得之忧愁思虑，所以肺脏受病"而成"肺痹"。肺痹的表现除喘、咳症状外，尚有痞满、嗳气等多种表现，但其共同病机为肺气痹阻，故言其为"肺痹"。治疗上以"微苦微辛通络"为原则。清代沈金鳌在《杂病源流犀烛》中认为风、寒、湿三气入舍于肌肤或脏腑而成痹。痹既入于肺，闭阻不通，最后致肺失宣发、肃降而成肺痹。清代医家王子接在《绛雪园古方选注》中指出，"《内经》言：'淫气喘息，痹聚在肺。盖谓妄行之气，随各脏之内因所主而内为痹。'"由此可见，因肺主气，司呼吸，故肺气不利、肺气郁闭则形成肺痹。

（二）肺痿与间质性肺疾病

肺痿首见于张仲景《金匮要略·肺痿肺痈咳嗽上气病》篇："寸口脉数，其人咳，口中反有浊唾涎沫者何……为肺痿之病。"他指出，肺痿的临床表现为肺气萎弱不振，以短气、唾涎沫为主症。《金匮要略》云："热在上焦者，因咳而为肺痿，肺痿之病……或从汗出，或从呕吐，或从消渴……又被快药下利，重亡津液，故得之。"另《金匮要略心典·肺痿肺痈咳嗽上气病》记载："冷则气沮，故亦不用而痿也"，指出肺痿的发病原因为重亡津液，基本病机为肺有燥热，患者在重亡津液或大病如内伤久咳、久喘，伤阴及阳，致肺虚有寒，气不布津，肺失濡养，痿弱不用。

唐代孙思邈在《千金要方·肺痿》中明确指出："肺痿虽有寒热之分，从无实热之例。"他指出，此病以本虚为主，无实热，可选用生姜甘草汤及桂枝去芍药加皂荚汤来治疗肺气虚冷之肺痿。

《外台秘要·咳嗽门》云："肺气嗽经久将成肺痿，其状不限四时冷热，昼夜嗽常不断，唾如白雪，细沫稠黏"，指出肺痿是一种慢性疾病，有一定的病情演变时间，主要症状表现为咯吐浊唾涎沫。治疗上，主张用炙甘草汤治疗肺痿之涎唾较多，以麦门冬汤来治疗虚热肺痿。明代《普济方·咳嗽门·总论》云："忧思喜怒，饮食饥饱，致脏气不平，积微至著，以致渐成肺痿"，即意为患者为饮食、情志所伤，致脏腑亏虚，病久而成肺痿。肺脏感受温毒病邪也会引起肺纤维化，如温热毒邪攻肺，可致肺失清肃或肺气壅滞。

清代喻嘉言在《医门法律》中云："肺痿者……总由肾中真液不输于肺，肺失所养，转枯转燥，然后成之"，并提出以清燥救肺汤治疗肺痿，以补肺生津为治疗大法，丰富和完善了《金匮要略》中对本病的认识。清代元简在《金匮玉函要略辑义》中对肺痿的形成有较细致的描述："盖肺处藏之高，叶间布有细窍，此窍名泉眼……愈咳愈甚，愈渗愈嗽，久则泉眼具闭，六叶遂枯遂焦，此肺痿之由也。"他形象地讲述了肺痿的形成过程，并从形态结构上对肺痿进行了描述。清代李用粹在《证治汇补·胸膈门》中说："久嗽肺虚，寒热往来，皮毛枯燥，声音不清，或嗽血线，口中有浊唾涎沫，脉数而虚，为肺痿之病。因津液重亡，火炎金燥，如草木亢旱而枝叶萎落也。治宜养血润肺，养气清金，初用二地二冬汤以滋阴，后用门冬清肺饮以收功。"由此可见，历代医家对肺痿的病因病机、证候特点、辨证论治均做了较为系统的归纳。

二、经典方剂治疗间质性肺疾病

（一）气阴两虚——麦门冬汤加减

麦门冬汤出自《金匮要略》，由麦冬、半夏、人参、甘草、粳米、大枣组成，具有益气养阴之功效。《金匮要略·肺痿肺痈咳嗽上气病脉证并治》云："肺为娇脏，热则气烁，故不用而痿。"清代尤在泾注："痿者萎也，如草木之萎而不荣，为津烁而肺焦也。"张仲景认为，虚热肺痿由于汗出、呕吐、小便多、腹泻等原因引起津液重亡，阴虚火旺，肺中虚热，肺受熏灼，久则痿弱不用，肺叶枯萎。麦门冬汤主要治疗虚热肺痿，方中重用麦冬为君药，以其甘寒清润之性既养肺胃之阴，又清肺胃之虚热；人参益气生津为臣药；佐以甘草、粳米、大枣益气养胃，合人参益胃生津，使胃津充足，自能上归于肺，此为"培土生金"之法。

（二）肺气虚冷——甘草干姜汤加减

甘草干姜汤出自《伤寒杂病论》，由甘草、干姜组成，具有温复阳气之功效。《金匮要略·肺痿肺痈咳嗽上气》记载："肺痿吐涎沫而不咳者，其人不渴，必遗尿，小便数，所以然者，以上虚不能制下故也，此为肺中冷，必眩，多涎唾，甘草干姜汤以温之"，指出此类患者除了有咳吐涎沫的症状外，还有上虚不能制下的遗尿、小便数等症状。清代尤怡在《金匮要略心典》中解释道："盖肺为娇脏，热则气烁，故不用而痿。冷则气沮，故亦不用而痿也。遗尿、小便数者，肺金不用而气化无权，斯膀胱无制而津液不藏也。头眩、多涎唾者，经云'上虚则眩'，又云'上焦有寒，其口多涎。'甘草、干姜，甘辛合用，为温肺复气之剂。"甘草干姜汤方中仅甘草、干姜两味药，用量比例为 2:1，用于治疗上焦阳虚、肺中虚冷所致的肺痿。

（三）燥邪伤肺——清燥救肺汤加减

清燥救肺汤出自《医门法律》，由桑叶、石膏、甘草、胡麻仁、阿胶、枇杷叶、人参、麦冬、杏仁组成，具有清燥润肺、养阴益气之功效。《温病条辨·秋燥》记载："诸气郁，诸痿喘呕之因于燥者，喻氏清燥救肺汤主之。"清代喻嘉言认为，肺痿是因燥邪相犯而致，治疗上以甘寒立法，自制清燥救肺汤。方中重用桑叶为君药，可轻透宣泄燥热、清肺止咳。石膏辛甘大寒，善清肺热而兼能生津止渴；与麦冬相伍，可助桑叶清除温燥，并兼顾损伤之津液，两者共为臣药。肺为娇脏，清肺不可过于寒冷，故石膏煅用。少量杏仁、枇杷叶苦降肺气，止咳平喘；阿胶、胡麻仁以助麦冬养阴润燥。土为金之母，故用人参、甘草益气补中，培土生金，以上均为佐药。甘草调和药性，兼为使药。诸药合用，使燥热得清，气阴得复，肺金濡润，肺逆得降。

（四）肺肾阴虚——百合固金汤加减

百合固金汤出自《周慎斋遗书》，由熟地黄、生地黄、当归身、白芍、甘草、桔梗、玄参、贝母、麦冬、百合组成，具有滋养肺肾、止咳化痰之功效。《周慎斋遗书》记载："手太阴肺病，有因悲哀伤肺，患背心、前胸肺募间热，咳嗽咽痛，咯血，恶寒，手大拇指循白肉际间上肩背，至胸前如火烙，宜百合固金汤。"《医方论》云："此方金水相生，又兼养血，治肺伤咽痛失血者最宜。李士材谓清金之后，急宜顾母，识解尤卓。予谓咽痛一定，即当培土生金也。"方中百合甘苦微寒，可滋阴清热、润肺止咳；生地黄、熟地黄并用，可滋肾壮水，其中生地黄兼能凉血止血，此三药相伍共为君药。麦冬甘寒，协百合以滋阴清热、润肺止咳；玄参咸寒，助二地黄滋阴壮水，以清虚火，兼利咽喉，共为臣药。当归治咳逆上气，配伍白芍养血和血；贝母清热润肺，化痰止咳，俱为佐药；桔梗宣肺利咽，载药上行；生甘草调和诸药。本方对于因肺肾阴虚引起的肺痿疗效较佳。

（五）痰热壅肺——加味桔梗汤加减

加味桔梗汤出自《医学心悟》，由桔梗、白及、橘红、葶苈子、甘草、贝母、薏苡仁、金银花组成，具有止咳祛痰、消痈排脓之功效。《金匮要略·肺痿肺痈咳嗽上气病脉证并治第七》云："咳而胸满，振寒脉数，咽干不渴，时出浊唾涎腥臭，久久吐脓如米粥者，为肺痈，桔梗汤主之。"有研究表明，加味桔梗汤对肺纤维化急性加重期表现为以咳嗽、痰多、黄痰为主的痰热壅肺证有很好的疗效。方中桔梗能宣肺,祛痰利咽,排脓;甘草重在润肺止咳,泻火解毒;金银花清热解毒,消痈散结;薏苡仁清热排脓,利湿健脾;白及收敛止血,消肿生肌;葶苈子泻肺降气,祛痰平喘,泄热逐邪;贝母清热化痰,降气止咳,散结消肿;橘红燥湿化痰理气。诸药合用,共奏清热解毒、祛痰止咳、排脓消痈散结之功。

(六)气虚血瘀——补阳还五汤加减

补阳还五汤出自王清任的《医林改错》,由黄芪、当归尾、赤芍、地龙、川芎、红花、桃仁组成,具有益气活血之功效。《类证治裁》云:"痹证,良由营卫先虚,腠理不密,风寒湿乘虚内袭,正气为邪所阻,不能宣行,因而留滞,气血凝滞,久而成痹。"肺纤维化属于"肺痹"范畴。气虚血瘀,脏腑经络痹阻不通是发病的关键,治疗上应予益气活血、化瘀通络之法,方选补阳还五汤加减。有研究显示,运用补阳还五汤加减治疗特发性肺纤维化,治疗组的总有效率为85.79%,对照组的总有效率为53.84%,治疗组明显优于对照组。方中重用生黄芪补益元气,意在气旺则血行,血行瘀去络通,为君药;当归尾活血通络而不伤血,为臣药;赤芍、川芎、桃仁、红花协同当归尾活血祛瘀;地龙通经活络,力专善走,周行全身,以行药力,亦为佐药。

(七)气郁血瘀——血府逐瘀汤加减

血府逐瘀汤亦出自《医林改错》,由桃仁、红花、当归、生地黄、牛膝、川芎、桔梗、赤芍、枳壳、甘草、柴胡组成,具有理气活血之功效。肺痹患者常见口唇发绀、杵状指、舌质暗、有瘀斑瘀点、舌下脉络迂曲,有的可见眼发黑、小腿静脉曲张,这些均是瘀血的表现。此外,肺痹病情反复,呈进行性加重,患者呼吸气促明显,多有高度紧张、恐惧及焦虑情绪,病情严重时可影响患者的身心健康。此类气郁血瘀型肺瘅患者,可予血府逐瘀汤加减。方中桃仁破血行滞而润燥,红花活血祛瘀以止痛,共为君药;赤芍、川芎助君药活血祛瘀;牛膝活血通经,祛瘀止痛,引血下行,共为臣药;生地、当归养血益阴,清热活血;桔梗、枳壳,一升一降,宽胸行气;柴胡疏肝解郁,升达清阳,与桔梗、枳壳同用,尤善理气行滞,使气行则血行,以上均为佐药;桔梗载药上行,兼有使药之用;甘草调和诸药,亦为使药。

(八)痰浊内阻——栝蒌薤白白酒汤加减

栝蒌薤白白酒汤出自张仲景《金匮要略》,由栝楼、薤白、白酒组成,具有化痰行气、通阳散结之功效。《金匮要略研究》云:"胸痹之病,喘息咳唾,胸背痛,短气,寸口脉沉而迟,关上小紧数,栝蒌薤白白酒汤主之。"此方剂为治疗胸痹的著名方剂,广泛应用于治疗心脑血管疾病。胸痹患者多见胸背疼痛、痰多喘闷、气短不得卧,苔白腻而滑,脉沉弦,为胸阳不振、痰浊内阻所致,其中喘息咳唾、短气的症状与痰浊内阻型肺瘅患者的临床症状相似。《王旭高医书六种·退思集类方歌注》曰:"胸中阳也,而反痹,则阳不用矣。阳不用则气上下不相顺接,其津液必凝滞而为痰,故喘息咳唾、胸背痛、短气等症见矣,脉紧沉迟为阳虚之验,故主以通阳。"对临床上胸阳不振、痰浊内阻型肺瘅,可予栝蒌薤白白酒汤加减。方中栝蒌为君药,可理气宽胸、涤痰散结,擅长利气散结以宽胸,并可稀释、软化稠痰以通胸膈痹塞;薤白为臣药,可通阳散结、行气止痛。因其辛散苦降,温通滑利,善散阴寒之凝滞,行胸阳之壅结,故为治胸痹之要药。栝蒌配伍薤白,既祛痰结,又通阳气,两者相辅相成,为治疗胸痹的常用药对;同时佐以白酒辛散温通,行气活血,既可轻扬上行而助药势,又可加强薤白行气通阳之力。

(九)阴虚血瘀——大黄蛰虫丸加减

大黄蛰虫丸出自《金匮要略》,由大黄、黄芩、甘草、桃仁、生地黄、白蜜、杏仁、芍药、干地黄、干漆、虻虫、水蛭、蛴螬、蛰虫组成,具有活血破瘀、通经消痞之功效。《金匮要略·血痹虚劳病脉证治第六》篇云:"五劳虚极羸瘦,腹满不能饮食,食伤、忧伤、饮伤、房劳伤、饥伤、劳伤、经络营卫气伤,内有干血,肌肤甲错,两目黯黑。缓中补虚,大黄蛰虫丸主之。"对于肺阴虚患者,因阴津亏虚,血脉不充,血枯可致血瘀或阴虚燥热,耗津灼血,血黏成瘀或阴虚火旺,灼伤血脉,络损血溢致瘀。瘀血亦可导致阴虚,瘀血凝结,阴血耗伤或阴血不生,可加重阴虚或瘀血日久化热,耗伤阴津而致阴虚。对于阴虚血瘀型肺痹患者,可予大黄蛰虫丸加减。现代药理研究表明,大黄蛰虫丸具有抗肺纤维化、肝纤维化的作用。方中大黄苦寒,可泻下攻积、活血祛瘀;蛰虫咸寒,可破血祛瘀,两者共为君药;水蛭、虻虫、蛴螬、干漆、桃仁助君药以破血通络,攻逐血瘀,均为臣药;杏仁开宣肺气、润肠通便,以通利气机;生地、芍药滋养阴血,使破血而不伤血;黄芩清热,以上共为佐药;甘草、白蜜益气缓中、调和诸药;以酒饮服,可助活血以行药力,三者均为使药。

第四节　间质性肺疾病的诊疗思路

间质性肺疾病是一组主要累及肺间质、肺泡和(或)细支气管的肺部弥漫性疾病,主要表现为渐进性劳力性气促、限制性通气障碍伴弥散功能降低、低氧血症。近年发病率呈不断上升的趋势,患者生存期短、预后极差,是呼吸内科疑难杂症之一。西医多采用激素、细胞毒药物、免疫抑制剂等治疗,疗效不佳且副作用明显。中医药治疗在延缓疾病进展、改善患者症状、缓解西医治疗所带来的副作用方面具有一定的优势。张教授认为,无明确病因的间质性肺疾病(如特发性肺纤维化)多属中医"肺痿"范畴,而继发性间质性肺疾病应归于"肺痹"范畴,肺痿与肺痹的病因病机不完全相同,因而在治疗上亦存在异同点。

一、肺痿的诊疗思路

(一)病机认识

张教授认为,间质性肺疾病病因多种多样,包括久病损肺、误治伤津、外感六淫、七情内伤、药食失宜、劳欲过度等,概括起来不外乎内因和外因。其中,在外感六淫中,以风、燥、热(暑、火、疫疬、毒)为主要致病因素,而香烟烟雾、职业粉尘、化学物质、过敏原等亦可成为外邪,损伤肺及肺络,最终发为本病。

肺痿病位在肺,与脾肾相关。病理因素为"虚""痰""毒"。肺为华盖,位置最高,邪必先伤;肺又为娇脏,天气通于肺,不耐寒热,故肺最易受外邪入侵。《黄帝内经》云:"饮入于胃,游溢精气,上输于脾,脾气散精,上归于肺……"李东垣提出:"脾胃一虚,肺气先绝。"脾胃失于健运,精微难以上输于肺,肺失濡养,则致肺痿,故有"治痿独取阳明"之说。林珮琴云:"肺为气之主,肾为气之根,肺主出气,肾主纳气,阴阳相交,呼吸乃和。"肺痿日久,金水不能相生,肾失摄纳,气逆于上,故患者出现呼吸气短、喘促憋闷。肺脾肾三脏亏虚,气化不行,则痰凝血瘀,代谢产物堆积,痹阻肺络;久之,肺络失养,痿而不用。

(二)证治特点

张教授根据病因病机,辨证论治,并结合临床实践,提出"从虚、痰、瘀、毒论治肺痿",兼顾标本、虚实,临床疗效较好。

1. 调补内脏为本

肺痿的发病与"肺燥津伤""肺气虚冷"有关。"邪之所凑,其气必虚""存得一份阴液,便有一份生机"。张教授认为,治疗肺痿应补肺生津,以补肺气、滋肺阴为本,益气养阴之法应贯穿治疗的始终。张教授擅用百合、南沙参、北沙参、太子参、玉竹、麦冬、黄精等益气养阴之品以达到补肺气、养肺阴之功效。肺痿后期患者常出现咳嗽、咯痰、痰中带血、皮毛干枯、形体消瘦、潮热盗汗等阴虚火旺之象。张教授分析认为,此为肺热叶焦、阴虚火旺的表现,后期应加用黄芩、石膏、杏仁、淡竹叶、芦根等清泄肺热。

在五行中,脾胃属土,肺为金,土生金,脾胃为母,肺为子。又"脾为生气之源""肺为主气之枢"。脾主运化水谷津液,升清精微,胃主收纳、腐熟水谷,脾胃之气充盛,则水谷精微可充养五脏,使肺阴得养;若脾胃功能下降,运化无力,则肺失濡养,可见肺脏亏虚,故脾胃功能正常与否对肺功能的影响往往具有决定性的作用,而肺痿日久,子病及母,肺病及脾,脾气亏虚,又会进一步加重肺气亏虚,故张教授认为遣方用药需顾护脾胃,可采用健脾燥湿、和胃通腑等治法,选用党参、白术、炙甘草、山药健脾养胃,苍术、茯苓健脾燥湿,炒谷芽、鸡内金、炒麦芽、建神曲开胃消食。

五行中,肺属金,肾为水,金生水,肺为肾之母。清代林珮琴指出:"肺为气之主,肾为气之根,肺主出气,肾主纳气,阴阳相交,呼吸乃和。"肺痿日久,肺气亏虚,久病及子则见肾气亏虚,气无以摄纳则浮于上,患者可表现为呼吸浅短、喘促明显,又肾藏精、纳气功能受损,无以维持呼吸深度,故见肺主气功能受损,即"子病及母"。肺痿病程长,久病及肾,进而加重肾虚。同时肾虚可致卫气不固,极易受到外邪侵袭,进一步损伤肺脏,加重了病情进展。临证中,张教授常选用熟地黄、补骨脂、胡桃仁补肾固精,沉香、紫河车、五味子等补肾纳气。虚热日久,阴损及阳,致肺气虚冷,肾阳亏虚,可选用干姜、肉桂、淫羊藿等温阳纳气之品。

2. 化痰解毒治其标

清代喻嘉言在《医门法律·痰饮论》中说道:"肺主气,行营卫,布津液……如肺阴不足,阴虚火旺,虚火灼津为痰,或脾肾气虚,水注为痰,上渍于肺",说明痰的生成与肺脾肾密切相关,而中医又有"脾为生痰之源,肺为贮痰之器""百病多由痰作祟"之说。在肺系疾病中,痰为病理产物之一,痰阻气机,肺失宣降,故患者表现为咳嗽咳痰、短气喘息。临证中,张教授喜用砂仁、豆蔻、姜半夏、厚朴、茯苓、滑石粉、薏苡仁等利水渗湿,健脾化痰;且他认为三仁汤具有很好的祛痰湿、畅气机之功,这是因为气行则津行,凡属于痰湿病证者,皆可以考虑应用三仁汤随症加减。

《医宗金鉴》中提到:"肺热干痿,则清肃之令不行,水精四布失度……其精液留贮胸中,得热煎熬,变为涎沫,侵肺作咳,唾之不已,故干者自干,唾者自唾,愈唾愈干,痿病成矣。"一方面,肺热内生而不解,邪正相持日久,则热毒不祛,阻于肺络,肺之气阴两伤,肺络失养而成痿病。在此基础上,外毒易侵袭机体,扰乱气机,内外毒邪合并,则阴阳气血逆乱;另一方面,肺痿病久,则气血凝滞,脏腑气机改变,生理、病理代谢产物不能排出体外而瘀积于体内,形成内毒,可见肺痿的发生发展与内外毒邪密切相关。偏实证者,热毒之象较明显,在治疗上,张教授擅用虎杖、黄连、金银花、连翘、白花蛇舌草、水牛角等清热解毒、散结消肿,其中金银花、连翘芳香疏散,善清肺经之火;虎杖化痰止咳,可治肺热咳嗽;水牛角、白花蛇舌草苦寒,清热解毒力强。诸药合用,不仅可清肺热,还可化痰止咳。

在肺痿中,痰浊阻络、毒邪内闭、气虚等均可致血瘀,故用药时应注意兼顾活血化瘀。在肺痹中,血瘀也是主要病机之一,为避免重复,我们将在肺痹中一并论述治疗之法。

(三)病案举例

赵某,男,82岁,2018年10月22日初诊。

初诊:反复咳嗽气喘8年余。现胸闷、气喘,动则加重,咳嗽、咯吐黄白色泡沫样痰,口干、口苦,纳寐一般,大便干结难下,2~3天一行,小便可,舌干红,苔黄腻,脉细滑数。查体:双肺呼吸音粗,听诊右肺可闻及Velcro啰音。辅助检查:2010年、2018年胸部CT均提示右下肺间质改变。西医诊断为间质性肺疾病;中医诊断为肺痿,辨证属气阴两虚证兼痰热内蕴。处方:黄精30克,虎杖10克,连翘10克,白花蛇舌草20克,苍术10克,黄连6克,豆蔻6克,砂仁6克,厚朴6克,芦根20克,淡竹叶10克,炙甘草6克。14剂,水煎服,每日1剂,早晚温服。

二诊:诸症减轻,患者仍有胸闷气喘,咳嗽,咳痰较前减少,色黄白相间,大便1~2天一行,舌干红,苔腻,脉细滑。故在原方基础上加用百合20克、枇杷叶20克、诃子10克、款冬花10克、前胡10克,继服14剂。

三诊:胸闷、气喘明显缓解,咳嗽减轻,偶有清稀痰液咳出,二便可,舌淡苔腻,脉细滑,上方减虎杖、白花蛇舌草、黄连、芦根;加金沸草10克,熟地黄10克,补骨脂10克,干姜6克。继服21剂,症状基本缓解。

按语:此乃痰热毒邪内犯于肺,正虚邪恋,久之耗气伤阴,无力驱邪外出,虚实夹杂,故治疗上以益气养阴润肺、清热解毒化痰为主。方中以大剂量黄精益气养阴;虎杖、连翘、白花蛇舌草、黄连、芦根、淡竹叶共奏清热解毒、利水渗湿之功,其中芦根又可滋生肺津;豆蔻、砂仁、苍术、厚朴可燥湿健脾,行气化痰;炙甘草益气健脾,调和诸药。二诊时,患者痰热之象已得到明显缓解,但仍有胸闷、气喘、咳嗽,加用百合养阴润肺,枇杷叶、款冬花、前胡可止咳化痰、下气平喘,诃子敛肺止咳。三诊时患者已无热象,但仍有痰湿之象,湿邪黏滞,致病情缠绵难愈,故加用金沸草以降气消痰;又"病痰饮者,当以温药和之",故以干姜温肺化饮及熟地黄、补骨脂补肾纳气。

二、肺痹的诊疗思路

(一)病机

根据结缔组织疾病的症状,临床将肺痹归于中医的"五体痹"。五体痹病久不去,循经内传,最终发展为"五脏痹"。五脏痹又分心痹、肝痹、脾痹、肺痹、肾痹,其中肺痹多由皮痹发展而来。《素问·痹论》曰:"皮痹不已,复感于邪,内舍于肺。所谓痹者,各以其时重感于风寒湿之气也。"《灵枢·邪气脏腑病形篇》曰:"肺痹引胸背,起恶日光",可见肺痹表现为胸闷、喘息、胸背疼痛等。张教授认为,肺痹的产生多因肺脏虚弱,复感痹气之邪侵袭,致气机被阻、痹塞不通、血络凝涩而发病。张教授认为,痹气之邪是一种特殊的以风寒湿热为主的六淫之邪。《素问·玉机真脏论》曰:"风寒客于人,使人毫毛毕直,皮肤闭而为热……病入舍于肺,名曰肺痹。"肺脏娇弱,是为华盖。肺气虚弱,则易受外邪侵袭,致肺气宣发、肃降失调,导致全身气机应降反升、应升反降。在上表现为咳嗽气喘,肺虚日久累及肾,出现肾气虚冷,气失摄纳,发为喘息、胸闷;在下可见大便不通等。肺气郁滞又进一步导致肺络瘀阻,可见口唇发绀、胸背部疼痛。由此可见,肺痹发病应责之于"虚""邪""瘀"。

(二)证治特点

基于上述对肺痹病因病机的认识,本着"急则治其标、缓则治其本"的原则,张教授在临床诊治时将肺痹分为缓解期和发作期两个阶段。发作期重在祛邪,痹气之邪以风寒湿热为主,治疗应清热利湿、通腑泻下兼行气化瘀;用药常选厚朴、泽泻、羌活等燥湿行气,加白茅根、虎杖、连翘清热凉血。此外,肺与大肠相表里,肺失肃降,气不下行,腑气不通,则大肠传导失司,便结难下,又进一步加重了肺气闭阻,故加用大黄、黄连、黄芩等泻下通腑。

临床常见肺痹患者夹痰夹瘀,这是因为血行无力而致血瘀,津液不化则变生痰饮,痰瘀阻肺又加速肺间质纤维化的发展。清代王清任在《医林改错》中说:"元气既虚,必不能达于血管,血管无力,必停留而瘀。"因此,张教授提出间质性肺疾病在早期即有血瘀的形成,随着疾病的发展,气虚、气滞、痰凝还会进一步加重血瘀。瘀血作为致病因素,又会因为"瘀血不去、新血不生"而致机体得不到血液濡养,从而又加快了机体功能的减退。结合患者胸部刺痛、舌暗、舌有瘀点、瘀斑和舌下脉络曲张、脉涩等,可具体辨证分型。治疗上应在扶正气的同时,配伍活血化瘀药,以达到正进邪退的目的。张教授通常选用桃仁、红花、郁金、丹参、当归、鸡血藤等活血化瘀。

　　缓解期重在扶正，治以补肺温肾为主，兼顾祛风除寒痹之邪。张教授常用麻黄、桂枝温经散寒，麻黄可发汗解表、散寒通滞，桂枝可发汗解肌、温通经脉，两药合用可治疗风寒湿痹；附片、人参、熟地黄、杜仲可补气温阳，其中附片辛甘、大热，既可以补肾阳，又可散寒通络止痛；杜仲甘温，有补肝肾、强筋骨之功；熟地黄甘、微温，归肝、肾经，具有填精益髓之功；人参可补肺脾肾三脏之气。肺痹除见慢性咳嗽、咳痰外，尚有胸闷气喘的症状，故临证时应加用五味子、补骨脂补肾纳气平喘。

（三）病案举例

　　患者，女，54岁。

　　初诊：7年前确诊为"多肌炎"，2年前开始出现气促伴喘息，咳嗽，咯痰，呈进行性加重，平时长期规律服用甲泼尼龙、硫唑嘌呤及乙酰半胱氨酸治疗，症状控制一般。现见喘息气促明显，动则喘甚，伴有咳嗽，咯痰，痰量多色黄，唇甲发绀，右侧季肋部隐痛，四肢散在分布微暗红斑，纳呆便秘，舌质红，苔黄腻，舌底静脉迂曲、色紫暗，脉滑数。胸部CT示两肺间质纤维化伴感染。中医辨病为肺痹，辨证属湿热瘀结（发作期）。治以清热利湿，通腑泻下，兼行气化瘀之剂，方用肺痹1号方加减。处方：厚朴6克，茯苓20克，陈皮10克，虎杖6克，连翘6克，白茅根30克，黄芩6克，黄连6克，大黄10克，鸡血藤10克，牛膝10克，桃仁10克，杜仲10克，杏仁9克，瓜蒌15克，麦芽20克，谷芽20克，炙甘草6克。14剂，每日1剂，水煎服，分两次服。

　　二诊：患者胸闷、气喘减轻，咳嗽及咯痰，痰量减少，胸胁疼痛减轻，大便已通，纳差改善，苔腻渐化。遂予降气平喘、止咳化痰之剂,上方去黄芩、黄连、大黄,加枇杷叶 15 克、川贝 5 克。共 14 剂。

三诊:患者症状明显减轻,苔腻已化,苔色转白。继续予中药补肺温肾、纳气平喘,拟肺痹 2 号方加减,并配合中药离子导入法治疗,2 周为一个疗程,间隔 3 个月进行下一疗程,持续半年。随访 1 年,发作期症状较前明显减少,胸闷、气喘缓解,偶有咳嗽、咯痰,胸部 CT 示肺间质纤维化范围无明显进展。

按语:张教授认为,本病多因肺脏虚弱、痹气之邪侵袭及皮痹日久入内而致肺络气滞血瘀。初诊时,患者症状表现为胸闷气喘,咳嗽,咯痰,痰黄伴季肋部疼痛,大便不通,舌红、苔黄腻,舌底静脉迂曲、色紫暗、脉滑数,有一系列湿热重、气滞血瘀表现。辨证属肺痹(发作期),故张教授运用肺痹 1 号方以清热利湿、通腑泻下、行气散瘀化痰。后患者症状改善,根据其舌苔脉象等辨证属缓解期,遂改方以补肺温肾,并配合中药离子导入法。治疗全程兼顾祛邪扶正,不同时期又各有侧重,用药切中病症,充分体现了张教授治疗本病的独到经验。

第五节 间质性肺疾病的中医特色疗法

一、辨证施治间质性肺疾病

间质性肺疾病包含多种疾病。依据 2012 年中华中医药学会肺系病专业委员会建立的 8 个基础证型和 1 个兼证分证论治。

（一）实证类

1. 痰热壅肺证

主症：咳嗽，痰黏稠，喘促、动则喘甚，胸闷，舌质红，舌苔黄腻，脉滑数。

次症：痰黄，咯痰不爽，气短，胸痛，发热，口渴，大便秘结，脉弦。

治法：清热化痰肃肺。

方药：清金化痰汤加减。药选桑皮、黄芩、山栀、知母、清半夏、茯苓、枳壳、川贝、瓜蒌、桔梗、麦冬、橘红、甘草。

临症加减：痰黄如脓或腥臭，加鱼腥草、薏苡仁、冬瓜仁、金荞麦根清化热痰；胸满咳逆痰涌便秘，加葶苈子、全瓜蒌泻肺通腑；痰热伤津，加南沙参、麦冬、天花粉滋润肺阴。

2. 痰浊阻肺证

主症：咳嗽，痰白，痰黏稠，喘促、动则喘甚，气短，胸闷，舌苔白腻，脉滑。

次症：痰多，痰易咯出，纳呆，食少，胃脘痞满，腹胀，舌质淡，脉弦。

治法：健脾燥湿，化痰止咳。

方药：二陈汤、三子养亲汤加减。药选清半夏、茯苓、陈皮、桔梗、黄芩、山栀、桑皮、全瓜蒌、莱菔子、炒苏子、炒白芥子、丹参、炙麻黄。

临症加减：寒痰较重、痰黏白如沫、怕冷，加干姜、细辛温化痰饮；久病脾虚神倦，加党参、白术健脾化湿。

(二)虚证类

1. 肺气虚证

主症:咳嗽,喘促,气短,自汗,畏风寒,神疲,乏力,易感冒,舌淡,脉细虚。

次症:胸闷,痰少,痰白,舌苔薄白,脉沉。

治则:益气固表,降气平喘。

方药:补肺汤加减。药选黄芪、人参、熟地黄、五味子、紫菀、桑白皮。

2. 阴虚内热证

主症:咳嗽,痰少,咯痰不爽,喘促、动则尤甚,气短,口干,咽干,午后潮热,手足心热,盗汗,舌红少苔、无苔、苔干燥（少津）,脉细数。

次症:胸闷,痰黏稠,乏力,舌苔花剥。

治则:滋阴润肺,止咳化痰。

方药:沙参麦冬汤加减。药选沙参、麦冬、玉竹、天花粉、川贝、炙百部、紫菀、五味子、百合、太子参、生地黄、知母、甘草、白扁豆。取其甘寒清养润燥之功。如午后热甚,可加桑皮、地骨皮清泻肺火。

3. 肺肾气虚证

主症:咳嗽,咯痰,痰白,喘促、气短、动则尤甚,头昏,神疲,乏力,易感冒,脉沉细。

次症:胸闷,痰黏稠,痰清稀或呈泡沫状,痰少,痰易咯出,面目水肿,耳鸣,自汗,畏风寒,肢体倦怠,腰膝酸软,小便频数,夜尿增多,咳时遗尿,舌质淡,舌苔薄白。

治法:补肺纳肾。

方药:补虚汤合参蛤散。药选人参、生黄芪、茯苓、甘草、党参、蛤蚧、五味子、枸杞子、女贞子、桑寄生、生地黄、炒苏子、射干,使肺气得充,精气得纳,以固根本。

4. 肺肾气阴两虚证

主症:咳嗽,痰少,喘促、气短、动则尤甚,胸闷,头昏,自汗,神疲乏力,肢体倦怠,腰膝酸软,舌红少苔、干燥(少津),脉细数。

次症:胸闷或痛,咯痰不爽,口干,手足心热,盗汗,形体消瘦,易感冒,脉沉弱。

治法:益气养阴止咳。

方药:生脉散合沙参麦冬汤加减。太子参、麦冬、五味子、沙参、玉竹、天花粉、百合、黄精、山药、炙百部、炙杷叶、佛手、甘草。

临证加减:若痰中带血,加生地黄、大小蓟炭清热凉血止血。

(三)兼证类

主症:面色晦暗,口唇青紫,舌质紫暗,舌有瘀斑,舌下脉络迂曲、增粗。

次症:胸闷,脉弦沉涩、结代。

治法:活血化瘀。

方药:桃红四物汤。药选桃仁、红花、当归、川芎、赤芍、丹参。

二、中药离子导入疗法治疗间质性肺疾病

直流电离子导入疗法为安徽中医药大学第一附属医院呼吸科临床治疗间质性肺疾病的常用辅助疗法。本法根据直流电场内同性电荷相斥、异性电荷相吸的原理,使药物离子通过完整的皮肤或黏膜导入人体。许多实验临床观察证明,在直流电的作用下,不同电荷的离子可被导入人体内。阳离子从阳极,阴离子从阴极,导入体内。有些药物离子导入体内后,能选择性地停留在对该药有亲和力的脏器内。人体皮肤表面有大量的毛孔、皮肤腺和汗腺导管的开口。药物离子通过直流电导入体内的主要通道是皮肤汗腺导管的排泄孔。在皮肤内形成离子堆,一部分药物离子经汗腺管口进入皮肤后,较长时间地存留于皮肤表层,形成所谓"皮肤离子堆",然后逐渐进入血流。不同种类的药物离子在皮肤内存留的时间不同,有的短至数小时,有的长达数十天。

中药离子导入法是以中医药基础理论为指导,通过直流电将中药离子经皮肤或黏膜引入病变部位从而发挥治疗作用的方法。该方法既能发挥中药多成分、多靶点、多效应的优势,起到祛除病邪、恢复抗病能力的双向调节作用,也能最大限度地提高患处的药物浓度,促进药物的经皮吸收。这种疗法尚具备电脉冲按摩、电磁疗、电针与热疗的治疗效果,能直接刺激局部穴位及病变部位,从而达到改善血液循环、消除无菌性炎症的作用,并能软坚散结止痛,修复病损组织。

具体方法:选取肺痿方(当归 10 克、虎杖 15 克、冬瓜子 30 克、南沙参 10 克、北沙参 18 克、麦冬 10 克、红花 10 克、桃仁 10 克、生地黄 10 克、熟地黄 10 克、鱼腥草 20 克、白术 10 克、炙甘

草 10 克),将中药煎煮取汁 200 毫升,加入冰片,在微波炉中加热 1~2 分钟,再将适量的中药煎液浸渍于药物垫(5~6 层棉布,15 厘米×12 厘米)上,然后包裹 2 个铅板电极,放置于双侧肺俞穴(第三胸椎棘突下旁开 1.5 寸)或听诊双肺湿啰音最强的地方,用弹力绷带压住、固定,以患者的耐受度为标准来调整电流强度,每次治疗 20 分钟,每日 2 次,14 日为一个疗程,连续治疗两个疗程。

三、中药穴位贴敷疗法治疗间质性肺疾病

基于"春夏养阳,秋冬养阴""子午流注,适时开穴"等中医理论而逐渐形成的三伏贴、三九贴等已被应用于多种呼吸系统疾病的防治中,尤其是在慢性呼吸系统疾病的防治中应用最为广泛。在应用中药穴位贴敷疗法治疗间质性肺疾病时,应使用透皮性较好的药物。此外,由于本病具有迁延不愈、多虚多瘀的特点,故在针对疾病的"标本缓急"的不同,可使用辛温之品,从肺脾两经来辨证论治,以达到防治慢性复杂性呼吸系统疾病的目的。有学者运用由麝香、细辛、吴茱萸等药物组成的中药药膏贴敷涌泉穴以补肾益脾固肺,使邪气除而脏腑健,最终达到治疗IPF 的目的。由此可见,辨证应用中药穴位贴敷疗法为中医防治间质性肺疾病的特色疗法,是改善患者喘息、气短症状及改善患者生存质量的有效途径和方法。

四、艾灸疗法治疗间质性肺疾病

《黄帝内经》记载:"病生于脉,治之以灸……灸者,可温暖经

络,宣通气血,使逆者得顺,滞者得行。"《本草纲目》载:"艾叶……灸之则透诸经而治百种病邪,起沉疴之人为康泰,其功亦大矣。"艾灸,能温补肺气、疏通肺络,可用于治疗肺气亏虚、痰瘀阻肺型间质性肺疾病患者。有研究发现,对采用博来霉素造模的肺纤维化模型大鼠使用艾灸治疗或糖皮质激素治疗,能减轻其肺泡炎和肺纤维化的程度,且艾灸治疗的效果明显优于糖皮质激素治疗的效果。亦有研究证实,艾灸可加强糖皮质激素对间质性肺疾病的治疗作用。有学者认为,IPF病机为本虚标实,在治疗上可以益气补肺益肾为原则来结合活血化瘀之法。督脉为奇经八脉之一,是人体阳气汇聚的地方,在脊柱上从大椎穴至腰俞穴处用隔姜和督灸粉艾灸。督灸粉选用肉桂、川芎、赤芍等以温肾助阳、活血化瘀,且生姜泥之辛温走窜、艾灸之温经通络均可增加皮肤的通透性,促进督灸粉中药物成分的吸收,不仅能够补肾强骨、补精益髓,还可起到温阳固本、补肺益肾、活血化瘀和行气的作用,进而改善患者症状,缓解病情。

五、中药穴位埋线疗法治疗间质性肺疾病

本法是指将羊肠线或可吸收性外科缝线埋入所需穴位,通过羊肠线对穴位的持续刺激作用来达到防治疾病、调理脏腑、调气和血、疏经通络、补虚泻实作用的治法。辨证选穴的穴位埋线疗法不仅可明显改善IPF患者的肺部影像学表现、肺功能和生存质量,而且具有安全方便、无不良反应的优点。有临床研究表明,与单纯常规糖皮质激素治疗相比,中药穴位埋线疗法治疗气虚血瘀型间质性肺疾病患者能明显改善其肺功能、中医症状及急性发作次数等指标。

第六节　间质性肺疾病的预防和调摄

间质性肺疾病是一组主要累及肺间质、肺泡和细支气管的肺部弥漫性疾病。尽管在临床表现、影像学特点、肺功能测定及病理学改变疾病群之间有某些相似之处，但目前临床并没有统一的治疗 ILD 的方案。目前主要的治疗方法有抗炎、抗纤维化、抗氧化剂、抗蛋白酶抗凝剂、细胞因子拮抗剂、基因治疗及肺移植等。间质性肺疾病患者在早期症状表现并不明显，一般都是在中晚期时发作，往往疾病会朝着肺纤维化的方向发展，所以临床应密切注意间质性肺病患者是否已发生肺纤维化。积极采取综合治疗措施及加强预防和调摄是防治本病的关键。

一、饮食调护

"六腑以通为顺。"保持大便通畅对间质性肺疾病患者来说非常重要。饮食上，患者要多吃一些富含纤维素的蔬菜，且营养搭配要得当，荤素结合。根据自身身体状况，针对性地选择食物，避免因饮食不当而诱发或加重病情。

二、环境调护

对间质性肺疾病患者而言，应注意生活中的环境要求，如房间应保持安静，空气宜清新、湿润、流通，避免存在有烟雾、香水等的刺激,避免吸入过冷及过干的空气。室内温度保持在 20～24℃,湿度保持在 50％～65％。室内每天通风 2 次,每次 15～30 分钟。被褥、枕头不宜用羽毛或陈旧棉絮等易引起人体过敏的物品填充,并应勤换勤洗和经常晾晒。间质性肺疾病患者应避免接触外源性过敏原,如鸟类、宠物、木材(红杉尘、软木加工)、奶酪、发霉稻草以及农业杀虫剂或除莠剂等。

三、起居调护

间质性肺疾病患者要注意休息,保证有充足的睡眠;还要注意避寒保暖,预防感冒或发生感染性疾病。在冬春季节气温变化剧烈时,更要注意适时增减衣物;外出时应佩戴口罩,避免冷空气直接刺激呼吸道,引起刺激性咳嗽而加重病情。

四、预防感染

间质性肺疾病患者有时会突发呼吸困难、咳嗽咯痰、血氧饱和度明显下降而出现病情加重,此时多为病原体感染而致或因胃食管反流导致吸入性肺炎。其中,病原体感染在间质性肺疾病的发生、发展及预后起着至关重要的作用。有些间质性肺疾病常因感染导致患者病情加重,从而增加了治疗难度,进而影响了 ILD 的治疗效果。感染与 ILD 关系密切,感染是 ILD 患者病情急性加重及死亡的重要因素之一。随着医疗水平的不断提高,近年来对感染的预防和有效控制的研究已成为临床研究 ILD 的重点。

五、自我保健

(一)养肺

肺主气,司呼吸,清浊之气在肺内进行交换,吸入气体的质量对肺功能有很大的影响。间质性肺疾病患者平素应注重养肺,首先要戒烟,并避免二手烟的危害;其次,通过食疗来养肺,多食甘蔗、秋梨、百合、蜂蜜、萝卜、黑芝麻、核桃、松子等有滋阴润肺作用的食物。

(二)锻炼呼吸功能

这是自我保健的重要方法,尽量采用腹式呼吸和缩唇呼吸。具体做法:患者仰卧位,一手放在胸部,一手放在腹部,经口缓慢吸气,升高,顶住手,缩唇,缓慢呼气,同时收缩腹部肌肉,收腹。注意:尽可能在户外锻炼。

(三)自我推拿

取手三里、迎香、华盖、膻中、肾俞等穴位,先按顺时针方向轻轻按揉 36 圈,再按逆时针方向轻轻按揉 36 圈,每日数次,常年不断。

（四）掌握咳嗽技巧

身体向前倾,采用缩唇式呼吸方法做几次深呼吸,最后一次深呼吸后,张开嘴在呼气期间用力咳嗽,同时顶住腹部肌肉。放松的心态有助于控制因气短而产生的恐惧,身体和精神放松可以避免因肌肉紧张而消耗过多的氧气,减少血管和右心张力。重度肺纤维化的间质性肺疾病患者应长期卧床休息,家属应予患者定时翻身、拍背和按摩,促进其痰液排出,并预防褥疮、坠积性肺炎的发生。

六、四季养肺

中医认为,人是一个有机的整体,且与自然亦是一个有机的整体。因此,在日常保健方面,如何顺应环境、调节人体阴阳平衡和提高机体抗病能力就显得十分重要。《黄帝内经》依据春夏秋冬四个季节的特点,提出了不同季节的养生法则与方法。如果违背这样的法则和方法,身体就容易受到外邪的侵袭,容易产生各种病变。这种理论体现了天人合一、人法自然的养生之道。

（一）春季养肺重调

春季,由于天气忽冷忽热、变化无常,对患有肺部慢性疾病的人群来说,容易感受外邪侵袭而发病。因此,春季调摄可从情志、饮食、运动等方面入手。春天人易犯困,在精神状态欠佳的情况下,人容易出现消极的情绪。中医认为,不良的情绪容易导致肝失疏泄,肝气上逆而致肺失宣降,发为咳喘,因此人要学会

调节生活与工作的压力,保持心情愉悦。其次,春季可多食生津
止渴、清肺润肺的食物,如莲藕、青菜、白萝卜等及梨、甘蔗、大枣
等。《备急千金药方》中记载,春季饮食宜"省酸增甘,以养脾
气",因此不宜多吃酸性食物。肝属木,与春季对应,肝气偏盛者
若食用酸性食物,易使肝火偏亢,损伤肺与脾胃。酸性食物包括
肉类及肉制品、酒类、精制加工食品、油炸食品等。除调节饮食、
调控情绪外,春天还应多进行户外活动如五禽戏、八段锦等,可
以舒展筋骨,促进气血运行,增强肺功能。活动不便的人群也应
在家人的帮助下走出家门,晒晒太阳,保持愉悦的心情。此外,
摩鼻、摩喉、捶背、躬身撑体等也是很好的保健方法。摩鼻,即将
两手拇指外侧沿鼻梁、鼻翼两侧上下按摩 60 次左右,然后按鼻
翼两侧的迎香穴 20 次,每天 1～2 遍。摩喉,即上身端直,坐立
均可,仰头,颈部伸直,拇指与其他四指张开,虎口对准咽喉部向
下按摩,直至胸部;双手交替按摩 30 次为 1 遍,可连续做 2～3
遍。用拇指按人迎穴 5～10 次,可利咽喉,有止咳化痰的作用。

(二)夏季养肺宜清

夏季气温较高,波动较小,呼吸道疾病发生率明显降低,一
些慢性呼吸道疾病的症状也会得到明显的缓解。但是炎热天气
会导致人体增加能量消耗,此时胃口相对较差又体质虚弱的人,
容易出现免疫力下降而有增加感染的风险。因此,夏季需注意
保护肺脏,提高人体免疫力。夏季气候炎热,人会感到困倦、烦
躁和闷热不适,故养生应以"热者凉之"为原则。其次,夏季饮食
宜清淡,应少吃膏脂厚味、辛辣易上火的食物,饮食清淡可清热
祛暑、敛汗补液,能增进食欲。新鲜蔬菜、瓜果如番茄、黄瓜、苦
瓜、冬瓜、丝瓜、西瓜之类,既能保证营养,又能预防中暑;菊花
茶、酸梅汤、绿豆汁、莲子粥、荷叶粥等可清热解暑、生津开胃。

但有慢性呼吸道疾病的人群不可过食寒凉之品,宜在饮食清淡的基础上,适当食用葱、姜、蒜等具有发散行气、活血通窍等功效的辛味食物。这是因为辛归肺经,可补益肺气。此外,夏季气温高,降水较多,较高的温度和较潮的湿度亦不利于人体健康。较潮的湿度即"湿邪",往往会加重间质性肺疾病的病情。因此,夏季要多食用一些清热利湿的食物如薏苡仁米、赤小豆,使体内湿热之邪从小便排出。夏季天气炎热,不宜进行太多较激烈的室外运动,可以做一些运动量较小的室内锻炼,如瑜伽、游泳,或者在清晨或傍晚在户外慢走、打太极拳等。注意:避免过量剧烈运动而致中暑。

(三)秋季养肺在润

秋天是养肺的一个重要季节。中医认为,肺对应四季中的秋季,但秋季燥邪与寒邪最易伤肺,呼吸系统慢性疾病也容易在秋季天气变冷时复发,所以秋季应重视养肺。秋季养肺,在情志上忌过于悲伤。"悲则气消",悲对应五脏中的肺脏,过度悲伤易使肺气抑郁,意志消沉,耗伤肺气。因此,秋季应保持乐观向上的心态。现代医学研究表明,笑对机体来说,是一种好"运动",不同程度的笑对呼吸器官、胸腔、腹部、内脏、肌肉等都有协调作用。大笑能使肺部扩张,人会不自觉地进行深呼吸,使更多的氧气进入体内,并随血液流畅全身,让身体的每个细胞都能获得充足的氧。俗话说,"入夏无病三分虚",经过漫长的夏季,人体的损耗较大,故秋季容易出现体重减轻、倦怠乏力、口燥咽干等气阴两虚症状,尤其是有慢性呼吸道疾病的人群更易出现肺脏气阴两虚。所以,秋季养肺的原则是益气养阴、气阴双补,饮食上可选用茭白、南瓜、芡实、莲子、桂圆、花生、板栗、藕、百合、山药、白扁豆、黑芝麻、红枣等食物,这些食物既易于人体消化吸收,又能滋补身体。中医认为,适当的"秋冻"也是一种养生方法,即在秋天天气转凉时,不要急于添加衣服,应适当地让机体"冻一冻"。这是因为,中医认为秋季人体应收敛阳气,藏蓄阴津;过早的保暖会导致身热汗出,而汗液蒸发又会导致阴津损耗、阳气外泄。对于有慢性呼吸道疾病的人来说,适当的"秋冻"可以提高人体免疫力,但是这并不是说要少穿衣服,而是应根据气温变化来适度增减衣物。秋季是运动锻炼的好时期,可以选择慢跑、打太极拳等来提高身体功能。运动时,以身体微微出汗为宜。

(四)冬季养肺在补

冬季气候寒冷干燥,空气环境时有雾霾,可见冬季也是呼吸道疾病高发的一个季节。因此,在冬天保护肺脏,提高人体免疫力,预防外邪侵袭就更加重要。慢性呼吸道疾病人群由于反复发病,会出现呼吸短浅、怕冷、腰膝酸软、小便清长等表现,病久损及肾脏导致肾阴阳亏虚。在五行学说中,冬季与肾脏相对应,因此在冬季最适宜补益肾脏。肾阴虚者可选用枸杞、海参、甲鱼、银耳等,肾阳虚者选用羊肉、鹿茸、补骨脂、肉苁蓉、肉桂、益智仁等。冬季药补必须适合自己的体质和病情,常用的补药有人参和阿胶。人参大补元气,对气虚、体力衰弱、四肢无力、工作过度劳累及妇女出血过多、头痛、虚弱等最适宜。血虚的中老年人可适当进补阿胶。阿胶的服用方法:取阿胶250克,敲碎,放入陶瓷瓶内,加黄酒350克,浸泡1~2日,再放入冰糖或白砂糖250克,加水250克,置锅内隔水蒸,不时用筷子搅匀,待全部融化后,冷却备用。每日1~2次,每次1汤匙,以开水送服,如兼有气虚、乏力,可配入人参煎液;有怕冷、腰酸等阳虚证候,可配入核桃;有头晕、眼花、目涩、便秘等阴虚症状,可配入黑芝麻。

《素问·四气调神大论》中说:"冬三月,此谓闭藏,水冰地坼,无扰乎阳,早卧晚起,必待日光,使志若伏若匿,若有私意,若已有得,去寒就温,无泄皮肤,使气亟夺,此冬气之应,养藏之道也。"冬季万物闭藏,天寒地冻,人应顺应这样的法则蓄藏精气,故应早睡晚起,不要轻易扰动阳气,使精神内藏,并注意驱寒保暖,避免受冻。俗话说:"冬天动一动,少生一场病;冬天懒一懒,多喝药一碗。"古今养生家都重视"冬练三九",所以,有阳光时可多做户外活动,如选择步行、慢跑、打太极拳、练太极剑等。注意:晨练不宜太早,可在太阳初升时进行,并以身体微热、不出大汗为度。户外活动应避开大风、大雾天气,在锻炼中要预防发生感冒、冻伤或宿疾复发等。

七、传统运动

间质性肺疾病主要表现为活动性气促。剧烈活动会加重缺氧,故 ILD 患者不应剧烈运动,只能进行普通活动如慢走、原地伸展身躯等;还可以选择传统的养生运动如易筋经、五禽戏、太极等,可调和人体阴阳,疏通经络。

(一)易筋经

易筋经是我国自古代流传至今的一种健身锻炼方法,据传为明代天台紫凝道人假托达摩之名所作,共有十二式,分别为韦驮献杵第一式、韦驮献杵第二式、韦驮献杵第三式、摘星换斗式、倒拽九牛尾式、出爪亮翅式、九鬼拔马刀式、三盘落地式、青龙探爪式、卧虎扑食式、打躬式、掉尾式。练习易筋经可以有效地改善呼吸功能,因为在运动的过程中,首先,需要进行以膈肌为主的深长的呼吸运动,因此可以提高膈肌舒张和收缩的能力;其次,胸廓的充分开合,有效地刺激了呼吸肌群的运动,增强了呼吸肌的肌力、耐力和伸缩性,从而提高了呼吸肌的储备力。

(二)五禽戏

东汉名医华佗在遵从人体脏腑、经络、气血等运行规律的基础上,模仿虎、鹿、熊、猿、鸟的动作和姿态,创制了五禽戏。五禽戏是中国最早的具有完整功法的仿生医疗健身操。在练习过程中,需要练习者能够效仿虎之威猛、鹿之安舒、熊之沉稳、猿之灵巧、鸟之轻捷,力求动作蕴含五禽的神韵,从而达到强身健体的功效。其中"鸟戏"主肺脏,可以改善肺功能,缓解鼻塞、喷嚏、咳嗽、胸闷等症状。"鸟戏"主要是上肢进行升降开合的运动,这些动作不仅可以牵拉肺经,促进肺经气血的运行,还可以使胸廓达到充分的开合,增加肺活量。

(三)太极功夫

太极功夫是一项具有悠久的历史和文化沉淀的运动。太极功夫包括太极拳、太极剑,强调"以四两拨千斤",因此在练习太极拳或者太极剑的时候,要求锻炼者配合呼吸运动,在意念上要用意不用力,使身体与精神达到高度的一致。太极拳是一项有氧运动,它使肌肉运动与呼吸运动达到一致,在呼吸中枢调控下,肌肉舒缩与呼吸周期进行开吸合呼的配合,因此减少了呼吸的频率,增加了呼吸的深度,提高了胸廓扩张与回缩的程度,可致肺泡通气量的增加;同时由于肺泡扩张,气管壁受外向牵拉作用而使呼吸道扩张,在一定程度上可降低气道阻力,增加肺泡的通气量。

(四)八段锦

八段锦是流传最广、影响最深的中国导引术,是由八种动作组成,因其姿态优美、动作流畅,犹如锦缎,故有"八段锦"的美称。锻炼时,需注意调节身体与气息、意志相一致,以此达到精、气、神的和谐,促进气血运行、阴阳调和。在锻炼过程中,要求锻炼者采用腹式呼吸,使气沉丹田,要求呼吸"长、深、缓、细、柔、匀",并通过大量双臂拉伸、扩展运动锻炼呼气肌群、吸气肌群,以提高呼气肌、吸气肌的收缩力量,提高膈肌的活动度,提高呼吸效率,改善肺功能。此外,八段锦对心功能、血液循环也有一定的改善作用。

(五)六字诀养生法

六字诀养生法,简称"六字诀",是我国古代流传下来的一种养生方法,通过念六种字需要做的动作以及做相应动作的呼吸吐纳来锻炼相应的脏腑,即"吹字诀补肾气、呼字诀补脾气、嘻字诀理三焦、呵字诀补心气、嘘字诀平肝气、呬字诀补肺气"。如念呬字诀,是指在锻炼的过程中,口吐"呬"字,并做展肩扩胸、藏头缩颈的动作,可减少呼吸的频率,增加呼吸的深度,提高胸廓扩张与回缩的程度,提高呼吸效率,进而强化肺功能。

八、常用药膳

中医认为,间质性肺疾病属虚损性疾病,主要病机为肺之气阴受损。"药补不如食补",自古以来,养肺就有很多药膳,下面介绍几款做法简单且保健或治疗效果很好的药膳。

(一)猪肚杏仁醋方

做法:取鲜猪肚1个,甜杏仁50克,醋50克。先将猪肚洗净,猪肚内放入甜杏仁,再用线缝合猪肚。锅内加醋和水适量,放入猪肚,同煮至干,先吃猪肚,再将杏仁焙干,去皮尖,分5次服用。

功效:此药膳具有益肺养阴、定喘之功效,适用于老年患者症见咳嗽、咯痰色白清稀或食欲不振者。

(二)甲鱼百部汤

做法:甲鱼600克,地骨皮9克,生地黄10克,百部10克,枸杞10克,姜片少许。锅中加入适量清水,烧开,放入洗净的甲鱼,余去血水,捞出沥干。砂锅中注入适量清水烧开,加入地骨皮、生地黄、百部、姜片、枸杞、甲鱼块、料酒、鸡汤,先用武火煮沸,后用文火煮30分钟,至食材熟透,加入少许盐,搅拌片刻即可食用。

功效:此药膳具有润肺止咳、平肝熄风的功效。

(三)猪油饴糖蜜膏

做法:取熟猪油25克,麦芽糖、蜂蜜各150克。先将猪油倒入锅中,加麦芽糖和蜂蜜,以小火融化至沸,待冷却后盛入瓷碗中备用。每次服用10克,日服3次,口中含化。

功效:此药膳具有补中益气、润肺止咳的功效,适用于年老身体虚弱、咳喘日久、声音嘶哑者。

(四)猪肺白果粥

做法:猪肺 250 克,洗净,切块,泡在热水中去除污物;白果 12 枚(去壳去芯),薏苡仁 30 克,粳米 100 克,山茱萸 6 克(去核)。先将粳米、薏苡仁加水煮粥,30 分钟后加入猪肺、白果、山茱萸,粥煮成后加盐、味精调味食用。

功效:此粥为冬季保健粥,具有益肺化痰、止咳的功效。

(五)土茯苓煲瘦肉

做法:山药 30 克,土茯苓 20 克,洗净,沥水备用;取猪瘦肉 450 克,焯去血水,再切成小块,备用;砂锅内加入约 2 000 毫升清水,放入山药、土茯苓、猪瘦肉,待武火煮沸后改用文火煲 3 小时,再加入盐,调味。

功效:此药膳具有化痰止咳、清热散结的功效,适用于咳嗽喘息、咳吐黄浓痰者。

(六)猪肺冬虫夏草汤

做法:取鲜猪肺 250 克,冬虫夏草 3 克。先将猪肺洗净,切块,与冬虫夏草一同放入砂锅内,加水适量。先用武火煮沸,再转用慢火炖煮约 2 小时,至猪肺熟烂,佐餐食用。

功效:此药膳具有补肺益肾、止咳平喘的功效,适用于因肺肾阴虚所致的咳嗽少痰、腰酸膝软、潮热盗汗者。

第七节 自拟方——补肾活血方

一、补肾活血方的组成

补肾活血方为张念志教授临床治疗间质性肺疾病的经验方,多年来应用于临床,疗效确切。张教授根据间质性肺疾病"肾虚血瘀"的理论,结合临床经验,创制了补肾活血方。全方药物由冬虫夏草、淫羊藿、山茱萸、三七、黄精、五味子等组成,诸药合用,共奏补肾活血之功效。

二、补肾活血方的组方立义

(一)以肾虚为本

"肺出气也,肾纳气也,肺为气之主,肾为气之藏",吸入的清气由肺气肃降下达于肾,经过肾的摄纳潜藏,使其维持一定的深度,以利于气体的交换。肺主气,肾纳气,一吐一纳,一呼一吸,呼吸和缓。清代王九峰云:"肾主纳气,肺主出气。咳为肺病,喘为肾病。"清代陈士铎亦云:"夫喘证多是伤肾,久嗽之人未有不伤肾者,以肺金不能生肾水而气自伤也。"清代傅青主曰:"盖气短乃肾气虚耗,气冲上焦,壅塞于肺经,不足之证也。"当外邪犯肺,致肺气受损或久病肺气虚耗,母病及子,肺病及肾;抑或因先天肾精亏少致肾气不足,肾不纳气、摄纳无权而浮于上,故可出现呼吸表浅、喘促无根、动辄气喘、胸闷气短等症。肾阳亏虚,使三焦运化失调,水气凌心射肺,患者出现短气、心悸、身肿。肾阳亏虚,肾不暖土,或肾阴虚火旺烁津,生瘀生痰而咳咯痰涎、唇甲发绀等。肺肾金水相生,肾虚金不生水,或肺伤及肾,终致肺肾俱虚。"肾主水",肾阳不足,蒸腾气化无力,而聚水成痰,痰凝气滞而成瘀,与肺之宿痰互结,终致肾虚血瘀。李中梓在《医宗必读·肾为先天本脾为后天本论》中云:"肾为先天之本,十二经之根,呼吸之本,三焦之源,而人资之以为始也,故曰先天之本在肾。"肾为人一身之根本,精血化生之源。肾强则人一身皆强,尤其至疾病后期,患者病情较重,伤及肾元,更应重视补益肾脏。

(二)瘀血为标

肺纤维化患者常见口唇发绀、杵状指、舌质暗、舌有瘀斑瘀点、舌下脉络迂曲,甚者可见眼发黑、小腿静脉曲张。这些均是瘀血的表现,若影像学检查见肺部呈蜂窝样改变亦可提示瘀血的存在。

清代王清任云:"元气既虚,必不能达于血管,血管无气,必停留为瘀。"《读医随笔·承制生化论》云:"气虚不足以推血,则血必有瘀。"气为血之帅,气能行血。肺主一身之气,肺气虚则血行不畅,脉络涩滞而成瘀血。宗气有"贯心脉"之作用,能够推动血液运行于经脉。肺气虚致宗气不足;肺失治节,无力助心行血而致血瘀为患,故肺气亏虚日久,不仅患者可出现呼吸异常,也可出现血脉瘀滞,正如叶天士所说:"初病在气,久病从瘀"。张景岳言:"凡人之气血犹如源泉也,盛则流畅,少则壅滞,故气血不虚不滞,虚则无有不滞者。"肺虚日久,势必子病及母而致脾气虚损,津血化生乏力,气虚鼓动无力,血行不畅,瘀血阻滞,影响肺之宣降,则呼吸不畅。

(三)临床研究

间质性肺疾病在发生发展的过程中与肾虚、血瘀的关系密切,肾气亏虚、瘀血阻滞均影响着本病的进展及预后。付小芳、周蕾等收集了 61 例间质性肺疾病患者的资料,运用聚类分析方法总结了临床证候信息,发现超过 90% 的患者都有肺气虚、瘀血阻肺的证候,而肾气虚证候的患者多病程较长、病情较重。张纾难、疏欣杨等通过收集 131 例特发性肺纤维化患者中医临床四诊信息,进行分层聚类指标变量分析,发现肺肾气虚证(35.1%)为最常见的证候,气滞血瘀证(17.6%)名列第 4 位。晁恩祥教授认为,肺纤维化的基本病机为本虚标实,应以"急则治其标、缓则治其本"为治疗原则,注重从整体出发,进行个体化治疗,且强调以调补肺肾法贯穿整个病程,在缓解期以益气养阴、调补肺肾、纳气化瘀为根本治疗方法。

运用补肾活血法治疗肺纤维化,不仅在临床中得到诸多医家的支持,而且在实验研究中启迪着研究者。实验研究证明,补肾活血法能影响肺纤维化介导的通路,改善肺纤维化的病变进程。刘晓、于文涛等用补肾通络方(由西洋参 10 克、虫草 12 克、蛤蚧 5 克、浙贝母 12 克、僵蚕 12 克、全蝎 8 克、桃仁 10 克、穿山甲 8 克组成)灌胃肺纤维化大鼠,发现补肾通络方可从 mRNA 和蛋白水平来抑制 TGF - β_1、Smad 2 及 Smad 3 的表达,上调 Smad 7 蛋白的表达,从而减轻肺纤维化大鼠肺部的炎症,减少间质胶原的沉积,进而改善异常的组织病理形态表现。杨颖溪、柴立民发现补肾益肺消癥方(由当归、熟地黄、陈皮、法半夏、浙贝母、水蛭、炙甘草组成)可通过降低 α - SMA 在肺组织肌成纤维细胞中的表达,抑制成熟 SP - C 蛋白的合成,从而减少细胞外基质的沉积和成纤维灶的形成,减轻细胞内质网的应激反应,延缓和抑制特发性肺纤维化的病理改变进程。由此可见,补肾活血法治疗间质性肺疾病具有一定的疗效。

三、补肾活血方的组方分析

间质性肺疾病为慢性疾病,需要长期口服药物治疗。为方便缓解期间质性肺疾病患者的治疗,提高患者治疗的依从性,张教授依据多年临床经验,创制了补肾活血方。补肾活血方由冬虫夏草、淫羊藿、山茱萸、三七、黄精、五味子组成,为标本兼治之方,具有补益肺肾、养阴活血的功效。方中冬虫夏草补益肺肾之精,淫羊藿补肾纳气,山茱萸滋补肾水,三七活血祛瘀,黄精、五味子益气养阴。诸药合用,标本同治,可实现"补虚不留邪、祛邪不伤正"的目的。

(一)冬虫夏草

冬虫夏草,味甘、性平,归肺、肾经,具有补肾益肺、止血化痰之功效,为补肺要药。肺损伤后,因间质过度修复使肺间质结缔组织代谢失衡而使细胞外基质过度沉积终致肺间质纤维化,主要改变为胶原代谢的失衡。因此,杨礼腾、刘欣等通过对肺纤维化大鼠灌胃冬虫夏草菌粉 28 天,提取肺组织观察。发现冬虫夏草菌粉对两时相的胶原及 28 天的 I 型胶原的沉积皆有明显的抑制作用,进而指出肺损伤后应调控肺间质的过度修复,从而可防治肺纤维化。许惠娟、李时悦等通过对肺纤维化大鼠灌胃冬虫夏草液,发现在肺纤维化早期肺泡炎阶段,冬虫夏草菌液与泼尼松一样都能减轻肺泡炎损伤,并通过检测肺泡灌洗液进行细胞总计数及炎症细胞分类计数;肺泡灌洗液上清检测乳酸脱氢酶、过氧化物酶、嗜酸性粒细胞阳性离子蛋白、白介素-5含量;免疫组化检测肺组织肿瘤坏死因子-α的表达,得出冬虫夏草通过下调白介素-5、肿瘤坏死因子-α的表达来减少嗜酸性粒细胞的浸润,进而实现了缓解肺纤维化症状的作用。岳会敏、刘飞发现冬虫夏草提取物通过抑制炎症因子的释放及 Treg 细胞功能来抑制炎症及平衡免疫,进而缓解肺纤维化。

(二)淫羊藿

淫羊藿,味辛、甘,性温,归肝、肾经,具有补肾壮阳、祛风除湿、强筋骨之功效。现代药理研究发现,淫羊藿具有增强性腺、提高机体免疫力的功能,并能促进造血功能,调节骨代谢,抗衰老,对脑神经有保护、抗炎作用,以及具有抗肿瘤、抗心绞痛、舒张血管、抗高血压等作用。多项实验研究证明,淫羊藿具有抗纤维化的作用。王培以人胚肺成纤维细胞 MRC-5 为研究对象,选择淫羊藿苷为干预药物来增强细胞的抗氧化作用。他发现,淫羊藿苷可有效抑制 Wnt/β-catenin 信号通路的活性,抑制成纤维细胞活化和胶原蛋白的增殖。

(三)山茱萸

山茱萸,味酸、涩,性微温,具有补益肝肾、涩精止汗之功效。虽然目前并无山茱萸治疗肺纤维化的临床研究,但是现代药理研究发现,山茱萸的果肉含山茱萸环烯醚萜总苷、莫罗忍冬苷、熊果酸、没食子酸、维生素 A 等,具有调节免疫、抗炎抗氧化、降血糖等作用;山茱萸新苷有抑制免疫应答、减少氧化应激的作用。陈烨、朱春玲等发现山茱萸可减轻肾间质纤维化大鼠炎症反应，并可抑制氧化应激，对肾脏具有一定的保护作用。

（四）三七

三七，味甘、微苦，性温，具有散瘀止血、消肿定痛的功效。《玉揪药解》中记载："三七能和营止血，通脉行瘀，行瘀血而剑新血。一切瘀血皆破，一切新血皆止。"三七总皂苷是三七发挥药理作用的主要成分之一。近年的研究表明，三七总皂苷具有耐缺氧、抗衰老和提高机体免疫力的作用。孙晓芳、杨会慈等用三七总皂苷灌胃肺纤维化大鼠，发现三七总皂苷可以减轻肺纤维化程度，明显上调纤维化小鼠肺组织中肺组织蛋白酶 K 的表达。因此，推测三七总皂苷通过触发溶酶体途径激活 Cat K 的传导途径来促进细胞外基质的降解，进而达到治疗肺纤维化的作用。耿德海、郭文龙等通过对人胚肺成纤维细胞加入人参皂苷的实验研究，发现人参皂苷可使人胚肺成纤维细胞的增殖受到显著抑制，对肺纤维细胞的 I 型、III 型胶原蛋白的表达量有显著的抑制作用，能降低细胞外基质沉积，从而防止肺纤维化的产生。

（五）黄精

黄精，味平、性甘，归脾、肺、肾经；具有补气养阴、健脾润肺、益肾之功效。《本草纲目》云："可补诸虚……填精髓。"廖强对国医大师晁恩祥教授治疗间质性肺疾病的用药规律进行数据分析挖掘，发现晁教授最常使用的药物之一就是黄精。现代药理研究表明，黄精具有抗衰老、抗肿瘤、免疫调节、抗菌抗病毒、降血糖、降血脂、抗骨质疏松等作用。还有研究表明，黄精可减轻心肌组织间质胶原的沉积、抑制肾小管间质纤维化的进程等。

（六）五味子

五味子，味酸、甘，性温，归肺、心、肾经；具有敛肺滋肾、生津敛汗、涩精止泻、宁心安神之功效。《本草经疏》曰："可益气，治咳逆上气，劳伤羸度，补不足，强阴，益男子精。"现代药理研究发现，五味子提取物中的有效成分具有抗炎、抗纤维化的作用，同时对细胞缺氧损伤有保护作用。肖娜、曹波等通过对百草枯中毒致肺纤维化大鼠灌胃五味子提取物的研究，发现五味子提取物可通过抑制 IL-6、TGF-β_1 和 IL-17 的表达来减轻百草枯中毒所致的肺纤维化。此外，在肺纤维化的发病过程中，血管损伤是肺纤维化发病过程的重要环节，张硕峰、高明超等发现五味子不仅可以抑制肺纤维化，而且与麻黄合用能够保护肺部小动脉，可抑制肺微小血管的增生。

参 考 文 献

[1] 付小芳,周蕾,刘锡瞳,等.61 例肺间质纤维化患者临床证候调查分析[J].北京中医药大学学报,2010,7(4):1-3.

[2] 张纾难,疏欣杨,韩春生,等.131 例特发性肺纤维化患者中医证候聚类分析[J].环球中医药,2011,4(1):20-22.

[3] 鞠峥嵘.晁恩祥名老中医治疗肺纤维化经验总结[D].北京:北京中医药大学,2015.

[4] 刘晓,于文涛,靳贺超,等.补肾通络方对肺纤维化大鼠肺组织 TGF-β_1/Smads 通路的影响[J].中国实验方剂学杂志,2019,25(2):97-101.

[5] 杨颖溪,柴立民,晏军,等.补肾益肺消癥方对 α-SMA 及 SP-C 蛋白对肺纤维化大鼠病变肺组织分布及表达的影响[J].环球中医药,

2017,10(6):659-662.

[6] 杨礼腾,刘欣,程德云,等.虫草菌粉调控肺纤维化大鼠肺胶原代谢失衡的作用及其机制[J].时珍国医国药,2012,23(5):1297-1299.

[7] 许惠娟,李时悦,廖东江,等.人工冬虫夏草对肺纤维化模型早期肺泡炎阶段的干预作用[J].汕头大学医学院学报,2015,28(2):72-74.

[8] 岳会敏,刘飞,李范林,等.冬虫夏草菌丝体提取物通过抑制炎性因子及Treg细胞功能缓解肺纤维化[J].中国免疫学杂志,2016,3(10):1472-1476.

[9] 刘培.淫羊藿苷通过Wnt/β-catenin信号通路对肺纤维化的作用机制及相关临床分析[D].济南:山东中医药大学,2018.

[10] 陈烨,朱春玲,严瑞,等.山茱萸对肾间质纤维化的保护作用及机制研究[J].天然产物研究与开发,2015,27(11):1957-1961.

[11] 孙晓芳,杨会慈,段斐,等.三七总皂苷对肺纤维化小鼠肺组织蛋白酶K表达的影响[J].时珍国医国药,2014,25(1):53-55.

[12] 耿德海,郭文龙,王强,等.三七总皂苷对转化生长因子-β诱导人胚肺成纤维细胞增殖分化及胶原蛋白合成的影响[J].中国药业,2019,28(2):14-17.

[13] 廖强.基于数据挖掘技术探析国医大师晁恩祥治疗间质性肺疾病用药规律[D].北京:北京中医药大学,2019.

[14] 肖娜,曹波,刘斌等.五味子提取物对百草枯中毒模型小鼠肺纤维化的保护作用[J].天津医药,2016,44(5):589-593.

[15] 张硕峰,高明超,刘洋,等.麻黄和五味子对肺纤维化大鼠肺组织病理形态的影响[J].中西医结合学报,2011,9(5):553-555.

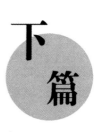

下篇

呼吸病的现代研究
及相关论著选摘

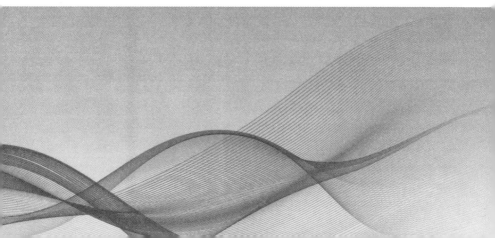

第五章

呼吸病的现代研究

第一节　参七虫草胶囊的现代研究

参七虫草胶囊是张念志教授的经验方,是安徽中医药大学第一附属医院院内制剂之一,由西洋参、三七、冬虫夏草 3 味药物按照 1∶1∶1 的配伍比例组成,具有益气养阴、活血化瘀、益肺固肾的功效。方中西洋参为君药,辅助冬虫夏草以益肺肾之精,佐助三七活血化瘀以治标。诸药合用,配伍合理,标本同治,补虚不留邪,祛邪不伤正。根据"虚瘀"理论研制而成的参七虫草胶囊,从中医整体观出发,发挥"治病必求其本"的优势,为标本兼治之方,适用于间质性肺疾病、慢性阻塞性肺疾病等慢性呼吸系统疾病。

一、动物试验

(一)参七虫草胶囊对肺纤维化大鼠 IFN-γ、IL-4 含量的影响

实验采用博来霉素滴入大鼠气道内建立大鼠肺纤维化模型。将实验大鼠分为空白组、泼尼松对照组、模型组、参七虫草胶囊组。用酶联免疫吸附法测定各组大鼠外周血清 IFN-γ、IL-4 和 IFN-γ/IL-4 比值,并比较差异。实验结果提示,参七虫草胶囊和泼尼松可以提高肺纤维化模型大鼠血清 IFN-γ 的含量,降低纤维化模型大鼠血清 IL-4 的含量,可有效调整肺纤

维化模型大鼠血清 IFN－γ/IL－4 的失衡。由于 IFN－γ 属于典型的 Th_1 型细胞因子，IL－4 是特征性 Th_2 型细胞因子。因此，实验结果提示参七虫草胶囊和泼尼松可促进大鼠肺纤维化模型中 Th_1 抗炎因子的分泌，抑制 Th_2 致炎因子发挥作用，可以调整和恢复大鼠外周血中 Th_1/Th_2 因子失衡。肺纤维化是一组累及肺间质、肺泡(或)细支气管的肺部弥漫性疾病。临床早期主要症状为干咳，后期患者可出现渐进性劳力性气促，病程呈缓慢进展，最终发展为弥漫性肺纤维化和蜂窝肺，导致呼吸功能衰竭而死亡。肺功能表现为限制性通气功能障碍伴弥散功能降低，血气分析提示低氧血症、二氧化碳潴留不明显，影像学提示双肺弥漫性病变。肺纤维化发病机制尚不明确，病毒感染、接触粉尘或金属、慢性反复的微量胃内容物的吸入、吸烟、自身免疫和遗传等因素与其发病过程都可能有一定的影响。近年的研究还表明，多种细胞因子和化学趋化因子构成的复杂的细胞因子网络在 ILD 的发病机制中发挥重要作用，尤其是 Th_1/Th_2 细胞因子失衡是导致组织损伤、炎症形成、纤维化和血管新生等病理生理过程的重要因素。目前，普遍认为在肺纤维化中存在 Th_2 优势现象，即 Th_2 细胞因子表达高于 Th_1 细胞因子。Th_2 细胞因子的过度表达最终导致组织纤维化。IFN－γ 是典型的 Th_1 型细胞因子，主要由淋巴细胞和自然杀伤细胞(NK)分泌，具有抗增殖、免疫抑制及抗纤维化活性的作用。有研究发现，IFN－γ 可降低 IL－4 的表达，对 IL－4 具有抑制作用，而 IL－4 在体外有促进成纤维细胞增殖及胶原蛋白合成的作用。IL－4 主要由 Th_2 细胞分泌，它是诱导 Th_2 分化的关键细胞因子，IL－4 表达的增加可促进 Th_0 向 Th_2 转变，使 Th_2 细胞因子表达过度增加，并抑制 Th_1 细胞因子反应。实验结果提示，参七虫草胶囊和泼尼松可以提高肺纤维化模型大鼠血清 IFN－γ 的含量，降低纤维化模型大鼠血清 IL－4 的含量，可有效调节肺纤维化模型大鼠血清 IFN - γ/IL - 4 的失衡。由于 IFN - γ 属于典型的 Th_1 细胞因子,IL - 4 是特征性 Th_2 细胞因子,因此实验结果提示参七虫草胶囊和泼尼松可促进大鼠肺纤维化模型中 Th_1 抗炎因子的分泌,抑制 Th_2 致炎因子发挥作用,可以调整和恢复大鼠外周血中 Th_1/Th_2 的失衡。泼尼松属于糖皮质激素类药物,众所周知,长期应用激素会产生严重的毒副作用。实验结果提示,参七虫草胶囊具有调节大鼠肺纤维化模型 Th_1/Th_2 失衡的作用,且可避免西药激素的不良毒副作用。本实验为参七虫草胶囊临床防治肺纤维化提供了理论依据。

(二)参七虫草胶囊对肺纤维化大鼠 TGF-β_1mRNA 表达的影响

实验从分子生物水平出发,应用 RT-PCR 方法分析参七虫草胶囊对博来霉素致肺纤维化大鼠肺组织 TGF-β_1mRNA 表达的影响,从基因水平探讨 TGF-β_1 在肺纤维化中的作用。采用博来霉素致肺纤维化大鼠模型,大鼠处死后分离大鼠肺组织,应用 RT-PCR 半定量及图像分析方法,对空白组、模型组、参七虫草胶囊高剂量组、参七虫草胶囊中剂量组、参七虫草胶囊低剂量组及泼尼松组大鼠肺组织中 TGF-β_1 mRNA 表达水平进行观察。实验发现,参七虫草胶囊高剂量组、参七虫草胶囊中剂量组、参七虫草胶囊低剂量组和泼尼松组均具有降低 TGF-β_1 mRNA表达水平的作用,且参七虫草胶囊高剂量、参七虫草胶囊中剂量组降低 TGF-β_1mRNA 表达水平优于参七虫草胶囊低剂量组。泼尼松组和参七虫草胶囊高剂量组相比,降低 TGF-β_1 mRNA 表达水平的作用无显著差异,而泼尼松组对降低 TGF-β_1mRNA 表达水平显著优于参七虫草胶囊中低剂量组。肺纤维化是因过多的成纤维细胞聚集和大量细胞外的基质成分沉积并伴炎症和损伤而致正常的肺组织结构改变和功能丧失的一类疾病。多种因素均可引起肺纤维化,如职业性粉尘暴露、放射性损伤、感染后、结节病等自身免疫疾病、肺移植后、某些药物及原因不明的肺纤维化、特发性肺纤维化等。目前,肺纤维化发生的确切机制虽然并不十分清楚,但 TGF-β_1 在肺纤维化及其他纤维增殖性疾病中发挥了重要作用,被大多数学者公认为肺纤维化形成与发展的关键性细胞因子。有研究发现,TGF-β_1 基因具有多态性,且这种多态性能影响其基因转录且与多种因素引起的 IPF 中 TGF-β_1 水平特征性升高密切相关。TGF-β_1 主要作用于胶原的转录和翻译过程,能诱导前胶原 mRNA 的产生,从而促进胶原蛋白的形成与沉积。在肺的发育过程中,TGF-β_1 各亚型和 TGF-β_1 mRNA 主要分布于细支气管、支气管黏膜上皮、支气管腺体、支气管和脉管平滑肌和肺泡巨噬细胞中。TGF-β_1 不仅能刺激成纤维细胞的增殖及胶原分泌,还能抑制胶原的降解,在肺纤维化的发展中起关键作用。中医学将肺纤维化归为"肺痹""肺痿"范畴,结合中医证候临床流行病学调查资料和临床实践,我们认为肺纤维化早期患者多为肺气亏虚,继则演变为脾肾亏虚。虚久必瘀,瘀致气阻,虚瘀互结是肺纤维化发生的关键环节,即虚瘀贯穿于肺纤维化的全过程。本研究以益气养阴、活血化瘀、益肺固肾为法则,采用参七虫草胶囊治疗,方中西洋参为君药,辅以冬虫夏草以益肺肾之精,佐以参三七活血化瘀。诸药合用,标本同治,使补虚不留邪,祛邪不伤正,在临床应用过程中疗效明显。实验从基因水平观察了参七虫草胶囊对肺纤维化大鼠 TGF-β_1 mRNA 表达水平的作用,为参七虫草胶囊防治肺纤维化提供了理论基础,同时也为参七虫草胶囊联合泼尼松治疗肺纤维化减轻糖皮质激素的副作用提供了可行性依据。

(三)参七虫草胶囊对肺纤维化大鼠肺组织基质金属蛋白酶-9及基质金属蛋白酶抑制剂-1表达的影响

实验将 80 只雄性 SD 大鼠随机分成空白组、模型组、泼尼松组、参七虫草胶囊组,每组 20 只。采用博来霉素滴入大鼠气管内复制肺纤维化模型。给药后 15 天、30 天分别观察各组大鼠肺组织病理变化,并采用免疫组织化学方法检测肺组织中基质金属蛋白酶-9(MMP-9)和基质金属蛋白酶抑制剂-1(TIMP-1)的表达水平。参七虫草胶囊组各时点肺组织MMP-9、TIMP-1 表达水平均显著低于模型组,提示参七虫草胶囊在实验早期可以降低 MMP-9 的表达,从而减轻 ECM 对基底膜的损伤,在肺纤维化后期抑制肺内 TIMP-1 的表达,从而减少 TIMP-1 对 MMP-9 表达的抑制,促进 MMP-9 对ECM 的降解,使 MMP-9/TIMP-1 系统趋于平衡,从而延缓肺纤维化的发生与发展。参七虫草胶囊组与泼尼松组的MMP-9 和 TIMP-1 水平比较,差异均无统计学意义,提示参七虫草胶囊具有糖皮质激素样抑制肺间质纤维化的作用。

肺纤维化的形成是一个极其复杂的过程,虽然病因或原发病有很大差异,但在纤维化过程中 ECM 代谢异常是类似的。ECM 主要由胶原、弹力纤维、糖胺多糖等组成。成肌纤维细胞在 ECM 的合成、积聚和重构中起重要作用。ECM 积聚异常增多是肺纤维化组织重构混乱的标志。成纤维细胞增生及胶原等ECM 成分过度沉积,肺泡正常的结构就会消失。肺泡炎症程度愈重,肺损伤及纤维化程度亦愈重。ECM 调节紊乱主要与MMP-9 及 TIMP-1 有关,两者之间的失衡可能是导致肺组织损伤、重塑和纤维化的重要机制之一。基质金属蛋白酶是分解 ECM 的主要酶类,其中 MMP-9 是降解Ⅳ型胶原的主要酶。正常肺组织中仅有少量的 MMP-9,但在肺纤维化产生过程中,成纤维细胞、支气管上皮细胞、Ⅱ型肺泡上皮细胞等一些炎症细胞如巨噬细胞、中性粒细胞都可产生 MMP-9。在疾病的不同时期,基质金属蛋白酶的表达是不同的。在肺纤维化早期,肺组织以 MMP-9 的活性增强为主,主要存在于渗出的中性粒细胞、巨噬细胞和支气管上皮细胞中。这些炎症细胞释放的 MMP-9 可使基底膜崩解、断裂,致肺泡腔细支气管化,这种肺泡腔的细支气管化导致了肺纤维化的进一步形成。基质金属蛋白酶抑制剂是基质金属蛋白酶功能的重要调节因素,其作用主要是抑制基质金属蛋白酶对 ECM 的降解。TIMP-1 在组织中特异性地抑制 MMP-9,能抑制 ECM 的降解。正常状况下,肺内 ECM 的合成和降解处于动态平衡,MMP-9/TIMP-1 比值升高,肺损伤严重,以炎性反应为主;MMP-9/TIMP-1 比值降低,肺组织以修复、重塑为主。MMP-9/TIMP-1 比值的变化导致 ECM 的代谢失衡可能是肺纤维化形成的重要机制。因此,研究 MMP-9/TIMP-1 的相互作用关系对明确肺纤维化的发病机制和治疗有实际应用价值。既往的研究已证实,冬虫夏草具有抑制和预防肺纤维化发生的作用,且活血化瘀法是已被认可的治疗肺纤维化的常用疗法。综上所述,参七虫草胶囊能够抑制肺纤维化大鼠肺组织的炎症及病理变化,其作用与抑制肺组织中 MMP-9 与 TIMP-1 的表达水平有关。

(四)参七虫草胶囊对博来霉素致肺纤维化大鼠肺泡上皮细胞间质转化的影响

肺泡上皮细胞间质转化(epithelial-mesenchymal transition,EMT)过程表现为上皮细胞失去正常极性,丢失细胞间紧密联系和黏附链接,表型逐渐消失,同时获得间质细胞的表型,具有浸润性和游走迁移能力,细胞形态由立方上皮细胞渐变为纺锤形纤维细胞,变成具有间质细胞形态和特征的细胞。近年来,关于肺纤维化与 EMT 关系的研究越来越多。实验通过观察参七虫草胶囊对肺纤维化大鼠肺组织上皮细胞标记物 E-钙黏蛋白(E-cad)、间质细胞标志物 α-平滑肌肌动蛋白(SMA)和波形蛋白(vimentin)表达的影响,从 EMT 角度来探讨参七虫草胶囊治疗肺纤维化的作用机制。实验将 128 只 SD 大鼠随机分为正常组、模型组、参七虫草组和泼尼松组。采用气管内滴入博来霉素的方法复制大鼠肺纤维化模型。采用苏木精-伊红染色检测大鼠肺组织形态学的改变,采用 Masson 染色观察肺组织胶原沉积情况,采用免疫组织化学法检测肺组织中上皮细胞标记物 E-钙黏蛋白(E-cad)、α-平滑肌肌动蛋白(α-SMA)、波形蛋白的表达水平。EMT 发生时,细胞的标志物发生改变,表现为上皮细胞标志物的表达下调和间质细胞标志物的表达上调。研究还发现,EMT 与肝、肾、心肌等的纤维化关系密切。参七虫草胶囊由西洋参、冬虫夏草、三七组成。方中西洋参补肺益气养阴,三七活血化瘀,冬虫夏草补益肺肾之精,三药相辅相成,疗效确切。实验表明,参七虫草胶囊可升高肺纤维大鼠肺组织中 E-cad 的表达水平,降低肺纤维化大鼠肺组织中 α-SMA 和 vimentin 的表达水平,从而推测参七虫草胶囊可通过抑制 EMT 的过程来发挥抑制肺纤维化的作用。

(五)参七虫草胶囊对慢性阻塞性肺疾病大鼠模型肺组织病理组织学和超微结构的影响

实验将清洁级 Wistar 大鼠 50 只随机分为空白对照组、COPD 模型组、参七虫草胶囊高剂量组、参七虫草胶囊低剂量组和金水宝组,每组10只。采用香烟熏加脂多糖气管滴入的方法来制作大鼠COPD模型。利用光镜和透射电镜法并结合图像分析技术来观察各组大鼠肺组织病理形态学变化。空白对照组大鼠肺组织形态无明显异常改变,COPD模型组大鼠肺组织形态出现明显异常改变。与模型组相比,参七虫草胶囊高剂量组、低剂量组肺组织病理损伤明显减轻,气管壁厚度明显变薄($P<0.05$);线粒体病变率显著降低($P<0.05$)。金水宝组肺组织病理损伤较模型组有所减轻,但作用不如参七虫草胶囊组显著。

(六)参七虫草胶囊对慢性阻塞性肺疾病大鼠模型内皮素和 NO 水平的影响

内皮素-1(ET-1)是气道产生的一种致支气管收缩的肽类物质,与哮喘的发病和其他气道炎症性疾病相关。有文献报道,COPD患者急性加重期痰ET-1水平升高,并伴有血浆ET-1水平上升。ET-1可能具有调节COPD急性加剧期气道炎症反应的作用。其与NO是由气道和肺的上皮、内皮细胞以及炎症细胞(包括肺泡巨噬细胞)等合成和释放的一对相互拮抗的生物活性因子。ET-1是目前已知最强的气管和支气管平滑肌收缩物质。在生理状态下,ET-1能被迅速降解,以防止肺支气管的过度收缩。在病理状态下,ET-1合成释放过多,既能引起支气管平滑肌的痉挛,又可通过释放多种炎症介质,促进白细胞的黏附和平滑肌的增生而引起气道炎症。NO是由气道和肺上皮细胞、内皮细胞及炎症细胞合成和释放的生物活性因子,与多种呼吸疾病的发生和发展关系密切;NO作为介质、信使或细胞调节因子,具有舒张血管、抑制血管平滑肌增殖和血小板黏附等重要作用,参与机体许多生物活动和病理过程。我们根据中医理论对慢阻肺的认识和现代研究,提出了慢阻肺稳定期的"虚瘀"

理论,以益气养阴活血法组成了参七虫草胶囊,并进行了相关研究。实验采用香烟熏结合脂多糖滴入大鼠气管内,根据大鼠的一般病态表现和组织形态学改变,结合肺功能判断并证实模型复制成功。结果显示,大鼠慢阻肺模型的血清、肺组织及支气管肺泡中 ET-1 含量较正常对照组明显升高($P<0.01$),NO 含量则低于正常对照组($P<0.01$),表明在慢阻肺的发生发展过程中,气道炎症促使血管内皮细胞和气道上皮细胞释放 ET-1,ET-1 的过多合成又进一步加重了气道的炎症反应和组织损伤,而 NO 的释放减少又使其舒张支气管和肺血管平滑肌的作用减弱及对血管平滑肌增殖的抑制作用减弱,从而导致了慢性炎症的产生。

(七)参七虫草胶囊对慢性阻塞性肺疾病大鼠模型 TNF-α mRNA 表达的影响

目前认为,肿瘤坏死因子-α mRNA 在慢性阻塞性肺疾病的发病中起重要作用。实验将清洁级大鼠 20 只随机分为空白对照组、模型组、参七虫草胶囊组、金水宝组,每组 5 只。采用香烟熏加脂多糖气管内滴入制作大鼠 COPD 模型。后三组分别在造模前 4 周开始用药,造模后 4 周结束实验,观察各组大鼠肺组织中 TNF-α mRNA 的表达情况。全部试验的关键步骤在于细胞总 RNA 的提取。实验采用异硫氰酸胍一步法抽提细胞总 RNA 标本,成功地扩增出所需的 PCR 产物。实验结果表明,COPD 模型组的 TNF-α mRNA 表达量显著高于空白对照组,提示模型组肺组织 TNF-α mRNA 表达量的增高可能预示有气道炎症。参七虫草胶囊组和金水宝组与 COPD 模型组比较,TNF-α mRNA 均降低,提示参七虫草胶囊和金水宝胶囊可降低 TNF-α mRNA 的表达;参七虫草胶囊组与金水宝组比较,TNF-α mRNA 水平亦有降低,提示参七虫草胶囊对 COPD 大鼠模型气道炎症的作用可能强于金水宝胶囊。参七虫草胶囊在临床观察中表现出良好的疗效,可提高 COPD 患者的免疫功能,减少患者的急性发作次数。长期应用参七虫草胶囊对延缓 COPD 患者的肺功能下降有一定的作用。

(八)参七虫草胶囊对慢性阻塞性肺疾病模型大鼠肺功能的影响

实验采用香烟熏加脂多糖气管内滴入的方法制作大鼠 COPD 模型,分别给药,观察各组大鼠肺功能的改变情况。实验结果表明,模型组与空白组比较,第 0.3 秒用力呼气容积与用力呼气容积的百分比($FEV_{0.3}/FVC$)、最大呼气中段流量(MMF)、最大通气量(MVV)、峰值呼气流量(PEF)、用力中期呼气流速(FEF_{25-75})均降低,组间差异显著;参七组、金水宝组 $FEV_{0.3}/FVC$、MMF、MVV、PEF 与模型组比较差异显著。参七组与金水宝组比较,MVV、PEF 差异显著。结论:参七虫草胶囊能延缓模型组大鼠肺功能的下降。实验结果说明模型组大鼠出现气流受限,与临床 COPD 患者肺功能改变相吻合。参七组与金水宝组均可缓解 COPD 模型大鼠肺功能下降的进程,但不表明能够逆转已下降的肺功能。目前,COPD 发病机制尚未完全阐明,医学界普遍认为这是一种慢性炎症过程,气道慢性炎症引起支气管上皮细胞反复损伤和修复,修复的过程导致气道壁结构的重塑,且伴有胶原蛋白含量的增加以及瘢痕组织的形成,致使管腔狭窄、气道阻塞。气道重塑是 COPD 的不可逆气流受限的病理基础。金水宝胶囊系冬虫夏草发酵菌粉,冬虫夏草菌粉不能防止大鼠 COPD 模型的形成,但能减轻气道炎症的程度,能有效阻止阻塞性肺气肿病理改变的进展,并在一定程度上抑制肺功能进行性恶化和改善肺通气功能。我们从多年临床观察出发,结合慢性阻塞性肺疾病证候学调查资料,提出 COPD 的中医病机是"本虚标实",本虚表现为肺肾两虚,标实表现为"血瘀",且"虚瘀"贯穿于 COPD 的始终。参七虫草胶囊基于此病机组方,药用西洋参、三七、冬虫夏草等,具有益气养阴、活血化瘀、益肺固肾之功效,切中 COPD 肺肾亏虚、血瘀内存的"虚瘀"机制。在已完成的临床观察中,我们发现该药可提高 COPD 患者的免疫力,能显著地减少 COPD 患者的下呼吸道急性感染次数、发病持续时间及抗生素的应用时间。参七虫草胶囊能调节干扰素-γ、肿瘤坏死因子-α、白介素-10、白介素-4 等炎症因子,从而抑制气道慢性炎症及气道壁结构重塑,延缓不可逆的气流受限的进程,进而达到改善肺功能的作用。

二、临床研究

(一)参七虫草胶囊对肺纤维化患者骨桥蛋白表达的影响

临床观察 38 例肺间质纤维化患者,将其分为参七虫草胶囊治疗组及泼尼松口服对照组。对照组予泼尼松治疗,每天按每公斤体重给药 0.5 毫克,口服 4 周;后每天按每公斤体重给药 0.25 毫克,口服 8 周,继之减量至每天按每公斤体重给药 0.125 毫克或按每公斤体重给药 0.25 毫克,隔天 1 次口服。治疗组予口服参七虫草胶囊,1 次 2 片,1 日 2 次。两组疗程均为 3 个月,定期随访。结果提示,在临床总疗效、肺功能方面,治疗组疗效优于对照组($P<0.05$),治疗组骨桥蛋白表达低于对照组($P<$

0.05)。因此,我们认为参七虫草胶囊治疗肺间质纤维化有较好的疗效。肺纤维化的形成与发展是一个极其复杂的过程。其细胞和分子生物学机制可归纳为以下几方面:①各阶段肺泡中异常炎症细胞的出现及细胞因子分泌的异常;②成纤维细胞的异常增殖;③胶原的代谢异常与细胞外基质的积聚。骨桥蛋白是细胞外基质中一种重要的功能性蛋白,属糖基化磷蛋白,也可作为可溶性的细胞因子存在。巨噬细胞、T淋巴细胞及肺泡上皮细胞等均可合成、分泌骨桥蛋白,可参与细胞外基质的组成及稳定性的维持。近年来,骨桥蛋白在肺纤维化中的重要作用逐渐引起人们的关注。在博来霉素诱导的动物肺间质纤维化模型中,肺组织中骨桥蛋白的表达明显增多。在特发性肺间质纤维化的患者中,骨桥蛋白基因亦有较高的表达。在特发性肺间质纤维化的患者血清中,骨桥蛋白水平也明显高于正常人。骨桥蛋白基因被敲除的大鼠在气管内滴入博来霉素后,肺组织 I 型胶原表达较野生型小鼠明显减少,且转化生长因子- β_1 和基质金属蛋白酶- 2 的活性均出现下降。从临床研究结果分析来看,参七虫草胶囊治疗组疗效优于泼尼松组,它能有效地改善患者的临床症状、改善免疫蛋白及血液流变性部分指标、减轻肺纤维化程度,具有一定的临床疗效。

(二)参七虫草胶囊治疗慢性阻塞性肺病的临床研究

临床选择具有可比性的 2 组各 30 例的 COPD 患者进行观察,2 组患者均予一般对症治疗,治疗组加用参七虫草胶囊、化痰降气胶囊,对照组急性发作期行常规治疗,1 个月为 1 个疗程,观察 2 组患者用药前后证候积分的变化及超氧化歧化酶(SOD)、过氧化酯(LPO)、一氧化氮(NO)等指标的变化,并与正常健康组对照。结果提示,COPD 患者的 SOD、LPO 均较正常人降低,经参七虫草胶囊和化痰降气胶囊治疗后,其抗氧化能力明显得到提高,治疗前后差异有显著性($P<0.01$);而对照组无显著性差异。益气活血化痰法对 COPD 患者的自由基损伤有一定的改善作用。

COPD 为临床常见病、多发病,因反复急性下呼吸道感染使病情呈进行性加重,且急性感染易诱发呼吸衰竭而威胁患者生命。COPD 反复下呼吸道急性感染主要与患者免疫功能的下降有关。COPD 属中医"肺胀""喘证"等范畴,病机以久病肺虚为主。由于反复感邪,使病情呈进行性加重。临床以(肺)气虚、气阴两虚多见,病程中可形成痰、饮、瘀等病理产物且互为影响,病理特点为本虚(肺气虚、肺气阴两虚或肾虚)而致实(瘀血、痰浊)。故临床以标本同治为治则,以益气养阴活血为治法,将西洋参、三七、冬虫夏草等加工成胶囊。研究结果表明,参七虫草胶囊能显著地减少 COPD 患者的下呼吸道急性感染次数、发病持续时间及抗生素的应用时间,可提高患者的免疫力。

第二节 化痰降气胶囊的现代研究

化痰降气胶囊为首届全国名中医韩明向教授的经验方,是安徽中医药大学第一附属医院院内制剂之一,具有化痰降气、止咳平喘之功效,适用于慢性支气管炎、慢性阻塞性肺疾病、支气管哮喘等慢性呼吸系统疾病。化痰降气胶囊由紫苏子、白芥子、金沸草等组成。方中紫苏子降气化痰、止咳平喘,白芥子温肺化痰、利气散结,金沸草降气消痰、软坚行水,三者均有抗炎杀菌之效,均具"温而不燥、润而不腻"之功,为治疗久咳久喘之良药。

一、动物试验

（一）化痰降气胶囊对慢性阻塞性肺疾病模型大鼠 TNF－α、LTB_4 水平的影响

动物实验采用气管内滴入脂多糖 2 次及熏香烟 4 周的复合刺激法建立大鼠慢阻肺肺气虚证模型，将大鼠分为对照组、模型组和化痰降气胶囊组，采用 ELISA 方法测定各组大鼠支气管灌洗液肿瘤坏死因子（TNF-α）、白三烯（LTB_4）水平。研究结果提示，模型组支气管灌洗液 TNF-α、LTB_4 水平较正常组显著升高（$P < 0.01$）；化痰降气胶囊组支气管灌洗液 TNF-α、LTB_4 水平均明显降低（$P < 0.05$）。目前普遍认为，COPD 是以气道、肺实质和肺血管的慢性炎症为特征。许多研究证实，TNF-α 在 COPD 患者血液、痰液、支气管肺泡灌洗液及肺组织中是升高的，且与 COPD 患者的静息能量消耗增加、恶病质形成和预后不良有关。中性粒细胞、巨噬细胞和 T 淋巴细胞是 COPD 肺组织、支气管肺泡灌洗液和痰中的主要炎症细胞，可能在机体局部的防御反应中起重要作用，但它们亦产生包括 TNF-α 在内的多种炎症介质。当炎症介质大量产生时，对机体产生有害反应。TNF-α 具有多种前炎症介的功能，包括促进中性粒细胞颗粒伴蛋白水解酶释放和呼吸爆发。TNF-α 可诱导细胞死亡和肺气肿，破坏清除功能（如杯状细胞代替纤毛细胞）。目前认为，气道炎症在 COPD 急性发作期起重要作用。在致病因素作用下，炎症细胞在气管壁和肺泡大量聚积，其中肺巨噬细胞释放 TNF-α、IL－1β 等，诱发上皮细胞释放大量炎症介质，造成肺的

病理损害。前炎症细胞因子(如 TNF-α、IL-1)与抑炎症细胞因子(如 IL-10)共同参与炎症反应的过程。TNF-α 在疾病早期可促进 IL-10mRNA 的产生,导致 IL-10 浓度升高,可减少组织损伤,起到抗炎作用。白三烯(LTs)是一组炎症递质,是由花生四烯酸(AA)经脂氧酶代谢生成的一簇产物,炎症细胞含有丰富的脂氧酶,是白三烯的重要组织来源。LTs 包括 LTB_4 和 CysLT(LTC_4、LTD_4、LTE_4),这类炎症递质与许多炎症疾病如支气管哮喘、COPD 密切相关。LTB_4 是引起气道变应性炎症的主要介质,是目前已知致炎作用最强的中性粒细胞催化因子和活化因子之一。LTB_4 亦介导内皮细胞和多型核白细胞表面黏附蛋白的表达,促进炎症细胞的渗出及迁移。慢性气道炎症是 COPD 重要的发病机制之一,白三烯作为强有力的炎症介质与 COPD 的发生发展有密切关系。实验结果显示,化痰降气胶囊确能降低 COPD 模型大鼠支气管肺泡灌洗液中 TNF-α、LTB_4 的水平,从而减少中性粒细胞向气道中趋化,减轻气道炎症及其所造成的支气管肺组织损伤。可见,化痰降气胶囊能减轻 COPD 炎症和改善支气管病理损伤。目前虽尚无治疗 COPD 气道炎症的特效药,但实验结果为研究中药复方制剂治疗 COPD 等气道炎症疾病提供了一定的实验依据。

(二)化痰降气胶囊对哮喘模型豚鼠一氧化氮及一氧化氮合成酶水平的影响

众多研究表明,一氧化氮(NO)及一氧化氮合成酶(NOS)在哮喘发病机制中起重要作用。NO 是已知最强的内源性血管舒张物质,在体内由 L-精氨酸和分子氧在 NOS 的催化下产生。由于 NO 在体内半衰期只有数秒,直接测定有一定的困难,测定时一般以其代谢产物 NO^{3-} 或 NO^{2-} 来代替。哮喘发作时,NO

及 NOS 水平均有不同程度的提高。动物实验采用卵蛋白诱发豚鼠哮喘模型,将豚鼠分为正常对照组(A 组)、哮喘模型组(B 组)、化痰降气胶囊组(C 组)、桂龙咳喘宁组(D 组)。观察支气管肺泡灌洗液与血清中 NO、血清与肺组织匀浆中 NOS 的变化。研究结果提示,与正常对照组相比,模型组支气管肺泡灌洗液中 NO 水平无明显变化,模型组血清中 NO、NOS 及肺组织匀浆中 NOS 均有显著提高,用药组 NO、NOS 均较模型组降低,用药组间无显著性差异。实验研究发现,支气管肺泡灌洗液中各组 NO 水平无显著性差异($P > 0.05$)。哮喘组豚鼠 NO 及 iNOS 水平均较正常对照组有显著的升高。经化痰降气胶囊治疗后,肺组织匀浆中 iNOS 及血清中 NO、iNOS 水平均较模型组有所降低,说明化痰降气胶囊可减少 iNOS 及其诱导的 NO 的产生,进而阻断由于 NO 大量产生而导致的细胞毒性反应,减轻了炎症反应,控制了哮喘的发生。且哮喘豚鼠肺组织内 NO、NOS 含量明显高于正常组,提示 NO、NOS 参与了哮喘反应的发生,与黄氏等哮喘大鼠肺组织高表达 NOS 及 NO 的众多报道一致。综上所述,NO、NOS 在哮喘发病机制中起重要作用。内源性 NO 增高可能加重哮喘气道炎症,而化痰降气胶囊可明显改善 iNOS 诱导的 NO 的产生,在一定程度上控制了哮喘的发生发展。这一结论为临床提供了更加充分的治疗依据。

(三)化痰降气胶囊对支气管哮喘模型豚鼠肺功能与血气分析变化的影响

动物实验采用卵蛋白诱发豚鼠哮喘模型,将豚鼠分为正常对照组(A 组)、哮喘模型组(B 组)、化痰降气胶囊组(C 组)及桂龙咳喘宁胶囊组(D 组),观察各组肺功能与血气分析结果的变化。研究结果提示,与正常对照组相比,模型组肺功能指标吸气阻力(Ri)与呼气阻力(Re)均有显著的增加,肺顺应性(Cldyn)下降,血气分析中氧分压(PaO_2)及氧饱和度(SaO_2)降低,二氧化碳分压($PaCO_2$)升高。用药两组 Ri、Re、$PaCO_2$ 均较模型组降低,PaO_2、SaO_2 及 Cldyn 较模型组有所提高,用药组间无显著性差异。结果表明,支气管哮喘模型豚鼠气道阻力明显增加、肺顺应性下降,说明哮喘豚鼠肺功能存在一定程度的损害。经化痰降气胶囊治疗后,哮喘豚鼠气道阻力明显降低、肺顺应性显著升高,说明化痰降气胶囊对外周小气道的病理改变有明显的改善作用,且损害的肺功能得以有效改善,同时化痰降气胶囊组氧分压及氧饱和度均较模型组提高,说明肺通气与换气功能有明显好转,提示该药对哮喘有一定的防治作用。可见,化痰降气胶囊可通过松弛支气管平滑肌、解痉抗炎等途径提高肺的顺应性,降低气道高反应性和气道阻力,进而缓解支气管痉挛,改善缺氧状况,达到治疗支气管哮喘的目的。

(四)化痰降气胶囊对慢性阻塞性肺疾病模型大鼠影像学的影响

在呼吸系统疾病诊断中,影像学检查是至关重要的。胸片为影像学中最常用的方法,是呼吸系统疾病首选的检查技术。动物实验采用气管内注入脂多糖加熏香烟复合刺激法复制大鼠COPD模型。治疗组 4 周后给药,6 周后各组摄片。研究结果提示各组呼吸频率均有显著性差异 ($P < 0.05$ 或 $P < 0.01$);各组横膈前肋、横膈后肋、肋间隙积分比较,有显著性差异($P < 0.01$);模型组与治疗组相比,横膈前肋积分有显著性差异($P < 0.05$)。结果提示,COPD 大鼠肺气肿的影像学表现为①两侧膈肌下降(约位于第 8 前肋、第 11 后肋间隙);②肋间隙增宽,肋骨略抬高;③肋膈角变钝;④肺野透亮度增加;⑤大鼠的膈顶活动

度不大。这与相关文献报道基本相符。从实验结果可知,治疗组呼吸频率、横膈前肋与模型组相比有显著性差异($P<0.05$)。这说明药物干预后,模型大鼠胸片表现的横膈在前肋位置有所升高,提示药物干预 COPD 模型大鼠后,胸片的横膈前肋这一指标较为敏感。实验从一般状况、体质量、呼吸频率及影像学表现上得出,治疗组较模型组均有所改善,表明化痰降气胶囊对慢性阻塞性肺疾病急性加重期模型大鼠有明显的治疗作用,其作用机制有待进一步的分析和探讨。实验研究为利用影像学方法研究呼吸系统疾病提供了新的方法和思路。

二、临床研究

(一)化痰降气胶囊对慢性阻塞性肺疾病急性加重期患者肺功能的影响

临床观察将 70 例慢阻肺确诊患者按照随机数字法分为 2 组,其中对照组以常规药物治疗,治疗组在对照组用药的基础上配合化痰降气胶囊,每次 5 粒,每日 3 次,口服。两组均以 14 天为 1 个疗程。研究结果:治疗后,治疗组肺活量、用力肺活量、第一秒用力呼气容积及其占预计值的百分比、最大呼气峰流量各指标均有显著改善($P<0.01$);两组肺功能比较,各项指标均有差异($P<0.05$)。小气道病变是气流阻塞的主要原因,病理基础为小气道炎症,黏膜肿胀、分泌增加和平滑肌痉挛,可引起气道阻力增大,再加上长期反复的炎症刺激,使肺泡弹性降低,可进一步导致气流缓慢。研究结果显示,经化痰降气胶囊治疗后,患者的肺功能较治疗前有明显的改善,治疗组与对照组比较具

有显著性差异($P<0.05$)。可见，化痰降气胶囊在 COPD 急性加重期的治疗过程中可明显改善患者肺功能，具有辅助治疗作用，这对延缓 COPD 的病情进展、提高 COPD 患者的生存质量大有益处。

(二)化痰降气胶囊对慢性阻塞性肺疾病稳定期患者肺功能和血气分析的影响

临床将 COPD 稳定期患者 60 例随机分为治疗组和对照组，均予西医常规治疗，治疗组另予化痰降气胶囊 2g，每日 3 次，早中晚以温开水送服；14 天为一个疗程，服用 2 个疗程。研究结果表明，治疗后治疗组用力肺活量(FVC)、第 1 秒用力呼气容积(FEV_1)及其占预计值的百分比($FEV_1\%$)、用力呼气流量(MMEF)、MVV 和 PaO_2、SaO_2 各指标均较治疗前有显著改善。经化痰降气胶囊治疗后，患者的肺功能有明显改善，起到改善 PaO_2 和 SaO_2 的良好作用。因此，化痰降气胶囊在 COPD 的治疗过程中可明显改善患者肺功能，具有明显的辅助治疗作用，这对延缓 COPD 的病程发展、提高 COPD 患者的生存质量大有益处。其作用机制可能是由于化痰降气胶囊能有效地发挥化痰降气、止咳平喘的作用，减轻黏膜肿胀，减少分泌，松弛平滑肌，使小气道炎症得到有效控制，从而降低气道阻力，使肺通气功能在一定程度上得到改善，进而提高了 PaO_2、SaO_2 水平。但其具体作用机制还有待于进一步的研究来证实。

第三节　哮喘平冲剂的现代研究

哮喘平冲剂是张教授治疗哮喘的常用验方,由蛤蚧定喘汤化裁而来,主要由蛤蚧、炙甘草、紫苏子、麻黄、白术等组成,具有补肾健脾益肺、化痰平喘之功。方中蛤蚧为君药,可以益肾纳气,改善咳喘症状,可补益先天之本"肾";辅以白术,不仅可以健运后天之本,还可培土生金;佐以麻黄、紫苏子一升一降,以恢复肺之宣肃功能。诸药合用,标本兼顾。

一、动物试验

(一)哮喘平冲剂对哮喘大鼠血清 TNF-a 和 IL-12 水平的影响

近年来,有关分子免疫学和分子生物学的研究表明:免疫功能紊乱即 Th_1/Th_2 平衡失调在哮喘发病机制中起重要作用。有研究表明,支气管哮喘发作时,浸润到呼吸道的淋巴细胞主要为 Th_2 细胞,Th_1 细胞相对较少,Th_1/Th_2 的比例失衡("免疫偏离")最终导致了呼吸道慢性非特异性炎症的发生。Th_1 分泌 IL-2、IFN-γ、IL-12 等介导细胞免疫应答,抑制哮喘反应。Th_2 分泌 IL-4、IL-10、IL-13 等介导体液免疫和嗜酸性粒细胞反应。IL-12 为哮喘发作时 Th_1 分泌的一种具有生物活性的细胞因子。TNF-a 是一种具有广泛生物学活性的前炎症细胞因子,由单核巨噬细胞、树突状细胞、嗜酸性粒细胞、肥大细胞、中性粒细胞、B细胞等产生,对维持机体内环境的稳定及组织更新和改建起重要调节作用。TNF-a可趋化嗜酸性粒细胞、中性粒细胞释放炎症介质,诱发或加重哮喘,最终使气道痉挛、血管通透性增加、微血栓形成、气道黏膜水肿等,进而导致哮喘发作。本动物实验采用以卵蛋白致敏并吸入激发法制备大鼠哮喘模型,将大鼠分为空白对照组、哮喘模型组、哮喘平冲剂高剂量组、哮喘平冲剂中剂量组、哮喘平冲剂低剂量组、桂龙咳喘宁组。采用ELLSA法测定血清中的IL-12和TNF-a水平。研究结果表明,治疗组大鼠哮喘症状有明显改变,与模型组相比,治疗组大鼠血清中IL-12水平上调并下调TNF-a水平,其中尤其以哮喘平冲剂高剂量组的表现最为明显。这表明哮喘平冲剂治疗哮喘气道炎症的作用机制与纠正IL-12和TNF-a的水平有关。实验结果显示,哮喘模型大鼠外周血清中TNF-a水平明显高于正常大鼠,应用哮喘平冲剂治疗后,哮喘模型动物体内TNF-a水平有较明显的下降,实验为哮喘平冲剂治疗哮喘的作用机制研究提供动物实验依据。

(二)哮喘平冲剂对哮喘豚鼠模型肺组织形态学的影响

本动物实验采用卵蛋白诱发豚鼠哮喘模型,将豚鼠分为即空白对照组、哮喘模型组、哮喘平冲剂高剂量组、哮喘平冲剂中剂量组、哮喘平冲剂低剂量组、桂龙咳喘宁组,观察实验过程中哮喘豚鼠的一般情况及肺组织形态学的变化。研究结果发现,各治疗组豚鼠的一般情况明显优于模型组,且经哮喘平冲剂治疗后哮喘豚鼠气道炎症细胞明显减少;支气管平滑肌未出现肥厚;治疗组支气管上皮损伤、黏液腺增生等病理改变明显得到改善。结果表明,哮喘平冲剂治疗哮喘的作用机理与改善肺组织形态学变化有关。哮喘平冲剂能明显减少哮喘豚鼠模型支气管黏膜层炎症细胞的浸润,抑制嗜酸性粒细胞的浸润;从而逆转黏膜上皮损伤、黏液腺增生等哮喘病理改变,这可能是哮喘平冲剂治疗支气管哮喘的作用机理之一。

(三)哮喘平冲剂对哮喘豚鼠模型肺功能的影响

本动物实验将采用卵蛋白诱发豚鼠哮喘模型,将豚鼠分为哮喘模型组、哮喘平冲剂高剂量组、哮喘平冲剂中剂量组、哮喘平冲剂低剂量组、桂龙咳喘宁组,观察实验过程中哮喘豚鼠的一般情况及肺功能的变化。研究结果发现,各药物干预组豚鼠的一般情况均明显优于模型组,经哮喘平冲剂治疗后哮喘豚鼠的 FVC、$FEV_{0.3}$、MMF、PEF、$FEV_{0.3}/FVC$ 均高于模型组。哮喘是以气道高反应性和可逆性气道阻塞为特征的慢性气道炎症性疾病。由于气道炎症反应,使黏膜水肿、炎性分泌物增加等形成黏液栓子阻塞气道,以及小支气管、毛细支气管痉挛导致气道阻力增高,气流受限明显,肺通气功能下降。实验结果表明,哮喘平冲剂可降低哮喘豚鼠的气道高反应性,有缓解气道阻塞和改善肺通气功能的作用。

(四)哮喘平冲剂对哮喘模型大鼠肺组织细胞凋亡相关调控基因蛋白 Bcl-2、Bax 水平的影响

本动物实验将大鼠随机分为空白对照组、哮喘模型组、桂龙咳喘宁组、哮喘平冲剂低剂量组、哮喘平冲剂中剂量组、哮喘平

冲剂高剂量组。以卵蛋白致敏复制大鼠哮喘模型,成功复制模型 21 天后,空白对照组和模型组每天给予等量的氯化钠溶液灌胃,给药组给予相应剂量的哮喘平冲剂,连续给药 2 周后处死大鼠,解剖大鼠并取出肺组织。采用免疫组化法测定大鼠肺组织中细胞凋亡相关调控基因蛋白 Bcl-2 及 Bax 的表达。研究发现,与空白对照组比较,模型组大鼠 Bcl-2 表达升高,Bax 表达降低($P<0.01$),与模型组比较,给药组大鼠 Bcl-2 表达降低,Bax 表达升高($P<0.05$,$P<0.01$);与桂龙咳喘宁组比较,哮喘平中高剂量组 Bcl-2 表达显著降低,Bax 表达显著升高($P<0.01$)。细胞凋亡又称程序性细胞死亡,是细胞接收信号或刺激后一种主动的、由一些相关基因相互作用的以细胞 DNA 早期降解为特征的自杀过程。它是多细胞有机体为调控机体发育、维护内环境稳定、由基因控制细胞主动死亡的过程,它有别于细胞的坏死。Bcl-2 基因家族按功能分为抑制和促进凋亡基因,其中 Bcl-2 和 Bax 被认为是抑制和促进细胞凋亡最重要的两个调控基因。Bax 增高,促进细胞凋亡;Bcl-2 增高,抑制细胞凋亡。研究发现,哮喘平冲剂可以降低抑凋亡基因蛋白 Bcl-2 的表达,升高促凋亡基因蛋白 Bax 的表达,可调节两者的表达水平,对指导哮喘临床用药有重要的意义。

(五)哮喘平冲剂对哮喘大鼠模型 ERK 通路的影响

近年来,多种神经信号转导通路参与了哮喘气道重塑的形成,诸如 ERK 通路、JNK/SAPK 通路、Notch 通路、Rho/ROCK 通路、Ca^{2+}/CaN-NFAT 通路、Nrf_2-are 通路、核因子-κB 通路、Calpain-Akt 通路、TGF-β_1/Smads 通路等。其中,ERK 通路参与及调控哮喘气道重塑的作用机制已成为研究的热点之一。

ERK 通路是最经典的 MAPK 通路之一。MAPK 通路的主要功能特点是将细胞外的信号传输至细胞内。其作用机制主要是通过 MAP3K、MAPKMAP2K、MAPK 的依次被磷酸化,产生级联效应,从而发挥效应。本动物实验将 60 只大鼠分成正常对照组(Con 组)、模型对照组(M 组)、桂龙咳喘宁组(GL 组)、哮喘平冲剂高剂量组(XH 组)、哮喘平冲剂中剂量组(XM 组)、哮喘平冲剂低剂量组(XL 组)。以卵蛋白致敏来制备大鼠哮喘模型。自第 22 天起,哮喘平冲剂各组和桂龙咳喘宁组开始灌胃给药治疗。运用 ELISA 法检测各组大鼠血清 PDGF-BB 表达的水平,用 WesternBlot 法检测各组大鼠肺组织 $p-ERK_1$ 表达的水平,用免疫组化法检测各组大鼠肺组织 c-Fos 表达的水平。XM 组、XH 组血清 PDGF-BB 含量显著低于 GL 组($P<0.01$)。XM 组、XH 组肺组织 $p-ERK_1$ 表达低于 GL 组($P<0.05$)。XH 组肺组织 c-Fos 表达显著低于 GL 组($P<0.01$)。本实验观察到卵蛋白致敏后,M 组大鼠出现毛发干枯倒伏、呼吸急促、腹部煽动、打喷嚏、二便失禁、烦躁不安等症状。肺组织 HE 染色显示,M 组大鼠支气管、肺泡结构紊乱,多种炎症细胞浸润,伴大量上皮细胞脱落,杯状细胞增多,黏膜下组织水肿明显,平滑肌层明显增厚,气道明显狭窄等气道重塑的表现。M 组大鼠激发后的行为学变化及肺组织病理形态表明,本实验哮喘造模是成功的。M 组较 Con 组,血清 PDGF-BB、肺组织 $p-ERK_1$、c-Fos 的水平显著升高。中药治疗后,大鼠激发症状有不同程度的减轻,肺组织气道重塑的病理形态有不同程度的改善,血清 PDGF-BB、肺组织 $p-ERK_1$、c-Fos 的水平皆有不同程度的下降,而且 XH 组、XM 组或者 XH 组的上述指标明显优于 GL 组。这说明哮喘平冲剂可能是通过抑制 ERK 通路的活化来改善气道重塑,且其剂量与疗效可能存在一定的量效关系。

（六）哮喘平冲剂对哮喘模型大鼠气道重塑的影响

本动物实验将大鼠随机分为正常对照组、哮喘模型组、泼尼松西药组、金水宝中成药组、哮喘平冲剂低剂量组、哮喘平冲剂中剂量组、哮喘平冲剂高剂量组。以卵蛋白喷雾激发造模，检测模型大鼠血清及肺泡灌洗液中 IL－17 的含量，用免疫组化检测 Notch 信号通路 Notch 1－4 的表达。实验结果表明，哮喘平冲剂中剂量组、哮喘平冲剂高剂量组的大鼠血清 IL－17 含量均低于金水宝中成药组（$P < 0.05$）。哮喘平冲剂中剂量组、哮喘平冲剂高剂量组大鼠肺泡灌洗液 IL－17 含量均低于金水宝中成药组（$P < 0.05$）。与模型组相比，治疗组各组肺组织 Notch 1、Notch 2 平均光密度值均降低（$P < 0.01$）。与模型组相比较，治疗组各组肺组织 Notch 1、Notch 2 mRNA 的表达均降低（$P < 0.05$）。现代医学认为，哮喘的主要病理表现有气道炎症细胞聚集、气道黏液分泌增加、气道重塑及气道高反应性。长期气道炎症可引起气道重塑，气道重塑又导致气道结构的改变，主要表现包括基底膜增厚、胶原沉积、上皮细胞化生、分泌黏液的杯状细胞增加、气道壁纤维化、平滑肌细胞增生和肥大以及新生血管的增生。气道重塑可加重气道阻塞和气道高反应，导致肺功能持续性、进行性损害，故其被认为是难治性哮喘的重要病理基础。目前，哮喘的治疗手段主要是解痉平喘，糖皮质激素仍是控制哮喘气道炎症的有效药物，其中吸入性糖皮质激素已成为哮喘患者的首选药物，然而其他解痉药物亦非特异性药物。哮喘患者应用激素的副作用，如激素敏感性降低导致的激素依赖性哮喘（steroid-dependent-asthma，SDA），西医目前尚无好的替代疗法。传统中医药治疗哮喘以辨证论治和整体观为基本原则，临

床治疗疗效较显著,能够有效缓解患者痛苦,改善患者的生存质量,减少哮喘并发症。现代药理研究表明,中药治疗哮喘的作用机制复杂。本实验关于大鼠肺组织免疫组化结果提示,Notch 1、Notch 2在正常组表达较少,在模型组表达最明显,其他治疗各组均有不同程度的减少。Notch 3、Notch 4在模型组可见少量表达,其余各组表达均不明显。RT-PCR检测肺组织 Notch 1 - mRNA表达结果显示:Notch 1 - mRNA 表达在正常组表达较少,在模型组表达最明显,在其他治疗各组均有不同程度的减少。由此推断,哮喘平冲剂治疗哮喘的分子机制可能与 Notch 信号通路中 Notch 1、Notch 2的受体关系密切,可能是通过下调 Notch 信号通路中参与 T 细胞的分化与激活的 Notch 1、Notch 2的表达来延缓哮喘的气道重塑。

二、临床研究

本部分主要介绍哮喘平冲剂用于治疗支气管哮喘急性发作期的临床疗效观察及其对 FeNO、IL - 17 和 PDGF-BB 水平的影响。

哮喘的发病机制目前虽不完全清楚,但总体上主要包括变态反应学说、神经-受体失衡学说、气道炎症学说、呼吸道感染、遗传机制等。随着研究的深入,人们发现酸敏感离子通道、钙离子通道、钾离子通道、钠离子通道等在哮喘发病机制中起重要作用。实验中对哮喘模型加用离子通道激动剂或拮抗剂治疗,可减轻气管痉挛或炎症反应,这为哮喘治疗提供了新的思路,具体的作用机制有待进一步的探讨。STAT 3、P38 MAPK 信号通路等都可介导炎症反应,促进炎症因子的释放,扩增炎症反应,引起气管平滑肌痉挛及炎症细胞的浸润。国内外专家认为,吸入性糖皮质激素是治疗哮喘的有效药物。但部分患者因病程长且疾病反复发作而出现气道不可逆性缩窄和气道重塑,这又降低了激素类药物治疗的敏感性。中医药治疗哮喘可追溯至秦汉时期,历代医家提出的观点与治法可取长补短,临床采用中医辨证论治常常收效显著,故中医药治疗也受到越来越多患者的青睐和认可。在前期大量的动物实验中,我们发现哮喘平冲剂能改善哮喘模型大鼠的肺功能和肺组织形态,缓解气道高反应性。但关于应用哮喘平冲剂治疗支气管哮喘急性发作期的临床报道较少。因此,本研究将支气管哮喘急性发作期轻中度且证属肺脾肾亏虚、痰浊阻肺的 60 例患者随机分为对照组和治疗组,两组各 30 例。对照组予布地奈德福莫特罗粉吸入剂(规格为 $160\mu g/4.5\mu g/$吸),治疗组予哮喘平冲剂+布地奈德福莫特罗粉吸入剂(规格为 $160\mu g/4.5\mu g/$吸)。两组疗程均为 8 周。研究结果发现,治疗组总有效率显著高于对照组($P<0.05$);两组药物均能降低FeNO、IL-17、PDGF-BB 水平,但治疗组优于对照组($P<0.05$)。本研究发现,在研究的 60 例哮喘患者中,呼吸道感染、接触过敏原为主要诱发因素。哮喘平冲剂联合布地奈德福莫特罗不仅能显著改善哮喘患者的临床症状,提高治疗总有效率,降低中医证候积分;还可显著降低 FeNO、IL-17、PDGF-BB 水平。其中,FeNO 与 IL-17 有良好的相关性,能够反映患者的哮喘气道炎症水平,为治疗哮喘和评估哮喘治疗效果提供重要的参考价值。

第四节　参七化痰方的现代研究

参七化痰方由安徽省中医院院内制剂参七虫草胶囊和化痰降气胶囊联合化裁而来,由西洋参、三七、冬虫夏草、紫苏子、白芥子、白前、金沸草、炙麻黄等组成。方中西洋参补气养阴,可补益肺脾肾之气,并兼有养阴清热的作用;冬虫夏草为诸劳虚损之要药,可补肺益肾、化痰止咳平喘;三七补虚活血,三药共奏补益气血、益肺滋阴之效;麻黄、白芥子可加强祛痰平喘之功;金沸草、紫苏子、白前三药有温而不燥、润而不燥的功效,可温肺化痰、降逆平喘。诸药合用,攻补兼施,使补中有泻、补虚不恋邪、驱邪不伤正,共奏补益肺肾、益气活血化痰之功效。目前研究认为,COPD 的基本病机是由气虚、血瘀和痰阻三者导致了肺脾肾三脏虚损,其中肺脾肾三脏虚损是本,血瘀痰凝为标,虚、痰、瘀贯穿疾病的始终。因此,益气活血化痰法是 COPD 的基本治疗方法。参七化痰方的组方切中 COPD 基本病机。

一、动物试验

(一)参七化痰方对 COPD 大鼠肺组织 MMP‐9、TIMP‐1、p‐MLC、p‐MYPT‐1 表达的影响

张教授在研究中发现,参七化痰方能提高患者的抗氧化能力,对抗自由基损伤。此前研究还表明,化痰降气胶囊能降低 COPD 大鼠支气管灌洗液中 TNF‐α、LTB$_4$ 水平,具有减轻气道炎症的作用;用于 COPD 稳定期患者的治疗中可改善其肺功能。参七虫草胶囊可改善 COPD 大鼠肺组织病理损伤,延缓 COPD 大鼠肺功能下降,改善 ET‐1/NO 失衡。本实验是基于 RhoA/ROCK 信号通路的益气活血化痰法干预慢阻肺气道重塑机制的研究,通过观察参七化痰方对 COPD 模型大鼠肺组织

中 MMP-9、TIMP-1、p-MYPT-1、p-MLC 表达的影响来进一步探讨参七化痰方治疗 COPD 的作用机制。本动物实验造模组大鼠采用熏香烟联合气道内滴入脂多糖的方法复制 COPD 模型。随机将造模组大鼠分为模型组、金水宝组、参七化痰方高剂量组、参七化痰方中剂量组、参七化痰方低剂量组,分别给予相应药物治疗 28 天,然后检测各组大鼠的肺功能,并取右肺中叶做 HE 染色来观察肺组织病理学改变,采用免疫组化方法检测肺组织中 MMP-9、TIMP-1 的表达,采用 Western blot 方法检测肺组织中 p-MLC、p-MYPT-1 的表达。实验结果发现,参七化痰方高剂量组肺功能改善明显,差异有统计学意义(P<0.05)。经过药物干预后,金水宝组、参七化痰方高剂量组、参七化痰方中剂量组、参七化痰方低剂量组大鼠肺组织病理学损伤均有不同程度的减轻,其中以参七化痰方高剂量组的改善最明显,中剂量组次之。各治疗组之间相互比较发现,参七化痰方高剂量组大鼠肺组织中 MMP-9、TIMP-1 的表达降低最明显,差异有统计学意义($P<0.05$)。各治疗组之间相互比较发现,参七化痰方高剂量组大鼠肺组织中 p-MYPT-1、p-MLC 的表达降低最明显,差异有统计学意义($P<0.05$)。由此可见,参七化痰方可改善 COPD 大鼠肺功能,并可降低 COPD 大鼠肺组织 p-MYPT-1、p-MLC 蛋白的表达水平,从而达到舒张支气管的作用,并通过降低 MMP-9 和 TIMP-1 的表达水平,减轻气道炎症、肺组织损伤和参与气道重塑。

(二)参七化痰方对 COPD 模型大鼠肺组织 Bax、Bcl-2、Rho-A mRNA、Rock I/II mRNA 表达的影响

Rho A/Rho 激酶信号通路广泛存在于机体各组织中,其

Rho 蛋白、Rho 激酶为信号通路上游的主要信号分子,Rho 激酶接受上游传递的分子信号后,因自身位点上的氨基酸磷酸化而被激活,被激活的 ROCK 促使其下游发生一系列磷酸化和脱磷酸化反应,即通过激酶级联反应影响细胞移动、黏附、增殖和基因表达。缺氧后,Rho-A/Rho 激酶信号通路的激活与肺部气道重塑和慢阻肺相关性肺动脉高压的关系密切。本实验以 Rho/Rho 激酶信号通路为切入点,采用免疫组化技术检测各组实验大鼠肺组织 Bax 和 Bcl - 2 蛋白的表达,采用荧光定量 PCR 技术检测各组气道平滑肌组织 Rho-A mRNA、Rock I/Ⅱ mRNA 的表达水平,明确了参七化痰方抑制慢阻肺气道重塑的分子机制及其调控靶点,为丰富益气活血化痰法防治慢性阻塞性肺疾病提供了指导意义。本动物实验造模组以第 1 天、第 14 天在大鼠气道内滴入脂多糖联合连续香烟熏 60 天,每天 30 分钟,复制COPD 模型大鼠。造模成功后,随机将 COPD 模型大鼠分成模型组、参七化痰方高剂量组、参七化痰方中剂量组、参七化痰方低剂量组和金水宝组。正常组和模型组给予等体积的生理盐水灌胃,金水宝组给予成人等效剂量灌胃,参七化痰方高、中、低剂量组分别给予成人等效剂量的 14 倍、7 倍、3.5 倍灌胃,连续给药 4 周。实验结束后,每组取 10 只大鼠检测肺功能,并留取标本。在光学显微镜下,观察大鼠肺组织的病理形态学变化;采用免疫组化法测定肺组织中 Bcl - 2、Bax 的表达;用 RT-PCR 法检测大鼠气道平滑肌组织 Rho-A mRNA、Rock Ⅰ/Ⅱ mRNA 的表达。结果发现,参七化痰方高剂量组大鼠肺功能各参数改善最明显,差异有统计学意义($P < 0.05$)。与金水宝组相比,参七化痰方高、中、低剂量肺组织中 Bcl - 2 表达均降低,差异有统计学意义($P < 0.05$)。与金水宝组相比,参七化痰方高、中、低剂量肺组织中 Rho-A mRNA、Rock Ⅰ/Ⅱ mRNA 的表达均降低,差异有统计学意义($P < 0.05$)。由此可见,参七化痰方可以

改善 COPD 模型大鼠的肺功能,可通过 Rho A/Rho 信号通路下调大鼠肺组织中的 Rho-A mRNA、Rock Ⅰ/Ⅱ mRNA 的表达,能够减缓 COPD 气道重塑的形成。

(三)益气活血化痰法对慢性阻塞性肺疾病大鼠缺氧诱导因子- 1α(HIF - 1α)、白介素- 17A (IL - 17A)表达的影响

气道黏液的高分泌是慢性阻塞性肺疾病的重要病理生理特征之一。持续的黏液高分泌可加重气流阻塞、加重感染、加速肺功能的下降,其已成为影响慢性阻塞性肺疾病预后和病情转归的独立危险因素。目前研究发现,缺氧诱导因子- 1α(HIF - 1α)、白介素- 17A(IL - 17A)在气道黏液高分泌的发生过程中发挥着重要作用。本实验旨在观察益气活血化痰法对慢性阻塞性肺疾病大鼠 HIF - 1α、IL - 17A 表达的影响,探讨其对气道黏液高分泌和气道炎症的作用机制。本动物实验取 Wistar 大鼠 60 只,每组 10 只,随机分为正常组、模型组、参七化痰方低剂量组、参七化痰方中剂量组、参七化痰方高剂量组和金水宝组;用香烟熏加脂多糖滴入大鼠气管内造模;检测各组大鼠第0.3 s用力呼气量($FEV_{0.3}$)、用力肺活量(FVC)、第 0.3 s 用力呼气量与用力肺活量的比值($FEV_{0.3}/FVC$);采用酶联免疫吸附法测定法(ELISA 法)测定 HIF - 1α 和 IL - 17A 的含量。结果发现,与空白组比较,模型组肺功能 $FEV_{0.3}$、FVC、$FEV_{0.3}/FVC$ 下降($P<0.01$),血清 HIF - 1α 和 IL - 17A 的含量显著升高($P<0.01$);参七化痰方组、金水宝组血清 HIF - 1α 和 IL - 17A 的含量显著降低($P<0.05$、$P<0.01$),肺功能改善明显($P<0.05$、$P<0.01$),且参七化痰方组优于金水宝组($P<0.05$、$P<$

0.01)。由此可见,益气活血化痰法可通过调节 HIF－1α 和IL－17A 的表达来改善慢阻肺大鼠的黏液高分泌和气道炎症。

(四)参七化痰方对慢性阻塞性肺疾病模型大鼠气道水通道蛋白 2、水通道蛋白 5、水通道蛋白 6 和黏蛋白 5AC 表达的影响

气道迷走神经张力过高可致气道黏液过度分泌,使气道狭窄或阻塞,黏液高分泌与 COPD 患者肺功能的快速下降密切相关。吸烟或吸入某些刺激性气体(如二氧化硫、氨气、臭氧、丙烯醛等)均可引起肺内炎症介质的释放和炎症细胞的募集,从而激活多种信号通路及转录因子,促进呼吸道黏液糖蛋白(Mucin,MUC)的高表达。其中,MUC5AC 是气道黏液中的主要成分,对气道黏液的弹性和黏附起关键作用,是气道上皮黏液分泌的标志。在 COPD 患者急性发作期和稳定期,气道上皮分泌 MUC5AC 均有显著增加。气道黏液质和量的变化受到水通道蛋白(Aquaporin,AQP)的影响。Song 等研究发现,AQP 5 基因被敲除的小鼠腺体分泌的液体蛋白浓度要高于野生型小鼠。COPD 患者的黏膜下腺 AQP 5 较正常人的表达降低,而气道上皮分泌的 MUC5AC 较正常人增加,且 AQP 5 的表达与 MUC5AC 的分泌呈负相关,提示 AQP 5 参与了 COPD 气道黏液分泌的调节。研究进一步发现,AQP 5 表达的下降与 COPD 肺功能的下降有关。而作为拥有相似基因序列的 AQP 2、AQP 6 的相关研究报道则较少见。本实验以熏香烟结合气道内滴入脂多糖来复制 COPD 模型大鼠,观察其气道病理形态以及 AQP 2、AQP 5、AQP 6、MUC5AC 的表达,探讨参七化痰方改善气道黏液高分泌的作用,以期为进一步应用益气活血法治疗 COPD

提供理论及实验依据。本动物实验将 200 只雄性 Wistar 大鼠随机分为正常组、COPD 模型组、参七化痰方治疗组(治疗组)、羧甲司坦治疗组(对照组),采用熏香烟结合气管内滴入脂多糖的方法复制 COPD 模型大鼠,模型组、治疗组、对照组随机选取模型复制成功的大鼠 20 只进行实验,观察各组大鼠气道 AQP 2、AQP 5、AQP 6 和 MUC5AC 表达的变化情况。研究结果提示,COPD 模型复制成功后,各组 AQP 2、AQP 5 和 AQP 6 在气道中的表达显著减少($P<0.01$),气道 MUC5AC 的含量显著增多($P<0.01$);在用参七化痰方和羧甲司坦治疗后,除模型组外,各组 AQP 2、AQP 5 和 AQP 6 含量均显著增多($P<0.05$ 或 $P<0.01$),气道 MUC5AC 的含量均显著降低($P<0.01$);与羧甲司坦治疗比较,参七化痰方治疗组的 AQP 2、AQP 5、AQP 6 和 MUC5AC 含量的差异不显著($P>0.05$)。由此可见,参七化痰方可有效地改善 COPD 状态下模型大鼠气道 AQP 2、AQP 5、AQP 6 和黏蛋白 MUC5AC 的表达,改善黏液的高分泌状态。

三、临床研究

本部分主要介绍益气活血化痰法用于治疗慢性阻塞性肺疾病稳定期的临床研究。

COPD 发病机制非常复杂,比较流行的几种理论有蛋白酶/抗蛋白酶、氧化损伤、免疫失衡和感染理论。本临床研究于 2009 年 1 月至 2012 年 12 月对 COPD 稳定期患者应用参七虫草胶囊、化痰降气胶囊联合治疗:选择具有可比性的两组即治疗组和对照组各 30 例 COPD 患者,两组患者均予常规治疗,其中治疗组加用参七虫草胶囊、化痰降气胶囊,对照组仅予常规治疗,1 个月为 1 个疗程,观察两组患者用药前后证候积分变化以

及 SOD、LPO、NO 等指标的变化,并与正常健康组对照。结果
发现,加用参七虫草胶囊和化痰降气胶囊联合治疗能明显提高
大鼠抗氧化能力,治疗前后差异有显著性(P<0.01)。由此可
见,益气活血化痰法对 COPD 患者的自由基损伤有一定的改善
作用。

参 考 文 献

[1] 董梅,王文东,张念志.参七虫草胶囊对肺纤维化大鼠 IFN-γ 及 IL-4
含量的影响[J].广西中医药,2013,36(3):67-69.

[2] 张念志,许祥稳,李国琳,等.参七虫草胶囊对肺纤维化大鼠 TGF-
β_1mRNA 表达的影响[J].中国中医急症,2010,19(1):89-91.

[3] 纪娟,陈炜,董梅,等.参七虫草胶囊对博莱霉素致肺纤维化大鼠肺泡上
皮细胞间质转化的影响[J].安徽中医药大学学报,2017,36(5):66-72.

[4] 张念志,李泽庚,季红燕,等.参七虫草胶囊对慢性阻塞性肺疾病大鼠
模型内皮素和一氧化氮水平的影响[J].中国实验方剂学杂志,
2006(10):39-40.

[5] 张念志,干静云,张一萌,等.参七虫草胶囊对慢性阻塞性肺疾病模型
大鼠肺功能的影响[J].中国中医急症,2006(9):1007-1008.

[6] 陈炜,张念志,王前程.参七虫草胶囊治疗肺间质纤维化临床研究[J].
中医药临床杂志,2013,25(1):20-21.

[7] 张念志,陈炜,李国琳,等.益气活血化痰法治疗慢性阻塞性肺疾病稳
定期临床研究[J].中医药临床杂志,2014,26(2):151-152.

[8] 彭波,李泽庚,张杰根,等.化痰降气胶囊对慢性阻塞性肺疾病模型大鼠
作用机理的实验研究[J].成都中医药大学学报,2007,30(2):51-53.

[9] 李泽庚,张超,张念志,等.化痰降气胶囊对哮喘模型豚鼠一氧化氮及一
氧化氮合成酶的影响[J].中国中医药信息杂志,2006,13(10):34-35.

[10] 李泽庚,张超,张念志,等.化痰降气胶囊对哮喘模型豚鼠肺功能与血
气分析变化影响的实验研究[J].北京中医药,2006,25(7):442-443.

[11] 王文东,董梅,张念志.哮喘平冲剂对哮喘大鼠血清 TNF-a 和 IL-

12 水平的影响[J].中医药临床杂志,2013,25(7):573-574.

[12] 张念志,郭晶晶,杨洋,等.哮喘平冲剂对哮喘豚鼠模型肺组织形态学的影响[J].成都中医药大学学报,2008,31(4):62-64.

[13] 张念志,郭晶晶,杨洋.哮喘平冲剂对哮喘豚鼠模型肺功能的影响[J].中国中医急症,2008(6):815-816.

[14] 陈晶晶,董梅,刘玲,等.哮喘平对哮喘模型大鼠肺组织细胞凋亡相关调控基因蛋白 Bcl-2、Bax 水平的影响[J].山东中医药大学学报,2019(6):599-602.

[15] 胡蝶.支气管哮喘中医证候分布规律及哮喘平冲剂对哮喘大鼠模型 ERK 通路的影响[D].安徽中医药大学,2015.

[16] 刘丹丽.支气管哮喘证候分布规律研究及哮喘平冲剂对哮喘模型大鼠气道重塑的影响[D].安徽中医药大学,2016.

[17] 陆雪莲.哮喘平冲剂治疗支气管哮喘急性发作期的临床疗效观察及对 FeNO、IL-17 及 PDGF-BB 水平影响的研究[D].安徽中医药大学,2018.

[18] 张润.AECOPD 中医证候分布规律及参七化痰方对 COPD 大鼠肺组织 MMP-9、TIMP-1、p-MLC、p-MYPT-1 表达的影响[D].安徽中医药大学,2017.

[19] 黄鹤.COPD 患者血清 Rho 激酶水平测定的临床意义及参七化痰方对 COPD 模型大鼠肺组织 Bax、Bcl-2、Rho-A mRNA、Rock Ⅰ/Ⅱ mRNA 表达的影响[D].安徽中医药大学,2017.

[20] 陈炜,张念志,张一萌,等.益气活血化痰法对慢性阻塞性肺疾病大鼠 HIF-1α、IL-17A 表达影响的研究[J].辽宁中医药大学学报,2017,19(3):25-27.

[21] 张一萌,胡蝶,张辉,等.参七化痰方对慢性阻塞性肺疾病模型大鼠气道水通道蛋白2、水通道蛋白5、水通道蛋白6和黏蛋白5AC 表达影响[J].辽宁中医药大学学报,2018,20(6):32-35.

第六章

相关论著选摘

　　课题组在张教授公开发表的近 200 篇论文中,选取 10 篇最能代表其主要学术思想及观点的文章。这些文章有的是张教授发表的文章,有的是张教授博士研究生、硕士研究生以及学徒总结归纳其临床经验的文章。

第一节　六经辨证在肺胀治疗中的应用

《黄帝内经·胀论》曰:"营卫留止,寒气逆上,真邪相攻,两气相搏,乃合为胀也……排脏腑而郭胸胁,胀皮肤,故命曰胀……肺胀者,虚满而喘咳。"《伤寒论》描述肺胀的表现为"咳而上气,此为肺胀,其人喘,目如脱状,脉浮大者""肺胀,咳而上气,烦躁而喘,脉浮者,心下有水"。肺系疾病反复发作,迁延不愈,导致肺气损伤、胸廓胀满,主要表现为咳嗽、咯痰、气短、胸部满闷、寒热错杂(挟有痰饮、瘀血)。西医慢性阻塞性肺疾病、哮喘、慢性支气管炎、支气管扩张、肺结核、肺纤维化及肺部肿瘤迁延不愈,后期临床可表现为胸部胀满、咳嗽、短气、喘息等均属于"肺胀"范畴。肺胀反复发作,虚实夹杂,阴阳消长,可表现为六经病证。因此,准确地掌握六经辨证可提高临床治疗疗效。

一、肺胀与六经辨证

(一)肺胀与太阳病

太阳主一身之表,为六经之藩篱,其气敷布于体表,起到卫护肌表、抵御外邪的作用。《黄帝内经》认为:"肺合皮毛,形寒饮冷则为咳喘。"《本草纲目》曰:"风寒之邪,皆由皮毛而入,皮毛者,肺之合也,肺主卫气,包罗一身,天之象也,是证虽属乎太阳,而肺实受邪气,其证时兼面赤怫郁,咳嗽有痰,喘而胸满诸证,非肺病乎？盖皮毛外闭，则邪热内攻，而肺气愤郁。"刘玉良认为，太阳与肺共主表证，太阳病最多见于肺系疾病。太阳之为病，脉浮，头项僵痛而恶寒，为疾病初期阶段，病尚表浅，正气不虚，若及时攻邪，无传变之虞。表实者为太阳伤寒，麻黄汤主之；表虚者为太阳中风，桂枝汤主之。太阳为寒水之脏，气化而敷布周身，肺气失宣，津液停而为饮，壅塞于肺，可予小青龙汤。若咳嗽、咯痰迁延不愈，加之感受外邪，形成肺胀。如若能在太阳病阶段，治之得法，可截断病势。

（二）肺胀与少阳病

《素问·阴阳离合论》中曰："少阳主枢"，具有升发气机、舒畅气血之功。少阳之为病，症见口苦、咽干、目眩，其病因为"血弱气尽，腠理开，邪气因入，与正气相搏，结于胁下，正邪分争"，主证即"往来寒热，胸胁苦满，默默不欲饮食，心烦喜呕"。周菁荣等认为，少阳与气血津液密切相关，气血津液亏虚为少阳发病之基础，而少阳病又可使气血津液输布、运行不利而致脏腑经络失养，形成气郁、火郁、水湿痰郁等病理产物，病理产物随气逆乱，内扰脏腑，外干形体而致各种病证。关庆增认为，气机升降出入平衡者，无病之纲领、生死之枢机。肺胀患者病史较长，部分患者表现为血弱气尽，胸胁苦闷，易于烦躁、焦虑，食欲下降，因病致郁，气机不畅，故外无表证，内无实邪。胡希恕认为，肺胀患者外无表证，内无壅实之邪，皆可从少阳论治。肺胀患者表现为咳嗽、胸胁苦满、气短、焦虑、烦躁、纳差，乃少阳枢机不利、肝气不升、肺气不得肃降之故。治疗上宜和解少阳，调畅气机，恢复脏腑功能。代表方为柴胡汤类方，有和解少阳枢机、疏泄肝胆、调和脾胃、疏利三焦的作用，可用于治疗半表半里证。

（三）肺胀与阳明病

《素问·逆调论》曰："不得卧而息有音者,是阳明之逆矣。"《伤寒论》曰："阳明之为病,胃家实也。"阳明为多气、多血之经,其本气为燥,治不得法,气血损伤,必将转为阴病。肺胀患者病情日久,脾胃功能低下,运化乏力,或外感温热之邪,津液亏损,皆可导致大便困难。郑丰杰等认为,合理采用通利大肠之法将有助于改善慢性阻塞性肺疾病患者痰阻络瘀、肺气不宣的病理状态,减少慢性阻塞性肺疾病的反复急性发作,并可改善患者的生活质量。曹颖甫认为,麻杏石甘汤证、白虎汤证、葛根芩连汤证化热均可转为承气汤证,承气汤专为祛邪而设。胡希恕认为,病入阳明,当下不下,待正气亏虚,身体更虚,错失急下存阴的机会。肺胀患者出现大便困难很常见,通常提示合并有阳明病证,应予以合理通下,使壅滞得除、肺气得降,则喘咳自减。

（四）肺胀与少阴病

《伤寒论》曰："少阴之为病,脉微细,但欲寐也""少阴病,六七日,息高者,死"。此时病入少阴,阴阳俱不足,患者抗病能力减弱,如治疗不当,阴阳离亡。脉微细是言其阴阳俱不足,通常阳气不足者多见,但欲寐提示精神不振。少阴病也有寒热虚实之变,肺胀后期多合并肺源性心脏病、呼吸衰竭,病情危急,症状繁多,多数还是以虚证为主要表现。李磊等认为,肺胀久病咳喘,肺肾两虚,心亦受累,复为风寒所伤,外感引动内饮宿疾,饮邪迫肺凌心,犯脾伤肾,故运用麻黄附子细辛汤治疗。范忠林曾治愈 1 例有咳嗽病史 12 年的患者,该患者每年入秋发病,冬季加剧,气短,甚则不能平卧,属阴阳俱虚之水泛成痰,水寒袭肺,肾阳虚而累积于肺,应用真武汤以壮元阳消阴翳,逐寒痰清水源,可不攻肺而使肺病自愈。肺胀患者多本虚标实,寒化者多,热化者少,从少阴论治可提高临床疗效。伤寒少阴病常用方剂有滋阴清热之黄连阿胶汤、温阳利水之真武汤、温经发汗之麻黄附子甘草汤、麻黄附子细辛汤、急下存阴之承气汤类方等,均可根据病情应用。

(五)肺胀与太阴病

《黄帝内经》称太阴为"三阴""至阴",其阴气最盛。《伤寒论》第 273 条曰:"太阴之为病,腹满而吐,食不下,自利益甚,时腹自痛。"所谓"实则阳明,虚则太阴",太阴系肺脾二经,主津液代谢,其功能的正常发挥依赖于肺脾二气的温煦作用。《灵枢·胀论》曰:"厥气在下,营卫留止,寒气逆上,真邪相攻,两气相搏,乃合为胀也。"阴阳失调,营卫稽留,加之寒气上逆,真邪相搏,廓胸胁,胀皮肤,形成肺胀。肺胀的形成和加重与受寒密切相关。冯世纶认为,太阴病为里阴证,阳气不足,阴寒较重,当以附子、干姜等回阳救逆;肺胀后期患者表现为四肢厥冷、食不下、口不渴,属伤寒太阴病,应予四逆汤温之。

(六)肺胀与厥阴病

厥阴为三阴之枢,主肝,以藏血养阴为主。刘法洲认为,肺主一身之表,肝主一身之里。五气之感皆从肺入,七情之病必于肝起。厥阴提纲之病机,非"肝家郁"莫属。聂天义提出,肺气宣降失职,肾虚纳气无权,复因饮邪壅郁蕴热,使肺肾更受其困,本虚标实而化生诸症,运用乌梅丸治疗肺胀可取得很好的疗效。肺胀之厥阴病阶段,阴阳俱不足,症状繁多,可伴有"消渴,气上撞心,心中疼热,饥而不欲食……下之利不止"等错杂证。如肺胀之气郁从少阳论治不效,并见少阳之火,可从厥阴论治。乌梅丸有酸甘敛阴、甘温化阳的作用,故可用于治疗肺胀之厥阴病症见久咳者。

二、合病、并病与肺胀

合病是两经同时发病;并病是一经病未愈,他经已发病。肺胀病程长,本虚标实,最容易合病多经病。毛进军治疗 1 例患病数十年的肺胀患者,久病体虚又外感风寒诱发宿疾,治疗当见太阳标实未解,又入太、少二阴,即太阳病、少阴病、太阴病合病,以麻黄附子细辛汤、小青龙汤、理中汤合方加减治疗,疗效很好。

三、兼证与肺胀

肺胀病位在肺,症状表现为咳嗽、气喘、胸膺满闷。肺主宣发、肃降,肺失宣降,津液不得布散,内停为饮,循经入肺,故肺胀挟痰饮最为常见,表现为咳嗽、痰多,痰饮郁久,可化热、伤阴,病久血瘀,故肺胀常兼挟痰饮、瘀血等。朱丹溪曰:"肺胀而嗽,或左或右不得眠,此痰挟瘀血碍气而病",需在六经辨证的基础上加用化痰祛瘀药,以提高临床疗效。

四、结语

《伤寒论》第一重要之处为六经,第一难解之处亦为六经。

陈亦人认为,六经病实际上是六经所属脏腑经络病理反应的证候概括,辨清病在何经,就能够明确主治方向。肺胀是中医内科疑难病,病史长且不易痊愈。六经辨证源自《伤寒论》,书中详细论述了太阳病、阳明病、少阳病、太阴病、少阴病、厥阴病证候,有阴阳、表里、寒热、虚实变化。肺胀在发生发展的过程中,证候表现有表里不均、虚实夹杂、寒热转化、阴阳转化,均符合六经变化规律,适用于六经辨证。

(本文收录于《中医杂志》2016 年 4 月第 57 卷第 8 期。)

第二节　张念志教授运用中药治疗吸入性肺损伤验案

吸入性肺损伤是由化学物质或热力或是这两种损伤因素都存在的状况导致肺和支气管受损而引起的疾病。本病不仅能对气道产生直接的刺激,而且会导致患者身体功能发生病变。由于吸入性肺损伤的临床表现具有发展迅速的特征,故患者的病死率居高不下。笔者有幸随师诊病数年,获益匪浅。现择其验案介绍如下。

一、典型病例

患者,男,28 岁,2013 年 2 月 14 日入住安徽省中医院呼吸内科。

主诉:吸入性肺损伤后呼吸困难 2 月余。

现病史:患者于 2012 年 12 月 8 日上午 11 时左右在某化工厂工作时,因爆炸致全身多处烧伤,伴声音嘶哑、视物模糊、流泪、呼吸费力,伤后未做特殊处理,在外院诊为"角膜化学性烧伤、呼吸道化学性烧伤,烧伤面积达 1‰"。经对症治疗后,患者呼吸道烧伤有所改善,现仍有活动后气喘,呼吸困难,去除吸氧后呼吸困难明显。查体:体温 36.7 ℃,脉搏 80 次/分,呼吸 20 次/分,血压 155/98 毫米汞柱,神清,精神可,皮肤黏膜无黄染、无溃破,唇无紫绀,胸廓对称,双肺呼吸音低,可闻及干性啰音,心率 72 次/分、律齐,未闻及病理性杂音。

刻诊:喘咳气急,胸部胀闷,痰多质黏色黄,动则汗出,伴胸中烦躁,口渴喜冷饮,小便黄赤,大便干,舌质红,苔黄腻,脉滑数。西医诊断为吸入性肺炎,高血压病(1 级,低危)。中医诊断为喘证(痰热壅肺证)。张教授根据三焦辨证,认为属上中二焦合病,治以清热化痰、养阴平喘之剂。处方:瓜蒌皮 10 克、桔梗 10 克、苦杏仁 10 克、桑白皮 10 克、葶苈子 10 克、五味子 10 克、麻黄 6 克、紫苏子 10 克、白芍 10 克、百合 10 克、南沙参 15 克、麦冬 10 克、诃子 10 克、石膏(先煎)15 克、甘草 6 克。每日 1 剂,7 剂,水煎服,早晚分服。

二诊:患者喘促胸闷、渴喜冷饮较前好转,仍有咳嗽、痰多色黄。考虑患者系热毒炽盛,津液失布,炼液为痰,故将前方去麻黄、诃子、紫苏子,加薏苡仁 30 克、川贝母 10 克、虎杖 10 克以化痰止咳、清热解毒。7 剂后,诸症有缓解,遂守方再服7 剂。

2013 年 4 月 23 日三诊:咳嗽,咯吐少量白痰质稀,能适度脱氧下床活动,双下肢乏力,食欲不振,夜寐欠安,二便尚可,舌暗苔白,脉沉细弱。治以益气养阴、化痰消瘀之剂。处方:黄芪 30 克、太子参 20 克、百合 20 克、黄精 30 克、绞股蓝 30 克、酸枣仁 30 克、芦根 30 克、川贝母 6 克、生地黄 10 克、虎杖 10 克、桔梗 10 克、苦杏仁 10 克、瓜蒌仁 20 克、三七粉(冲)2 克、炙甘草 10 克。继服 7 剂后,患者症状较前缓解,守方继服 1 月余,咳嗽好转,咳痰量明显减少,食寐可,二便调,服药期间无其他不适。

后患者病情平稳,于 2013 年 6 月 9 日出院。

二、讨论

张教授认为,患者以阴液亏损为关键病因,故滋阴润肺应贯穿于治疗的始终。吸入性肺损伤早期乃痰热互结于肺,故治宜清热化痰为主,方选麻杏石甘汤,佐以养阴清肺之品;中期虚实夹杂的表现更复杂,既有正气虚表现,又有气阴两伤之象,故治疗以益气养阴为主,方以生脉散合补肺汤加减;晚期属正虚喘脱之危重证候,治应扶阳固脱,故方选回阳救急汤。张教授指出,从现代医学的角度分析,吸入性肺损伤的病理改变主要为肺内微血管障碍及缺血,与中医血瘀证相符,故方剂中还应佐加活血化瘀之品,如三七粉、丹参、当归之类。吸入性损伤是呼吸道和肺组织的共同损伤,因其发病隐匿而病情危重。在吸入性损伤后,系统性炎症反应综合征和缺氧、中毒等因素可致其他脏器发生继发性损伤,终致多器官功能障碍综合征的发生。本例通过中医化痰消瘀与益气养阴相结合的疗法,从吸入性肺损伤的病理病机入手,标本兼治,最终获得满意的疗效。

(本文收录于《中国中医药信息杂志》2014 年 21 卷第 9 期。)

第三节　张念志教授扶正祛邪法论治
原发性支气管肺癌经验

原发性支气管肺癌(简称"肺癌")是常见的恶性肿瘤之一,近年发病率有增加的趋势。本病多发于中年患者,早期症状不典型,常易误诊、漏诊,多数确诊时已属中晚期,往往失去手术根治的时机,因而死亡率高,5年生存率低。张教授擅长治疗呼吸内科疑难杂症,尤其对肺癌的治疗已形成了独特的诊疗思路,且临床收效较好,现择其经验简介如下。

一、病因病机

中医古代文献中无肺癌之名,其症状属"肺积""肺岩""息贲"等范畴。《灵枢·刺节真邪篇》曰:"虚邪之入于身也深,寒与热相搏,久留而内著……邪气居其间而不反,发为瘤。"《难经》曰:"肺之积,名曰息贲,在右胁下,复大如杯,久不已,令人洒淅寒热,喘咳,发肺壅。"《诸病源候论》曰:"积聚者,由阴阳不和,腑脏虚弱,受于风邪,搏与腑脏之气所为也。"

由此可见,对于肺中积块的产生,古人认为是正虚与邪实所致。张教授认为,正气虚损后,邪乘于肺,致肺气不畅,宣降失司,津停成痰,痰凝气滞,瘀阻络脉,日久成块。简而言之,肺癌是虚实夹杂的病症,即全身属虚,局部属实。肺癌的虚以气阴两虚为多见,实不外乎气滞、血瘀、痰凝之病理变化。病位在肺,但又因脾主运化、肝主疏泄、肾主一身之阴阳,故与肝脾肾关系密切。

二、诊疗特色

(一)扶正祛邪,抓主要矛盾

张教授认为,正虚与邪实贯穿于整个疾病的发展过程,二者相互影响,故治疗以"扶正、祛邪并举"为总则。在正虚方面,张教授根据脏腑辨证认为,肺脾肾三脏俱虚是正虚的主要矛盾,治以益气养阴之品为主,常用药物有太子参、麦冬、沙参、玄参、黄精、灵芝、山药、熟地黄等;在邪实方面,张教授根据气血津液辨证认为,气滞、痰凝、血瘀三者共存是邪实的主要矛盾,治以疏肝理气、化痰消瘀之品为主,常用药物有陈皮、半夏、玫瑰花、丹参、丹皮、三棱、莪术等。张教授在中医辨证论治原则的指导下,选用具有扶助固本、疏肝理气、化痰消瘀的中药,意为"扶正之中寓于祛邪,祛邪之中意在扶正"。

(二)开阔思路,自拟肺积 1 号方

张教授在多年来的临床工作中坚持以扶正与祛邪并举为总则,以益气养阴、解毒消积为法组方,自拟肺积 1 号方治疗肺癌。肺积 1 号方药物组成:灵芝 30 克、黄精 30 克、党参 10 克、百合 20 克、南沙参 20 克、麦冬 10 克、玉竹 10 克、石斛 10 克、陈皮 10 克、茯苓 24 克、黄芪 15 克、薏苡仁 30 克、丹参 10 克、丹皮 10 克、白花蛇舌草 10 克、山慈姑 10 克、炙甘草 6 克。纵观全方,灵芝、黄芪、党参、百合、麦冬、玉竹等益气养阴,扶正固本;丹皮、丹参、白花蛇舌草、山慈姑等解毒散瘀,祛邪抗癌。组方体现了张教授提出的益气养阴与解毒散结并举之法,收效明显。

(三)以主方为核心,灵活加减

肺癌患者临床表现比较复杂,辨证除抓主症外,还应注意兼症的诊治。如患者咯痰色黄,为痰热阻肺之象,常选用桑白皮、黄芩、鱼腥草、冬瓜子、芦根等;如痰中带血,常选用仙鹤草、血余炭、大蓟、小蓟等;若胸闷不舒,常选用瓜蒌、薤白、枳壳;若兼胸

痛,常选用延胡索、乳香、没药、土鳖虫等;若见化疗后骨髓抑制、血常规白细胞等计数偏低,常选用大枣、当归、鸡血藤等。肺癌患者的发热多为低热或中度热,无明显的感染征象,辨证多属阴虚火旺,治以滋阴潜阳、清退虚热之品,药用青蒿、鳖甲、丹皮、地骨皮等。肺癌患者常兼有消化系统的症状,表现为纳差、脘腹不舒,治以健脾和胃为主,药用白术、茯苓、半夏、陈皮、鸡内金、麦谷、麦芽等;若兼腹胀、便秘,则加槟榔、木香、大腹皮等。临床诊病切不可一意孤行,必要时应结合现代医学手段,急则治标,以防延误病情。

三、典型病例

患者,女,73岁。

初诊:2012年初因咳血2周,行支气管镜检查提示肺癌,某医院诊断为肺癌晚期,化疗5次后,因身体不适而终止。2013年1月前来诊治,症见咳嗽、咯痰、痰中带血丝、气喘胸闷痛、乏力、口干、纳呆便秘、舌淡红、苔薄黄、舌底静脉迂曲、脉细涩。证属气阴两虚夹瘀,治以益气养阴、化痰祛瘀之品。方用肺积1号方加减,药物组成:灵芝30克、太子参20克、黄精30克、百合20克、麦冬10克、玉竹10克、石斛10克、陈皮10克、茯苓24克、黄芪10克、薏苡仁20克、丹参10克、丹皮10克、白花蛇舌草10克、半枝莲10克、山慈姑10克、仙鹤草10克、火麻仁10克、炙甘草6克。

二诊:治疗2个月后,患者乏力、口干消失,气喘平息,走如常人,饮纳尚可,偶见痰中带血丝,原方加血余炭10克、丝瓜络10克。患者服中药至今,随访偶有咳嗽、咯痰发生,胸部CT示肿块明显缩小。目前,仍坚持张教授门诊治疗。

按语：该患者为老年肺癌晚期患者，因不能耐受化疗前来就诊。在这种情况下，张教授全程应用中药治疗本病，凸显了中医药在改善患者生存质量方面具有独特的优势。患者年老体衰，气阴不足，邪毒内蕴于肺而瘀、痰、毒并见，故治疗以扶正祛邪为大法。方中灵芝、太子参、黄精、黄芪可补益肺脾肾之气，百合、麦冬、玉竹、石斛滋阴润肺，陈皮、茯苓、薏苡仁培土生金以杜生痰之源，丹参与丹皮共奏活血散瘀之效，白花蛇舌草、半枝莲、山慈菇可清热解毒、抗癌消积，仙鹤草、血余炭可收敛止血，火麻仁润肠通便、走血分，丝瓜络通经活络、清热止血，炙甘草调和诸药。本方正邪兼顾，药切病证，故疗效明显。

四、结语

张教授认为，中医药在治疗原发性肺癌方面具有西医无可替代的优势，无论是在疾病的早期、中期，还是晚期。由本例可见，经治疗，患者乏力、口渴、自汗、纳呆、便秘均得到明显改善。患者肺癌确诊时，已是中晚期，应用中医药扶正抗癌是一个行之有效的手段。对于晚期肺癌和失去手术、放化疗指征者，中医药治疗可缓解其症状，延长其生命期，提高患者的生存质量。其次，中药可以提高患者对放化疗的耐受性，减少放化疗的副作用。大量的临床实践表明，中药在防治肺癌复发及转移方面有重要的临床意义。临床诊疗本病在肺积 1 号方的基础上，三因制宜，灵活加减，即可奏佳效。此外，肺癌用药不可过用攻伐之品，也不可滥用滋补之品。只有在中医辨证论治与整体观的指导下，兼顾扶正与祛邪，才会使越来越多的肺癌患者受益。

（本文收录于《浙江中医药大学学报》2013 年 9 月第 37 卷第 9 期。）

第四节　张念志教授治疗妊娠期合并上呼吸道感染经验

妊娠期合并上呼吸道感染属中医"妊娠感冒"的范畴,临床患者表现有发热、恶寒、鼻塞、流涕、喷嚏、咳嗽、咽干及全身不适等,多因病毒感染和细菌感染引起。本病的发病率较高,孕妇持续高热可致胎儿畸形,且能加快子宫收缩而引起早产或流产。现代医学治疗本病主要运用抗病毒、抗菌及解热镇痛药等对症处理。由于患者处于妊娠期,应用西药治疗副作用较多,而中医药治疗则具有安全有效、副作用少、易于接受等优势。笔者随诊观察张教授运用中药治疗本病疗效确切,现将其经验总结如下。

一、病因病机

对妊娠感冒的病因病机目前临床尚无统一的认识,但多数医家对于这类患者"阴虚阳盛"的体质特点均表示认同。正如《傅青主女科·妊娠恶阻》云:"夫妇人受妊,本于肾气之旺也,肾旺以摄精,然肾一受精而成妊,则肾水生胎,不暇化润于五脏。"女性受孕后,脏腑经络之气血,下注胞宫以濡养胞胎,此时机体处于阴血偏虚、阳气偏亢的生理状态,即阴虚阳盛。由于特殊的生理和体质特点,再加上寒热失调、情绪扰动或起居不慎等诱因,可致妊娠期妇女肌表卫外不固,外邪易侵袭肌表皮毛,入里犯肺,肺气失宣则发为感冒。张教授指出,肺脏娇嫩且处高位,与口鼻相通,一旦外邪侵袭,卫表失和则发为本病。张教授遵从朱丹溪"阳常有余、阴常不足"的思想,并依据临床诊病经验,发现本病多表现为发热重恶寒轻、容易化热化火的特点。故张教授认为妊娠感冒的病因病机以风热犯肺为标、以肺肾阴虚为本。

二、诊疗特色

(一)推崇滋阴宣肺,辛凉清解

《万氏妇人科》中记载:"妊娠凡得伤寒,勿拘日数,但见恶寒头痛发热,即病邪在表也;但无恶寒,无头痛,只发热,口燥、咽干而渴者,此病邪在里也。"由此可见,古人很早就认识到本病需辨清表里,即在表为实、在里有阴伤的表现。张教授认为,妊娠感冒临床以热证为多,患者即使是感寒引起,也会很快会入里化热,呈现"外寒内热"的状态,症状多表现为发热重恶寒轻、咽红且痛、口干唇燥、鼻塞流涕、周身疼痛的外感风热证,故临床用药常选用滋阴宣肺、辛凉清解之品,如北沙参、桑叶、麦冬、连翘、百合、菊花、玄参、金银花、生地黄、芦根、大青叶等。张教授指出,临证应避免使用过汗过利或动血伤津之药,可在辛凉药物之中少佐辛温之荆芥、防风,既有利于透邪,又不违背辛凉之旨,较好地体现了吴鞠通"治上焦如羽、非轻不举"的思想。

(二)兼顾治病安胎,中病即止

中医认为,治疗本病当避免使用芳香走窜、破血行气、攻下消导及有毒之品。临床对孕妇用药极为谨慎。《黄帝内经》中曾提到"有故无殒"的说法,即指孕妇在怀孕期间,若患疾病,在不用药物就不能保全母子健康的情况下,可以适当地使用药物,即所谓的"有是故而用是药"。只有这样,才能治愈疾病。由此可见,孕期可以用药治之,但需谨慎拿捏。张教授指出,治疗本病应兼顾治病和安胎,使"病去母安、胎亦无殒",即做到治病不伤孕妇和不损胎元。临床治疗本病常需配伍安胎、保胎之药,如生姜、菟丝子、续断、黄芩、艾叶、紫苏梗、砂仁、白术、杜仲等。其中,黄芩经中药药理研究证实,有抗菌、解热、抗病毒等功效。临床用药严格遵守"衰其大半而止"的原则,"中病即止",以免扰动胎元。

(三)强调用药安全,药食同源

"药食同源"是指某些药物具有食物和药物的双重属性,可以起到防治疾病的作用。"药食同源"的理论渊源可以追溯到上古时期,"以食疗病"是治病和养生的重要方法。药王孙思邈在《千金方·卷二十六·食治》中云:"知其所犯,以食治之,食疗不愈,然后命药。"这充分体现了"药补不如食补"的养生理念。2017年卫健委公布的《2017年药食同源原料目录》包括101种中药,所有中药均具有毒副反应小、可长期服用的优点,且明确了药食同源中药的使用范围。张教授以"药食同源"理论为指导,充分发挥中药疗效确切、安全性高的优势,为妊娠感冒的治疗开辟了"药食同源"的新途径。临床常选用百合、银耳、梨皮、茯苓、葱白、红枣、淡豆豉等,其中淡豆豉除烦解表、清热宣肺,可用于治疗感冒、虚烦、燥热。

(四)重视健脾益气,培土生金

脾属土,肺属金,脾为肺之母,母子相连。张教授认为,临床在治疗本病时,须依赖脾胃之气输布药力。脾主布散精津,通过健脾益气使肺金得以滋养而充分发挥药力,则感冒自平。张教授根据五行学说及六经辨证传变规律,在诊疗本病上强调不能单纯地从手太阴肺经论治,而应注重手太阴肺经与足太阴脾经并治,即肺脾同治以调补肺脾之气阴,顾护孕妇之卫气,预防因"虚邪贼风"侵入而复感疾病。在治疗本病的过程中,张教授常询问患者的饮食及脘腹胀闷等情况,重视调补其脾胃,常选香砂六君子汤加减,以起到"培土生金"的效果。其中,砂仁性温,归脾、胃经,具有温脾开胃、理气安胎的双重功效。

(五)畅调情志饮食,重在防护

张教授认为,预防妊娠感冒的关键是提高患者机体的免疫力。在发病过程中,正气处主导地位,邪气为外在条件。临床采用调畅情志、调摄饮食、调护起居等多途径相结合的方法以顾护脏气,全神养真。张教授指出,患者首先应调畅情志。基于"社会—生理—心理"的现代治疗模式,治疗本病应充分考虑到孕妇的身心变化,保持患者肝气调达,以减少邪气的易感。正如《素问•上古天真论篇》所云:"恬淡虚无,真气从之,精神内守,病安从来。"其次,应调摄饮食。张教授认为,孕妇饮食应清淡甘平,饥饱适度,不可过咸或过酸,以免留痰留湿为患。正如《素问•刺法论篇第七十二(遗篇)》所云:"又勿饱食,勿食生物……食无太酸,无食一切生物,宜甘宜淡。"此外,还应调护起居。张教授嘱咐患者"气无滞饱,勿久坐",劳逸结合才能有助于全身气血的运行,进而提高机体的抗病能力。

三、病案举例

田某,女,33 岁,已婚,2018 年 8 月 25 日初诊。

初诊:患者孕 3^+ 月,5 天前因吃火锅后受寒出现畏寒恶风,咽痛咳嗽,诸症加重。现寒热往来,咳嗽,咯痰难出,咽干咽痒,夜寐咳甚,难以平卧,伴呕恶,纳差,二便调,舌淡红,苔薄黄,脉滑数。查体:体温 37.3℃,咽部充血,双侧扁桃体Ⅱ°肿大,心肺听诊无异常。血常规示白细胞 $10.0×10^9/L$,中性粒细胞比例 80.60%。西医诊断为妊娠期合并上呼吸道感染;中医诊断为妊娠感冒,证属风寒袭肺,入里化热,阴虚肺燥。中医拟疏风宣肺、养阴清热、兼顾安胎之剂治疗。处方:北沙参 12 克、麦冬 9 克、玄参 12 克、芦根 12 克、紫苏叶 9 克、荆芥 6 克、防风 6 克、桑叶 9 克、菊花 9 克、柴胡 6 克、百合 12 克、砂仁 6 克(后下)、黄芩 6 克、大青叶 9 克、炙甘草 3 克。3 剂,每日 1 剂,早晚饭后半小时温服。

2018 年 8 月 28 日复诊:诸症明显减轻,夜间已能安然入睡,白天偶有咳嗽,痰易咳出,舌质淡、苔薄白,脉滑。上药服 3 剂后,症状改善明显。效不更方,根据患者症状和苔脉之象稍作调整。原方去芦根、大青叶,加炙紫菀 9 克、炙款冬花 9 克。3 剂,每日 1 剂,早晚饭后半小时温服。

2018 年 8 月 31 日三诊:患者诉诸症改善,暂停中药。嘱其畅情志、节饮食、慎起居。

按语:本例患者乃风寒袭肺,入里化热,阴虚肺燥,致肺失宣肃而发为妊娠感冒。治以疏风宣肺、养阴清热、兼顾安胎之剂,选用沙参麦冬汤、桑菊饮、小柴胡汤化裁加减。方中以北沙参、麦冬、百合、玄参养阴润肺;桑叶、菊花宣肺祛风;柴胡、黄芩是和解少阳的代表药,且黄芩可以清热安胎;芦根为妊娠期清肺热之专药,如《药性论》中云:"芦根,解大热,开胃,治噎哕不止";荆芥、防风解表透邪;紫苏梗、砂仁安胎健脾宽中。现代中药药理研究证实,大青叶具有抗炎、抗病毒、解热等作用。复诊时,患者咽痛已无,故去大青叶、芦根,加炙紫菀、炙款冬花。其中,紫菀重在祛痰,款冬花重在止嗽,二者配伍具有显著的止咳化痰作用。诸药合用,共奏疏风宣肺、养阴安胎之功,即治病与安胎并举,临床疗效满意。

四、结语

近年来,中医药治疗本病取得了积极的进展,中医药的有效性和安全性得到了普遍的认可。然而,目前本病的病因病机、治法方药、转归愈后等尚未形成规范的诊疗体系。对于其病因病机,多数医家认为是外感风热、痰热壅肺、热毒犯肺导致,少有医家从气阴两虚的角度来认识本病。在方药选择上对桑菊饮、银翘散、麻杏石甘汤及其复方的现代研究较多,而对养阴润肺之剂的研究较少。张教授临床根据孕妇的生理和体质特点,以中医基础理论为指导思想,进行辨证论治,三因制宜,创新性地将滋阴宣肺、治病安胎、药食同源、健脾益气及饮食起居与现代医学进行有机的结合,充分发挥了中医药的优势与特色,对于提高临床疗效和减少本病的发病率有重要的参考价值,然其用药机理仍有待于进一步的研究和探索。

(本文收录于《长春中医药大学学报》2019 年 6 月第 35 卷第 3 期。)

第五节　张念志教授论治支气管扩张经验

支气管扩张是指支气管及其周围肺组织的慢性炎症损坏管壁,导致形成不可逆的支气管扩张与变形,是常见的慢性支气管化脓性疾病。因其病程长,病情缠绵,属临床较难治的呼吸系统疾病。张教授在治疗支气管扩张方面有丰富的临床经验,临证时善于辨证论治,急则治其标,缓则治其本。治疗上以凉血止血为急,以化痰降火为要;以补肺肾之阴为本,以活血化瘀为助;以固护胃气为守,以益气健脾为法。

一、病因病机

支气管扩张是指支气管及其周围肺组织的慢性炎症而导致的支气管扩张和变形。本病属中医"咳嗽""咯血""肺痈"等病范畴,临床以慢性咳嗽、咯出大量脓痰、反复咯血及经常合并感染为主要特征。张教授认为,支气管扩张的病因不外内因和外因。外因多为外感六淫之邪,内因多指肺肾阴亏、饮食不当及七情所伤。肺肾阴虚在支气管扩张的发病中起关键作用,其发生与人的体质关系非常密切。发生支气管扩张的患者多素体阳盛或阴虚。阳盛体质之人,因其阳盛日久必损及阴液,故多伴有不同程度的阴虚之象。

张教授将支气管扩张的病机特点总结为本虚标实,以肺肾阴虚为本,以痰火瘀血为标,可因实致虚,也可因虚夹实。

二、诊疗特色

张教授根据支气管扩张的病因病机特点,临证着重从三个方面调治本病。

(一)以凉血止血为急,以化痰降火为要

1. 辨咯血

由于本病发病多反复咯血,故止血是治疗的关键。张教授治疗咯血体现整体辨证的观点,不是见血止血,而是根据不同病因病机辨证施治。支气管扩张咯血多因火伤肺络所致,或为实火,或为虚火。治疗以凉血止血为总则,配以滋阴润燥之剂,药用仙鹤草、三七、白及、生地榆、沙参、麦冬、玄参等。如患者兼燥邪犯肺,方用清燥救肺汤加减,可清肺中燥热兼以养阴益气,使燥热得去、气阴来复,诸症自除。兼肝郁化火,佐以清肝火,药用丹皮、赤芍、栀子、青黛等。对性情急躁者,要宣畅其气机,解除患者的精神顾虑,使其安心治疗。对肝阳上亢化火而损伤肺络者,加天麻、石决明、川牛膝以镇潜肝阳。如患者突然出现咯血量大、汗出肢冷、脉微欲绝、气虚血脱之危象,应急以独参汤服之,体现"有形之血不能速生、无形之气所当急固"之义。必要时,应结合现代医学的手段综合处置,切不可延误治疗时机。

2. 辨痰浊

本病的病理因素主要责之于痰。张教授认为,治疗时要辨明痰浊的性质。若痰黄腥臭,多提示痰与热毒互结,药用桑白

皮、黄芩、白花蛇舌草、虎杖、薏苡仁、芦根、桃仁、桔梗等清热解毒、化浊行瘀之品。若痰色黄绿，提示痰与风热互结，治以清热化痰、祛风通络之品，药用知母、贝母、炒杏仁、海蛤壳、连翘、苏子梗、牛蒡子、蝉蜕、地龙、僵蚕等，并适当选用银柴胡、青蒿、地骨皮等清退虚热。若痰白质黏，属燥痰，药用南沙参、北沙参、麦冬、玄参、玉竹等润肺化痰。若痰多清稀色白者，为湿痰，药用半夏、陈皮、苍术、白术等燥湿化痰。此外，还应注意使用理气药，体现"治痰先理气、气行则痰去"之义，予佛手、沉香、苏子、厚朴、青皮等行气化痰。

（二）以补肺肾之阴为本，以活血化瘀为助

1. 治阴虚

张教授认为，本病患者体质多阴虚阳盛。肺肾阴虚是本病产生的根本原因。肺之阴津亏损，金水相生，母病及子，久必及肾，致肾阴不足，阴不制阳，则相火易盛。故临床上多数支气管扩张患者表现为气火偏旺、形体偏瘦。正如《景岳全书》指出："水亏则火盛，火盛则刑金，金病则肺燥，肺燥则络伤而嗽血。"肺阴虚时，患者表现为口干咽燥、痰黏，临床以生地、麦冬、玄参、百合等滋养肺阴。病久阴损及肾或损及阴血，舌绛红少苔，治以熟地黄、黄精、山茱萸、水牛角、女贞子滋肺肾之阴。

2. 治血瘀

支气管扩张患者常合并咯血，故多数医家忌用活血化瘀药。张教授依据唐容川在《血证论》中的论断——"凡系离经之血，与营养周身之血已睽绝而不合，此血在身，不能加于好血，而反阻新血之化权，故凡血证，总以祛瘀为要"，指出"久病必瘀"，故应

在治疗过程中适当加用活血化瘀药以助局部病灶周围的血液循环,从而减少发生出血的概率。具体应用时,一定要权衡缓急、明辨标本。如为瘀血日久而致出血,则血色暗淡,此为败血,临证常加入活血行瘀通络之桃仁、当归、丹参、丹皮、赤芍、白芍等;如血色鲜红,此为新血,临证可选用化瘀止血之三七粉、蒲黄、茜草等。此外,临床还常见痰瘀互结证。张教授认为,首先应确定化痰和祛瘀的主从关系,其次须结合患者有无特殊情况来辨证施治。

(三)以顾护胃气为守,以益气健脾为法

张教授指出,"治病如打仗、用药如用兵"。治疗本病,不仅要善用清热化痰、降火行瘀之品,而且不能忘了顾护胃气、益气健脾。

张教授认为,本病往往虚实夹杂,单纯的实证或虚证较少见。因此,在祛邪通络的同时,勿忘固守胃气,故益气健脾法应贯穿于本病治疗的始末。正如《景岳全书》所云:"人之自生至老,凡先天之有不足者,但得后天培养之功,则补天之功,亦可居其强半,此脾胃之气所关乎人生者不小。"故张教授临证以党参、黄芪、白术、山药、黄精、绞股蓝、茯苓、木香、砂仁、谷芽、麦芽、扁豆等药补益脾胃以杜生痰之源。

三、典型病案

钱某,男,55 岁,2012 年 2 月 21 日初诊。

初诊:支气管扩张病病史 15 年余。现咳嗽,咯痰黄稠,晨起咯痰量多,且痰中带血,血色鲜红,伴胸痛,咳甚伴有喉鸣喘促,

心烦不眠,口干舌燥,低热盗汗;苔薄黄,舌红少苔,脉弦细数。查体:双肺呼吸音粗,右下肺散在细湿啰音。CT示两下肺支气管扩张伴感染。此乃痰热久恋于肺脏,伤及肺络血脉,治以滋阴清热、化痰祛瘀之剂,处方:太子参30克、熟地黄10克、麦冬10克、百合20克、浙贝母10克、玄参10克、桔梗12克、杏仁10克、桃仁10克、芦根20克、南沙参10克、仙鹤草10克、三七粉2克(冲服)、甘草6克,7剂。

复诊:患者咳减,偶有痰中带血,痰多稠黄带绿,喉中常有痰鸣,脘腹不适,苔薄黄腻,脉弦。上方加炒白术15克、薏苡仁15克,继服7剂。

三诊:患者痰少色白,痰中带血消失。听诊右下肺湿啰音减少。上方去三七粉、仙鹤草,连服20余剂。患者咳痰量明显减少,其余诸症皆除,随访1年未复发。

四、结语

支气管扩张是一种比较顽固的呼吸系统疾病,常常缠绵难愈。张教授认为,引起本病的病因较多,多为热伤肺络,损及肺肾之阴而致,故发作期治疗宜直折其火,以凉血止血、化痰泻火为法。缓解期治疗宜缓滋其阴以润肺,兼清余邪。在临证诊治本病时,张教授认为临证非难,难于变化;处方应慎,慎则周详,须辨清寒热阴阳,分清表里虚实。

张教授在临床中积累了丰富的治疗支气管扩张经验。他认为,由于本病病程较长,患者除应坚持内服中药汤剂外,还应做到以下三点:一饮食上应忌食肥甘厚腻、辛辣刺激之品;二保持大便通畅,这是因为肺与大肠相表里,大肠热毒若去,则咳血自止;三可配合中药穴位贴敷、膏方治疗和中药离子导入等疗法,方能取得较好的治疗效果。

（本文收录于《陕西中医药大学学报》2013 年 9 月第 36 卷第 5 期。）

第六节　张念志教授治疗
急性气管-支气管炎经验

急性气管-支气管炎（以下简称"急支"）是由生物、理化刺激或过敏等因素引起的急性气管-支气管黏膜炎症。西医主要给予对症治疗，对细菌及非典型病原体感染疗效尚可，但对病毒、理化刺激引起者尚无特效之法。中医药治疗本病有一定的优势。张教授认为，本病属中医"咳嗽"范畴，临床以热证多见，临证多从风、痰、火论治，创立了"急支方"以疏散风邪、清火化痰、滋养肺阴，临床疗效较好。

一、病因病机

中医学对咳嗽病因、病机的认识是循序渐进的。《黄帝内经》首载病名，提出"五脏六腑皆令人咳，非独肺也"，并以脏腑命名提出"咳嗽分为心咳、肝咳、脾咳、肺咳、肾咳等"。隋代巢元方提出"十咳"，明代张介宾提出按"外感、内伤"分类，并指出"……咳嗽之要，止惟二证。何为二证，一曰外感，一曰内伤而尽之矣……"执简驭繁，十分切合临床。外感六淫、疫疠时邪及外界环境因素均为外感咳嗽的致病因素，可使肺气郁闭，肺失宣降，故发为咳嗽；内伤咳嗽多由饮食不调、情志不遂或其他脏腑疾病导致，也可因外感咳嗽久治不愈而致脏腑功能失调引起。但不论外感与内伤,最终均可导致肺气宣发、肃降无权,使肺气上逆,终致咳嗽。

二、诊疗特色

急性支气管炎属中医"咳嗽"之外感咳嗽,起病急、病程短(多小于 3 周)、病情轻,张教授提出应从"风""痰""火""阴"着手治疗。

(一)从风论治

风、寒、暑、湿、燥、火皆能致病,但风为百病之长。"长"即"始也、首"也,寒、暑、湿、燥、火之邪多依于风邪致病。且风邪具有轻扬开泄的特性,致病多由人体皮毛而入内。肺为华盖,居高位,故风邪致病易伤肺,导致肺失宣降,表现为咳嗽、咯痰、鼻塞、喷嚏等,属中医"咳嗽""感冒"范畴。国医大师晁恩祥认为,咳嗽多为风邪所致,并提出"风咳"病名。

(二)从痰论治

痰为人体水液代谢障碍引起的病理产物,分为视之可见、闻之有声的有形之痰和只见征象、不见形质的无形之痰,与肺、脾、肾、肝及三焦的功能失常有紧密联系。随着人民生活水平的日益提高,很多人过食膏粱厚味、辛辣煎炸之品,从而导致湿浊内生;或平素过饱损伤脾胃,致脾失健运,导致水湿内生,最终聚结为痰。脾为生痰之源,肺为贮痰之器,痰浊上泛于肺,肺失宣降,津液不化,水道不利,聚水为痰,两者互为因果,最终导致痰液不化,肺失宣降,肺气上逆,表现为咳嗽、咯痰、咽喉有异物感等。正如《景岳全书·杂证谟·痰饮》云:"痰即人之津液,无非水谷之所化……盖痰涎之化,本由水谷,使脾强胃健。如少壮者流,则随食随化,皆成血气,焉得留而为痰?惟其不能尽化,而十留一二,则一 二为痰矣。十留三四,则三四为痰矣。甚至留其七八,则但见血气日削,而痰涎日多矣,此其故正以元气不能运化,愈虚则痰愈盛也。"

(三)从火论治

火为阳邪,其性炎热。火与热名异但类同,均属阳盛之象。热邪致病多表现为弥漫性症状,如发热等,火邪致病多表现为局部症状,如局部咽喉肿痛、目赤肿痛等。今时之人平素饮食颇丰,营养偏盛,致病多为实证、阳证,外感六淫多从阳化火,火伤肺气,致肺热壅盛,肺失宣降,故表现为咳嗽、痰黄或少痰、咽喉肿痛等。

(四)从阴论治

肺位最高,邪必先伤,且肺为娇脏,喜润恶燥,外邪袭肺,多从阳化火。火热之邪易耗伤肺阴,肺阴亏虚,肺之宣发、肃降失常,表现为咳嗽、痰少或无痰、声音嘶哑等。治疗上,应遵从清代吴鞠通《温病条辨》中所言之"治上焦如羽,非轻不举,用药贵以轻清、宣散,不宜用过热、过寒、过润、过燥之剂。"

(五)自创"急支方"

张教授辨治从"风""痰""火""阴"着手,自创"急支方",临床运用,屡见奇效。方药组成:蝉蜕、僵蚕、牛蒡子、桑叶、枇杷叶、浙贝母、紫菀、款冬花、前胡、杏仁、炙甘草、百合,水煎服,每日1剂,早晚分服。本方具有疏风清热、润肺化痰之功。《医学心悟》云:"肺体属金,譬若钟然,钟非叩不鸣,风、寒、暑、湿、燥、火六淫之邪,自外击之则鸣;劳欲情志,饮食炙煿之火,自内攻之则亦鸣。"风邪致病"善行而数变",虫类药为"虫蚁飞走""血肉有情"之品,擅于入络搜邪,驱邪外出,故方中选用蝉蜕、僵蚕以祛风解痉、宣通肺络、利咽开喑;合桑叶、牛蒡子宣肺化痰、疏散风热,四味共为君药,使表邪得以疏散;紫菀、款冬花、杏仁、前胡止咳化痰,合君药桑叶、牛蒡子、蝉蜕之宣散,宣降相因,以复肺之宣降;枇杷叶、浙贝母清化痰热,内清热毒,使内毒得解,以上共为臣药;火热之邪多耗伤肺阴而肺喜润恶燥,故佐百合以养阴润肺;炙甘草助浙贝母、枇杷叶清肺化痰,调和诸药,功兼佐使之用。临证多用于咳嗽之风热犯肺证及风燥伤肺证。随症加减:风寒者去枇杷叶、浙贝母,加麻黄、桂枝、紫苏叶等;痰湿者去枇杷叶、浙贝母,加法半夏、陈皮、厚朴等。

三、典型病例

李某,女,24岁,2013年6月9日就诊。

初诊:1周前因夜晚进食烧烤、啤酒,次日清晨出现咽喉肿痛、咳嗽、无明显咳痰,自行服用头孢呋辛酯、枸橼酸喷托维林,症状稍缓解后复发。此次就诊时仍有咳嗽,咯少量黄痰,咯吐不爽,咽喉疼痛,无发热,二便尚调,舌红,舌体瘦长,苔薄黄,脉浮数。查体:咽腔充血,扁桃体Ⅰ度肿大,双肺听诊呼吸音清,未闻及干湿性啰音。中医辨证属肺热内蕴证。治法:疏风清热、化痰润肺。处方:蝉蜕10克、僵蚕10克、桑叶10克、牛蒡子10克、枇杷叶 20 克、浙贝母 10 克、杏仁 10 克、百合 20 克、南沙参 10 克、黄芩 10 克、生石膏 15 克、鱼腥草 15 克、款冬花 10 克、炙甘草 6 克。7 剂,水煎服,每日 1 剂,早晚分服。

2013 年 6 月 16 日二诊:患者偶有咳嗽,无痰,无咽痛,故原方减黄芩、鱼腥草、生石膏,继服 3 剂。后随访,诸症皆消。

按语:该患者体型偏瘦,中医认为"瘦人多火",且发病于夏季,火热之邪旺于夏季,又于夜晚进食烧烤等辛辣刺激性食物,更易化生痰湿。痰火郁肺,耗伤肺阴,致肺气失宣,卫外不顾,复感风邪。咳嗽为肺气失宣之证,咳黄痰、咽喉肿痛、舌红苔薄黄为肺有郁热之象,脉浮数提示为表证,治宜从"风、痰、火、阴"着手,治以疏风清热、化痰润肺之剂。因该患者火热之邪较重,故在自创方"急支方"的基础上加黄芩、石膏、鱼腥草以加强清热解毒之功。二诊时,患者症状基本消失,故减上三味。全方用药平和,充分体现了"治上焦如羽,非轻莫举"的思想,3 剂后患者痊愈。

四、结语

急性支气管炎是呼吸系统多发病,多见于老年、儿童或免疫力低下者。多由病毒感染引起,也可由细菌、支原体、衣原体感染引起,以咳嗽、咯痰为主要临床表现。本病具有自限性,病程一般小于 3 周,属中医"咳嗽"范畴。中医认为,有声无痰为咳,有痰无声为嗽,痰声并见者多见,故称为"咳嗽"。本病多在患者过度疲乏或气候突变时受凉诱发。张教授指出,临床诊治本病当"从风、火、痰、阴"等多方面考虑,遵循因个体情况制宜,仔细辨证,方能取得较好的疗效。

(本文收录于《四川中医》2016 年第 34 卷第 11 期。)

第七节　张念志教授运用三仁汤临证举隅

三仁汤常用于治疗湿热病,具有清利湿热、宣畅三焦气机之功。临床实践表明,三仁汤不仅可治疗湿温初起,凡病因病机属湿者,皆可考虑应用本方。三仁汤为张教授常用方剂之一,临床上治疗无论外感疾病还是内伤疾病,只需慎守湿热阻滞三焦气机之证候特点,并参以苔腻脉濡、大便不爽之象,根据病情,进行相应对症治疗便可获佳效。本文通过5则病案总结了张教授应用三仁汤的经验与体会,充分体现了中医"异病同治"的核心思想。

一、上呼吸道感染验案

李某,男,42岁,2012年3月24日初诊。

初诊:患者头身疼痛5天。5天前患者因冒雨涉水后出现头身疼痛、困倦乏力,先后在社区诊所静脉滴注利巴韦林、头孢曲松钠,口服板蓝根颗粒冲剂,治疗5天无明显疗效。现患者头重头痛,身热不扬,面色淡黄,舌质淡,苔白厚腻,脉濡缓。西医诊断为上呼吸道感染。中医诊断为感冒,证属湿阻卫分证。治以解表化湿之剂,方用三仁汤加减。处方:杏仁10克、蔻仁6克(后下)、薏苡仁15克、竹叶10克、滑石6克(布包)、法半夏10克、通草10克、厚朴6克、苍术10克、白术10克、藿香9克、葛根10克、川芎10克、炙甘草6克。3剂,水煎服,每日1剂,早晚温服。

二诊：汗出，头痛、身热不扬消失，头重减轻，舌质淡、苔白腻，脉濡，在原方上去川芎。水煎服，每日 1 剂，3 剂，后症状消失。

按语：该例为患者感受外邪而致表卫不和，湿邪上扰清窍，故出现头重头痛、身热不扬、面色淡黄、舌质淡、苔白厚腻、脉濡缓，治以三仁汤加减以祛湿解表。诸药配合，使湿浊从上清、从下泻、从中化，表邪随湿而去，则感冒可愈。

二、急性支气管炎验案

田某某，男，50 岁，2012 年 9 月 23 日初诊。

初诊：患者咳嗽、咯痰伴胸闷 5 天。5 天前患者受凉后出现咳嗽、咯痰，胸闷，咳声重浊，痰量多而色白兼黄，微恶寒，无胸痛咯血，纳寐差，大便不畅，舌淡红，苔白腻，脉滑数。患者素体偏胖，喜食肥甘厚味之物，每日吸烟 20 支。西医诊断为急性支气管炎。中医诊断为咳嗽，证属湿热阻滞，肺气失宣。治以清热利湿、宣肺止咳之剂。方用三仁汤加减。处方：杏仁 10 克、白蔻仁 6 克（后下）、薏苡仁 15 克、竹叶 10 克、滑石 6 克（布包）、法半夏 10 克、通草 10 克、厚朴 6 克、桔梗 10 克、白前 10 克、炙百部 10 克、黄芩 9 克、连翘 15 克、陈皮 10 克、大贝母 10 克、炙甘草 6 克。3 剂，水煎服，每日 1 剂，早晚温服。

二诊：患者热退，咳嗽缓解，痰量减少，舌淡红，苔白微腻，脉滑。上方去大贝母，又服 3 剂，病愈。

按语：患者素体偏胖，属痰湿体质。正如薛生白所言："太阴内伤，湿饮停聚，客邪再至，内外相引，故病湿热。"此次夏季发病，感受风热之邪，热邪入里，与体内痰湿相合，湿郁化热，湿热郁阻上焦，致肺气失宣，则咳嗽咯痰，又湿痰中阻，故见胸闷，以三仁汤加减可清热化湿,宣肺止咳,病乃痊愈。

三、慢性支气管炎验案

范某,女,47 岁,2012 年 10 月 21 日初诊。

初诊:患者咳嗽、气喘反复发作 6 年,每因遇气候变化而加重,曾用抗生素和止咳药治疗,症状改善不明显,稍有起居不慎则病情复发,伴见咯白色黏痰。每于早晨或午后症状加重,午后发热,头昏重痛,胸闷脘痞,口腻不思食,大便时溏,苔白腻,脉濡数。胸片示两肺纹理增粗。西医诊断为慢性支气管炎。中医诊断为咳嗽,属痰湿蕴肺证。治以清热利湿、化痰止咳之剂,方用三仁汤加味。处方:杏仁 10 克、白蔻仁 6 克(后下)、薏苡仁 15 克、淡竹叶 10 克、滑石 6 克(布包)、通草 8 克、生石膏 15 克(先煎)、茯苓 20 克、紫苏子 10 克、莱菔子 10 克、半夏 10 克、厚朴 10 克、砂仁 10 克(后下)、炙甘草 6 克。7 剂,水煎服,每日 1 剂,早晚温服。

二诊:患者症状好转,纳可,故上方去半夏,再进 5 剂。药后症状悉数消失。嘱患者服香砂六君子丸,每日 2 次,每次 6 克,随访半年病情无复发。

按语:患者久病耗气,肺脾气虚,故咳嗽;脾湿生痰,郁阻于肺,故咯痰;湿为阴邪,故见午后身热,湿痰中阻,则脘痞呕恶纳差。治以宣畅气机、燥湿化痰之剂,方用三仁汤主之。正如吴鞠通所说:"惟有三仁汤开上焦肺气,盖肺主一身之气,气化则湿亦化。"

四、不明原因发热验案

王某某,女,52岁,2012年11月25日入院。

初诊:患者无明显诱因下出现发热伴寒战,汗少,体温最高达41℃,遂收入院。当时查血常规、尿常规、大便常规、胸片、B超均未见异常,痰培养为阴性。经对症治疗2天无好转。患者家属要求中药治疗。张主任见患者体温39.8℃,且发热以午后为甚,发热前伴有寒战,汗出黏而不畅,头重如裹,周身困倦,纳差,口干不欲饮,大便溏而不爽、每日2次,小便黄,舌质红,苔黄厚腻,脉滑数。西医诊断为不明原因发热。中医诊断为内伤发热,属湿热内蕴证。治以清利湿热、宣畅气机之剂,方用三仁汤加味。处方:杏仁10克、白蔻仁6克(后下)、薏苡仁30克、滑石6克(布包)、通草6克、淡竹叶10克、厚朴6克、半夏10克、柴胡10克、黄芩6克、僵蚕10克、蝉蜕10克、金银花15克、连翘15克、车前子10克、炙甘草6克。3剂,水煎服,每日1剂,早晚温服。仅服药2剂,热即退。

按语:患者出现高热,辨证属湿热浊邪内蕴、表邪不透,故配以柴胡、黄芩和解退热,金银花、连翘、僵蚕、蝉蜕可解表达邪于体外,车前子使湿邪从小便而去。诸药合用,表里分消,气机畅通,则高热自消。

五、双手颤动验案

刘某某,女,56岁,2012年9月28日初诊。

初诊:患者因亲人离故、思虑过度导致双手间歇性颤动6月余,纳可,多梦,大便每日 1 次、质偏干,时有心悸,目下色黑,腰酸,有痔疮、轻度脂肪肝,苔厚稍腻,脉弦。中医诊为颤证,属肝郁脾虚证。治以疏肝健脾、清热利湿之剂,拟三仁汤加减。处方:杏仁 10 克、生薏苡仁 20 克、白蔻仁 6 克(后下)、滑石 10 克、厚朴 6 克、淡竹叶 10 克、通草 6 克、柴胡 10 克、黄芩 6 克、法半夏 10 克、钩藤 10 克(后下)、龙胆草 6 克、瞿麦 15 克、石决明 30 克(先煎)、路路通 10 克、炙甘草 6 克。7 剂,水煎服,每日 1 剂。

二诊:患者感双手间歇性跳动有缓解,但仍有多梦,故上方加琥珀 3 克(冲服),连服 10 余剂,后双手间歇性跳动症状消失。

按语:"脾主四肢",脾为后天之本,气血生化之源。本例患者为肝气郁结而致脾虚。脾气虚弱,湿邪内生,湿郁化热,湿热壅阻于双手脉络。气血不畅,清阳之气不升,筋肉失养导致双手颤动。故治以疏肝健脾、清热利湿之剂,方用三仁汤加减,方中杏仁、生薏苡仁、白蔻仁、滑石、淡竹叶、通草清利湿热;柴胡、黄芩、法半夏、厚朴疏肝理气,行气化湿;龙胆草、瞿麦清肝胆湿热;路路通利窍通络;石决明、钩藤平肝潜阳,宁心清热。诸药配伍,可达清利湿热、疏肝健脾的功效,则双手颤动即消。

六、结语

三仁汤出自吴鞠通《温病条辨》43 条:"头痛恶寒,身重疼痛,舌白不渴,脉弦细而濡,面色淡黄,胸闷不饥,午后身热,状若阴虚,病难速已,名曰湿温。汗之则神昏耳聋,下之则洞泄,润之则病深不解,长夏深秋冬日同法,三仁汤主之。"三仁汤乃治疗湿温初起、邪在气分、湿重于热的常用方剂。此方所治之病均具有湿热证或痰湿证的共同特点。临床应用三仁汤应把握 3 点:一要辨体质,喜食肥甘腻味、辛辣之品的人群,体内容易生湿生痰进而出现脏腑功能失调,病后辨证也多为痰湿之证;二要注意观舌切脉是诊治的重要依据,舌苔腻是湿浊证的关键指征;三要根据邪居部位辨证施治,同时也要根据兼症偏寒偏热来加减化裁,注意用药不宜过多,以不失古方原意和整体功效为原则。临床诊治时,把握好以上 3 点,治疗便可获佳效。

（本文收录于《中医药导报》2013 年 4 月第 19 卷第 4 期。）

第八节　张念志教授论治慢性咳嗽经验

慢性咳嗽是指以咳嗽为唯一或主要症状、咳嗽时间超过 8 周、胸部 X 线检查无明显异常的一类咳嗽。本病病程长,反复发作,迁延不愈。张教授在治疗慢性咳嗽方面有丰富的临床经验。他认为,慢性咳嗽患者缓解期应以补肺健脾益肾为治则,发作时以祛风化痰为治则。在治疗上,以祛风邪、化痰饮为先导,以温肾纳气为本;以培土生金为治疗主线。笔者从师侍诊多年,受益良多,现将所悟精髓介绍如下。

一、病因病机

中医认为,咳嗽多与肺有关,然非独与肺相关。《黄帝内经》曰:"五脏之久咳,乃移于六腑。"这说明咳嗽虽病本在肺,但日久会累及其他脏腑。《诸病源候论·咳嗽候》亦有"五脏之咳、风咳、寒咳、胆咳、厥阴咳等"十咳之称。陈修园在《医学三字经·咳嗽》中云:"诸气上逆于肺则呛而咳,是咳嗽不止于肺,亦不离于肺也。"慢性咳嗽尤其如此。综上所述,历代医家认为本病病机为肺之宣发、肃降功能失常,气逆而咳,咳久损气伤阳。病位主要在肺,亦可累及脾肾等。张教授指出,单纯的外感咳嗽或内伤咳嗽临床较少见,通常为外感与内伤并见。故临证时,不仅应注重祛风化痰以治其标,更应注重调理脏腑(肺脾肾)功能以固其本。且本病的病机特点以风、痰、虚为主。在多数情况下,本病是多种因素共同作用致病的结果,表现为虚实夹杂之证,少有单纯的实证或虚证。

二、诊疗特色

张教授根据慢性咳嗽的病因病机特点,临证时着重从以下3个方面调治。

(一)以祛风邪、化痰饮为先导

张教授认为,本病病理因素主要为外风与痰浊,两者相互影响,常常并见。病机多属本虚标实。慢性咳嗽患者往往脏腑功能失调,反复外感风邪,与体内伏痰相合,日久不愈,致肺的功能失常,痰气交阻于肺脏,肺气失宣而致咳嗽,临床多以风痰多见。中医认为,风邪与肺病关系密切。风为百病之长,易兼挟寒、热、燥邪伤及肺系。若风邪入里,可因不同的寒热转化而致人体真气的损伤。总之,风邪是慢性咳嗽发生、发展和演变过程中的主要致病因素之一,正如《素问·太阴阳明论篇》中所云:"伤于风者,上先受之"。现代医学认为,慢性咳嗽多与痰液的分泌、排泄不畅有关。痰既是疾病过程中的病理产物,又是证候加重的致病要素。祛风化痰治则的具体运用随临床见症的不同而有所差异。风痰蕴热证临床常选用桑叶、杏仁、枇杷叶、百合、桑白皮、瓜蒌皮、牛蒡子、鱼腥草等；风痰蕴寒证多选用细辛、干姜、半夏、陈皮、桂枝、苍术等。此外,张教授还擅长使用虫类药(如僵蚕、蝉蜕、地龙、全蝎等),利用此类药物搜风通络之功,迅速地解除因风痰凝滞而致的支气管痉挛,达到降逆止咳、稀释痰液的目的。

(二)以培土生金法为治疗主线

张教授认为,脾胃属土,肺属金,土为金母,脾胃又为后天之本,故培土生金法应该贯穿于本病治疗的始终。《黄帝内经》云："肺不伤不咳,脾不伤不久咳",过食油腻肥甘的人群更易内生痰湿,上扰于肺,出现咳嗽不止,痰多而黏,咳时欲呕,纳呆神疲。叶天士在《临证指南医案》中云："脾胃一虚,肺气先绝……肺无所资,至咳不已。"脾气健运,则水谷津液得以化生,精微得以输布,脾土旺则生肺金,肺气肃降正常则咳嗽无由而生。"子病治母",张教授临床治疗本病十分注重调补脾胃,以培土生金法补益肺脾二脏,常选用黄芪、党参、白术、谷芽、麦芽、陈皮、茯苓、浮小麦等补气固表、健脾和胃之品。

(三)以温肾纳气为根本

张教授指出,临床所见诸多患者咳嗽反复发作,迁延难愈。其中很多患者曾就诊西医,多次服用抗生素等苦寒之品。寒则伤阳,日久耗气,气损及阳,致肾阳虚衰,不能蒸腾津液运行,津凝成痰,宿留于肺,致肺之宣发、肃降失常。肺属金,肾属水,金水相生,肺肾为母子关系,两者的生理病理相互影响,正如岳美中所说的"内伤久咳以治肾为上"。肺病咳嗽,日久及肾,肾阳虚衰,阳不化气,水饮停肺,故见久咳劳嗽、动则尤甚、神疲汗出、形寒畏冷、甚至颜面和四肢水肿,治疗以温肾纳气为法。张教授常选制附片、蛤蚧、肉桂、补骨脂、麻黄、细辛、五味子等温肾阳、纳肾气之品。

三、典型病例

董某,男,67岁,2012年4月3日初诊。

初诊:患者半年前由于起居不慎遇风感寒,初起时恶寒发热、咳嗽、咯白色泡沫痰、全身酸痛,经静脉滴注头孢拉定、左氧氟沙星及口服阿莫西林、感冒通胶囊等药物治疗后缓解,但仍有间断性咳嗽,1周前患者复感风寒,咳嗽加重。现患者咳声重浊,痰多色白,以夜间尤甚,伴畏寒肢冷,纳呆便溏,舌淡白,苔薄腻,脉沉紧。查血常规、尿常规、胸片均未见异常。张教授指出,患者初起为风寒袭肺,咳嗽日久,耗气伤阳,使脾肾受损,中医辨病为咳嗽,辨证属本虚标实之证。治以祛风化痰、温阳散寒之剂。处方:麻黄6克、桂枝6克、干姜10克、细辛3克、法半夏10克、茯苓10克、白芍10克、款冬花10克、山药10克、陈皮10克、僵蚕10克、炙甘草6克。7剂,水煎服,每日1剂,早晚温服。

二诊:患者咳嗽好转,痰少,纳食可,仍有畏寒肢冷,便溏,舌淡苔白,脉沉。前方去麻黄、款冬花,加制附片3克、五味子10克。服药20余剂后症状消失,嘱患者服脾肾两助丸,每日2次,每次6克,2盒。随访半年无复发,病告痊愈。

四、结语

慢性咳嗽是一种比较顽固的呼吸系统疾病,常久治不愈。张教授认为,准确地进行病因分析和做出诊断是治疗本病的关键。中医对慢性咳嗽的治疗有一定的优势。张教授在长期临床实践中,以中医整体观为基础,参以舌苔、脉象详辨病因病机,同时更注重对肺、脾、肾三脏的调理。张教授认为,本病病程周期较长,除要求患者坚持内服中药外,还要做到以下几点:平时注重避风寒、畅情志、防感冒;加强锻炼,饮食忌食油腻肥甘、辛辣刺激之品;配合中药穴位贴敷、中药离子导入等疗法能取得较好的治疗效果。

(本文收录于《光明中医》2013 年 8 月第 28 卷第 8 期。)

第九节　卫气营血辨证在支气管扩张症治疗中的应用

支气管扩张是指各种原因引起支气管树病理性、永久性扩张而致反复发生化脓性感染的气道慢性炎症。此病可导致呼吸功能障碍及慢性肺源性心脏病。随着高分辨 CT 在临床的广泛使用,支气管扩张得到了更准确、更及时地诊断。支气管扩张病程长,病变不可逆转,不能完全治愈,反复感染可致患者肺组织和肺功能出现严重损害,严重影响其生活质量。王新霞等对支气管扩张住院 212 例患者进行痰培养和药敏检测发现,痰培养标本中有 95 例阳性,阳性率达 44.81%,共分离出病源菌 96株,说明支气管扩张存在细菌定值,可能为抗生素的反复使用造成菌种发生了变迁和耐药菌增多,从而增加了治疗的难度。

支气管扩张相当于中医"肺痈""咯血""咳嗽",多为外感诱发所致,常伴发热、咳嗽,属"温热病"范畴。叶天士突破《伤寒论》的六经分证纲领,根据温病发展变化规律,创立了卫气营血辨证。支气管扩张在急性发病过程中有发热、咳嗽、恶寒、咯血等表现,可辨证选用桑菊饮、银翘散、麻杏石甘汤、苇经汤;随病程的延长,患者出现气阴损伤,可辨证选用清营汤、犀角地黄汤、沙参麦冬汤等。由此可见,卫气营血辨证疗法可用于治疗支气管扩张症的治疗中。

一、卫分证

儿童时期出现的肺部感染是支气管扩张的常见病因,如结核、麻疹和重症细菌性感染。中医认为,本病乃外感温热毒邪而致病,叶天士曰:"温邪上受,首先犯肺""肺主气属卫"。《灵枢·本藏》云:"卫气者,所以温分肉,充皮肤,肥腠理,司开合者也……卫气和则分肉解利,皮肤调柔,腠理致密。"可见,卫气是人体阳气的一部分,具有温煦、保卫机体的作用,可抵御外邪侵袭。卫分证是指温热邪气由口鼻而入,侵犯入肺,使肺气失于宣降,卫外功能失调。临床可见患者发热、微恶风寒、少汗、咳嗽、咽红咽痛、舌尖红、脉浮数等,应以银翘散、桑菊饮清解化痰,宣肺止咳。支气管扩张患者急性发作期有咳嗽、发热、微恶寒、咽红、咽痛,脉浮数等卫分证表现,可予银翘散、桑菊饮加减治疗。许建中认为,支气管扩张病机为本虚标实,以肺气阴虚为本,以痰、瘀、热为标。发作初期多由外感风热邪气或感寒后迅速化热而致,初期治疗强调清热祛邪,尤其重视相兼表证的治疗,常用千金苇茎汤合银翘散、桑菊饮,药选桑叶、菊花、金银花、牛蒡子、桔梗、板蓝根等宣透表邪。

二、气分证

叶天士曰:"盖伤寒之邪留恋在表,然后化热入里,温邪则热变最速。"气分证是温热之邪在里的阶段,受邪途径或由卫分传来,或由温热邪气直入气分,又或因伏邪内传而至。气分证范围的症候相当广泛,病变部位或在肺,或在胸膈,或在肠胃等。支气管扩张患者痰多不易完全排出,稽留在扩张的部位,给细菌、真菌等微生物提供了有利的生长环境,中医谓之为"伏邪"。刘清泉等认为,伏邪发病多由所匿之邪郁久到一定程度暴发,有的因外邪引动内伏之邪而发。伏邪在发病时往往来势凶猛。在临床常常表现为身热恶热、汗出口渴、咳喘气急、胸胁满闷、痰色黄稠、量多、舌红苔黄、脉滑数,据此可认为支气管扩张以气分证较为多见,其病位在肺,多为痰热壅肺证,可予麻杏石甘汤、小陷胸汤治之,咳痰甚者可加贝母、瓜蒌。莫伟强等通过临床观察,发现麻杏石甘汤治疗支气管扩张能明显提高疗效。《黄帝内经》云:"热盛则肉腐,肉腐则成脓。"若痰热不解,热腐则成脓,则为肺痈。许建中认为,支气管扩张属中医"肺痈"范畴,以苇茎汤为主方治之可清泄肺热、化痰逐瘀;若患者咳吐大量脓血臭痰,可加黄芩、败酱草、鱼腥草以加强清热祛痰、逐瘀排脓之效。

三、营分证

叶天士曰:"辛凉散风,甘淡去湿,若病仍不解,是渐欲入营也。"营分证多从卫分、气分传入,也可由邪气内伏,自内而发。

《灵枢·邪客》云:"营气者,泌其津液,注之于脉,化以为血,以荣四末,内注五脏六腑",可见营气是维持人体功能的营养物质。叶天士曰:"营分受热,则血液受劫,心神不安,夜甚无寐……"他认为,营分证是人体营养物质耗伤的表现。黎同明认为,营血同居脉中,且营能化血,两者本质均为血,外感温邪一入营分,便也是进入血分。营分证的实质就是血分轻症,可视为血分证的早期病变。叶天士曰:"大凡看法,卫之后方言气,营之后方言血……入营犹可透热转气",营和血都是行于脉中的营养物质,营是血中之津液,是血的一部分,故治疗营分证应以清营汤清热凉营、透热养阴,可防止病情加重而深入至血分。若为内有伏邪,经久不愈,耗伤营阴,又触感外邪,再加上正气不足,邪气更容易进入营分,故患者临床常表现为咳嗽、咯痰(甚则咯血)、身热夜甚、烦渴或不渴、舌质红、少苔、脉细数,治疗予清热养阴、化痰止咳之剂,常选清营汤加芦根、浙贝母、瓜蒌。如朱良春治疗1例支气管扩张反复发作30年的患者(合并肺心病),症状为咯黄痰、低热缠绵、口干、纳差、舌质红、苔薄、脉细数。朱良春认为,本病久病必虚,以肺肾气阴两虚为主,患者实乃素体营阴不足,触邪而发,故辨病属营分证,治以清肺化痰、益气养阴之剂。

四、血分证

血分证是指温热邪气深入血分,损伤人体的病情深重阶段,主要表现为血液溢出脉外,或血热动风,或血液的严重消耗。半数支气管扩张患者可出现不同程度的咯血,多与感染相关。中医认为,本病病机为温热邪气深入血分,灼伤血络,迫血妄行,溢于脉外。反复咯血可加重营血等营养物质的耗伤,故叶天士曰:"入血就恐耗血动血,直须凉血散血。"对支气管扩张伴有出血的

患者而言,首要任务是及时止血,消除患者的紧张情绪,方选犀
角地黄汤加减。犀角地黄汤来源于《备急千金要方》,原方由犀
角、生地黄、芍药、丹皮组成,其中犀角清热凉血,生地黄凉血养
阴,芍药、丹皮凉血止血祛瘀,共奏凉血止血之效;痰多咳喘者可
加瓜蒌皮、川贝、百部以化痰止咳平喘。犀角为稀有贵重药品,
现临床多用水牛角替代。宋天诚认为,支气管扩张多为邪干营
血、灼伤肺络所致,临床以犀角地黄汤治疗患者,疗效明显。支
气管扩张发展至后期,痰饮稽留于肺部,不能完全咯出,伏邪又
暗耗津液,患者可见消瘦、面色萎黄或㿠白,舌瘦小、暗红,无苔,
脉细数弱,患者一派阴虚血弱之象。故治疗时,应时时顾护人体
津液气血,又因"血汗同源",故可合生脉散、青蒿鳖甲汤治疗,以
验"留得一分津液、留有一分生机"。

五、结语

支气管扩张急性加重期一般患者出现痰量增加或脓性痰、
咳嗽次数增加、呼吸困难加剧、肺功能下降,或出现新的症状如
发热、胸膜炎、咯血,此时需及时应用抗菌药物以控制感染。卫
气营血是病邪深浅的不同阶段,对判断疾病的轻重、预后和治疗
具有重要意义。其中,卫分证最轻浅,一般发热热势不盛,津液
损伤轻微,可予辛凉轻剂如银翘散、桑菊饮治疗;若因失治或治
疗不当,可使邪气由表入里,引起肺气宣发、肃降功能失调,表现
为发热不恶寒、咳嗽、痰黄、口渴等气分热证,可予辛凉重剂麻杏
石甘汤加减;若出现热盛肉腐而成痈,可予苇茎汤加减;若热入
营分,损伤血中津液,患者多有身热夜甚、咳嗽、咯痰、痰黏且不
易咳出、烦躁、脉细数等表现,治以清热凉营、养阴润肺化痰之剂
如清营汤加减;血分证是温病最严重的阶段,患者多有咳嗽、咯

痰、咯血、低热、盗汗表现,此时治疗应以清热凉血、散瘀止血为主,方选犀角地黄汤加减。支气管扩张者病邪可沿卫气营血顺传,也可直入气分、营分、血分。当邪气较甚时,可出现卫营合邪、气营合邪等,临证时需做出正确判断,选用相应的方药治疗,可提高临床疗效。

(本文收录于《中医药临床杂志》2016 年 7 月第 28 卷第 7 期。)

第十节　张念志教授膏方治疗慢性支气管炎用药特点和规律

　　膏方治疗疾病历史源远流长。膏方具有"救偏却义"之效,在"治未病"方面有独特的优势,近年来更是受到大众的欢迎。中医重视"治未病",民间也用谚语"冬季进补、来年打虎"来形容冬季进补膏方有补益身体的功效。一般进补时间以头九到六九为最佳。张教授结合膏方的近现代研究成果,在临床中形成了独特的膏方治疗特色,如通过统计学软件综合分析各类药物在慢性支气管炎治疗中的应用,为中医膏方的临床辨证论治提供参考。

一、资料与方法

(一)数据来源

　　本次分析的病历资料均来源于 2014 年 10 月至 2016 年 12 月张教授的冬季门诊慢性支气管患者,采用回顾性调查方法,依据慢性支气管炎的诊断标准,共收集 200 例患者资料。

(二)纳入标准与排除标准

1. 纳入标准

(1)符合慢性支气管炎诊断标准(参考葛均波、徐永健主编《内科学》第 8 版)。

(2)门诊患者一般信息及膏方处方资料完整。

2. 排除标准

(1)不符合以上纳入标准的患者。

(2)根据患者以往就诊资料,排除诊断不明确者及合并有严重基础性疾病(如心脑血管疾病、肝肾功能损害)者等。

(3)排除合并有其他肺部疾病者。

(三)处方中药药名规范

参考国家药典委员会编写《中华人民共和国药典》(2015 年版 一部),规范记录膏方处方中的中药药名,其中将炙甘草统一为甘草、生地统一为生地黄、附片统一为附子等。

(四)数据录入及统计分析

由 1 人进行资料录入工作,2 人负责数据核对,建立慢性支气管膏方处方的 Excel 数据库,采用 SPSS 21.0 软件进行统计分析。

二、结果

(一)性别及年龄分布

在调查进行膏方治疗的 200 例患者中,男性 62 例(占 31%)、女性 138 例(占 69%),女性患者多于男性患者;年龄在 24~84 岁,平均年龄为 55.06 岁,中位年龄为 56 岁。不同年龄段的患者性别构成情况见表 1。

表 1 性别与年龄分布统计

年龄(岁)	性别				合计(例)
	女(例)	构成比(%)	男(例)	构成比(%)	
<30	5	2.5	3	1.5	8
30~49	46	23.0	23	11.5	71
50~69	69	34.5	28	14.0	90
≥70	18	9.0	8	4.0	31
合计	138	69.00	62	31	200

(二)药味组成统计

在 200 例患者的膏方处方中,用药药味最少的为 14 味,最多的为 22 味,中药组方以 17~19 味最多见,共计 137 例,占总数的 68.5%。具体药味组成分布见表 2。

表2 处方药味组成统计

药味(味)	合计(例)	构成比(%)
14～16	36	18.0
17～19	137	68.5
20～22	27	13.5
合计	200	100

(三)药量统计

统计的药量是指处方中药物总剂量,包括胶类和蜂蜜等辅料量,即煎煮药物的总量。在200例患者的膏方处方中,药量最少的为2 600克,最多的为5 500克。药量以4 000～4 500克组方最多见,共计101例,占总数的50.5%。处方总药量的分布见表3。

表3 处方药量统计

药量(克)	合计(例)	构成比(%)
<3 000	1	0.5
3 000～	19	9.5
3 500～	31	15.5
4 000～	101	50.5
4 500～	41	20.5
≥5 000	7	3.5
合计	200	100

(四)药物统计

在 200 例患者的膏方处方中,共含有 85 味中药。其中,使用率≥20%的药物共 40 味,高频使用(使用率≥60%)的药物有 12 味,中频使用(60%＞使用率≥40%)的药物有 10 味,低频使用(40%＞使用率≥20%)药物有 18 味。具体见表 4。

表 4 使用率≥20%处方药物统计

高频药物			中频药物			低频药物		
药物	数量	构成比(%)	药物	数量	构成比(%)	药物	数量	构成比(%)
核桃仁	200	100.0	防风	90	45.0	饴糖	66	33.0
阿胶	175	87.5	山茱萸	88	44.0	太子参	52	26.0
木糖醇	150	75.0	山药	86	43.0	陈皮	46	23.0
白术	136	68.0	苦杏仁	86	43.0	薏苡仁	46	23.0
党参	136	68.0	浙贝母	86	43.0	桑叶	46	23.0
甘草	135	67.5	当归	82	41.0	麦冬	45	22.5
黄精	135	67.5	枇杷叶	82	41.0	半夏	44	22.0
百合	129	64.5	五味子	81	40.5	谷芽	43	21.5
茯苓	128	64.0	细辛	81	40.5	红芪	43	21.5
女贞子	124	62.0	干姜	81	40.5	麦芽	43	21.5
墨旱莲	124	62.0				淡竹叶	43	21.5
熟地黄	123	61.5				橘红	42	21.0
						补骨脂	42	21.0
						南沙参	41	20.5
						泽泻	41	20.5
						丹皮	41	20.5
						射干	40	20.0

对其中使用率<20%的药物分析发现,符合条件的药物共有 45 味,这 45 味药物多用于脾肾及相关脏腑病变或兼夹证或合并其他病证。具体见表 5。

表 5　使用率<20%处方药物统计

高频药物			中频药物			低频药物		
药物	数量	构成比(%)	药物	数量	构成比(%)	药物	数量	构成比(%)
龟甲胶	16	8.0	淫羊藿	4	2.0	知母	2	1.0
黄芪	11	5.5	白芍	4	2.0	决明子	2	1.0
生地黄	11	5.5	莱菔子	4	2.0	石膏	2	1.0
绞股蓝	11	5.5	黑芝麻	4	2.0	蒲公英	2	1.0
升麻	11	5.5	建神曲	4	2.0	麻黄	2	1.0
前胡	11	5.5	蝉蜕	3	1.5	炮姜	2	1.0
浮小麦	10	5.0	白及	3	1.5	柴胡	1	0.5
红花	9	4.5	茯神	3	1.5	苍术	1	0.5
枸杞子	9	4.5	僵蚕	3	1.5	何首乌	1	0.5
桃仁	9	4.5	白花蛇舌草	3	1.5	附子	1	0.5
鹿角胶	9	4.5	黄芩	3	1.5	巴戟天	1	0.5
芦根	8	4.0	半枝莲	3	1.5			
玉竹	8	4.0	杜仲	3	1.5			
柏子仁	7	3.5	肉豆蔻	3	1.5			
丹参	6	3.0	地骨皮	3	1.5			
酸枣仁	6	3.0						
牛蒡子	5	2.5						
灵芝	5	2.5						
桔梗	5	2.5						

(注:使用率=(使用次数/总病例数)×100%。)

三、经验总结与讨论

（一）用药特点

1. 用药平和，口感醇正

肺居上位，且为娇脏，故张教授选药力求体现"治上者、轻如羽"之意，选药药性大多平和。唐代孙思邈曰："若能用食平疴，释情遣疾者，可谓良工。"在收集的 200 例患者的膏方处方中，药食两用之品占使用率≥20％药物的 36.1％；占使用率<20％药物的 40.5％。张教授认为，膏方虽服用时间较长，但效果明显，且膏方中药物性味平和，药食口感醇正，祛邪而无伤正之弊，扶正而无恋邪之误。此外，张教授强调中病即止，正所谓"邪去正自复，正气存内，邪不可干"。

2. 调补有道，兼顾脾肾

中医虽无慢性支气管炎的病名，但根据其临床表现，将其归属为"咳嗽"的范畴。张教授认为，慢性支气管炎缓解期应调理脏腑功能以固其本，尤以肺脾肾三脏为重。金代李东垣在《脾胃论》中曰："脾胃之气既伤，而元气亦不能充，而诸病之所由生也"，即"内伤脾胃，百病由生"。清代叶天士在《临证指南医案》中提出："脾胃一虚，肺气先绝……肺无所资，至咳不已。"肾脾乃先后天之本，脾肾亏虚则"五脏不安"。岳美中提道："内伤久咳，以治肾为上。"因此，调补脾肾乃顾护之本。在收集的 200 例患者的膏方处方中，其中归经于脾的药物占比 35.3％，归经于肾的药物占比 31.8%。清代唐容川在《血证论》中认为："脾称湿,土湿则滋生万物,脾润则长养脏腑";故膏方在于滋补,其药效必靠脾土而化生。膏方治疗要注意顾护脾肾。在疾病稳定期进补膏方,能够滋先天以养后天,助后天以实先天,使正气得以更快地恢复。

3. 配伍精简,熟用药对

张教授认为,熟练地使用药对,不但可以有效地控制药物种类,还可以提高临床疗效。他强调,膏方治疗药味不在于多,而在于精简;即"补方之制,补其虚也";其次药量不宜太重,太重易"滋腻碍胃";药量适中可直达病灶。具体有相须配对,如陈皮配半夏燥湿化痰效果好,两者同气相求、相互促进,凡痰湿停滞于肺均可使用;莱菔子配紫苏子、白芥子,三药合用,可温肺化痰、降气止咳平喘,且可消食除胀通便,治寒痰喘咳有效,兼治食积便秘。扶正祛邪药对,如黄芪配防风,可益气固表、祛风解表,有滋其不足、清其有余之功。寒热平调药对,如黄芩配半夏,可辛开苦降、清热降逆止痢。升降相宜药对,如麻黄配杏仁一宣一降,升降相宜。润燥相反药对,如杏仁配半夏,可润肺止咳、燥湿化痰,润燥相济,有润肺不恋湿、燥湿不伤阴之效。散敛相当药对,如细辛配五味子、干姜三药合用,一温一散一敛,可温肺化饮、止咳平喘,既能温散并行,又能开合既济;不仅有散不伤正、收不留邪之势,还有宣肺不伤肺气、温肺不耗肺津之妙。

《素问·调经论》曰:"人之所有者,即血与气。"清代唐容川在《血证论》中曰:"治气者,必治脾为主。"在使用补气养血药的同时,配伍健脾和胃助运之品,能够起到更好的补气效果,使膏方补而不滞、滋而不腻;使用补血药时,配伍益气药可通过补气来进一步加强膏方补血的功效。

4. 攻补兼施，动静结合

张教授认为，慢性支气管炎的病机特点以风、痰、虚为主，一是因为机体正气不足以抵御邪气，即"邪之所凑、其气必虚"；二是因为机体潜在"痰湿"，痰湿既是病理产物，又是加重病情的致病因素。膏方具有"救偏却病"之妙，如金代张从正指出："先论攻邪，邪去而元气自复也"。明代张介宾也提出："补方之制，补其虚也。"因此，膏方之药有攻有补，补药以静为主，配伍理气活血之品，使气血津液同调，以防滋腻碍胃，阻碍中焦的运化而助邪伤正。《黄帝内经》曰："疏其血气，令其调达，而致和平。"当然，膏方起效并非朝夕之事，绝非有立竿见影之效，故应结合临床辨证论治，因人制宜，"补其不足、去其有余"，消补兼施，动静相宜。

(二)处方思路

1. 以经方为主，加减精炼

张教授认为，慢性支气管炎具有以下特点：一是病程较长；二是病情易反复；三是患者易感邪。故久病多虚，法当培补；久病多痰瘀互结，法当调气养血化津。根据证型及个人体质，选用的主方亦不同。痰热壅肺证选用清金化痰汤加减，痰浊阻肺证选用二陈汤、三子养亲汤或三仁汤加减，肺脾气虚证选用玉屏风散、四君子汤、补肺汤合四物汤加减，脾肾阳虚证选用小青龙汤、阳和汤合苓甘五味姜辛汤，肺肾阴虚证选用百合固金丸、加味金水六君煎、二至丸合生脉散加减，肺阴亏耗证选用沙参麦冬汤、养阴清肺汤、麦门冬汤合清燥救肺汤加减。伴过敏性鼻炎，加辛夷、苍耳子宣通鼻窍；伴慢性咽炎，加射干、连翘、大青叶清热解毒利咽；伴自汗甚，加浮小麦、煅龙骨、煅牡蛎敛汗；伴肾阳虚，加补骨脂、杜仲、巴戟天、山萸肉温补肾阳；伴舌下有瘀斑，加丹参饮或桃仁、红花等活血化瘀；伴睡眠不佳，加茯神、酸枣仁、伯子仁养心安神；伴纳差，加谷芽、麦芽、神曲消食助消化；伴便秘，加杏仁、桃仁、火麻仁润肠通便；伴肺内结节，加半枝莲、白花蛇舌草清热解毒散结。

2. 三因制宜，补之有道

三因制宜即因人、因时、因地制宜；因人制宜即一人一方，量体裁衣。慢性支气管炎迁延期或缓解期，患者常"同病异证"，需根据个体体质辨证调理。国家中医药管理局 2009 年颁布了《中医体质分类与判定》标准，提出 9 种类型体质。膏方在冬季进补，不仅是"因时制宜"，而且是"法于阴阳"思想的具体运用，即体现了"春夏养阳、秋冬养阴"的养生思想；更是"治未病"预防医学思想的重要体现。《素问·四季调神论》云："四时阴阳者，万物之根本"，《灵枢·顺气一日分为四时》曰："顺天之时，而病可与期"，可见冬季进补顺应了自然规律，是中医"天人相应"观点的体现和实践，所以适时调补、顺应天时可萌育气血精津，和调脏腑阴阳。慢性支气管炎患者的病程长短不一，应基于"三因制宜"，在疾病"未盛、未变"之时服用膏方，不仅能够调节机体免疫功能，还可以有效地改善患者症状及减少患者发病次数，正所谓"正气存内，邪不可干"。

3. 整体调养，阴阳和之

膏方在"治未病"方面具有较好的优势。《灵枢·天年》提出："五脏坚固，六腑化谷，各如其常"，方可实现健康长寿。中医整体观以五脏为中心，"五脏不和，则七窍不通；六腑不和，则留结为痈"。清代唐容川在《血证论》中曰："业医不知脏腑，则病原莫辨，用药无方"；故调养身体应养心以藏神，调肺以运气化，健脾胃以资血源,滋肝肾以充精血,补源以善其本,使脏腑生养、制克有度,使机体维持动态的平衡。慢性支气管炎日久可发展为慢性阻塞性肺疾病,甚至肺心病,严重时会影响患者的生活和工作。治疗上,应以"既病防变""先安未受邪之地"为原则,正如《医学源流论》所说:"病之始生浅,则易治;久而深入,则难治"。疾病早期进补膏方可达到"治其未盛"的目的。在疾病"未变"之时进补膏方,不仅可以调畅人体气血,达到颐精养神、预防变证的功效,还可以有效地控制和延缓疾病的进展,改善预后。金代刘完素在《伤寒直格·泛论》中曰:"凡治病之道,以调六气阴阳,使无偏倾,各守其常,平和而已",指出"阴阳平秘"是保持健康的关键所在;"阴阳和之"是防治疾病的基本原则,这与膏方调养的目的是一致的。

(三)用药注意事项

膏方以滋补为基,以调养为辅。膏方调养在现代临床的应用十分广泛。膏方宜用平和之药或"小毒"之药(这里是指剂量小、药味少),避免影响患者的食欲或导致其消化不良。处方中通常还会适当加入胶类物质(如阿胶、鹿角胶、龟甲胶或饴糖、木糖醇等),取意为一可形成膏体,二则具有滋补之效,三能改善口感。胶类物质若太少,不能形成膏体,会造成药物浪费,成本增加,且口感不佳;胶类物质若太多,服用后会有滋腻感,长时间服用不利于机体的吸收和消化。膏方应在医生的指导下服用,切忌个人盲目进补,以免造成"闭门留寇、助邪伤正、损阳耗津"等。进补期间,患者应避风寒,调饮食。如在服用过程中,出现疾病复发或感染其他疾病而需合并使用其他药物进行治疗时,应及时咨询医师。

(本文收录于《中医药临床杂志》2018 年 2 月第 30 卷第 2 期。)